# 精神療法の基本

支持から認知行動療法まで

**堀越　勝**
前 国立精神・神経医療研究センター・
認知行動療法センター長

**野村俊明**
元 日本医科大学医療心理学教室教授

医学書院

**精神療法の基本―支持から認知行動療法まで**

| 発　行 | 2012年12月1日　第1版第1刷Ⓒ |
|---|---|
| | 2023年6月1日　第1版第7刷 |

著　者　堀越　勝・野村俊明
　　　　ほりこしまさる　のむらとしあき

発行者　株式会社　医学書院
　　　　代表取締役　金原　俊
　　　　〒113-8719　東京都文京区本郷1-28-23
　　　　電話　03-3817-5600（社内案内）

印刷・製本　真興社

本書の複製権・翻訳権・上映権・譲渡権・貸与権・公衆送信権（送信可能化権を含む）は株式会社医学書院が保有します．

ISBN978-4-260-01672-8

本書を無断で複製する行為（複写，スキャン，デジタルデータ化など）は，「私的使用のための複製」など著作権法上の限られた例外を除き禁じられています．大学，病院，診療所，企業などにおいて，業務上使用する目的（診療，研究活動を含む）で上記の行為を行うことは，その使用範囲が内部的であっても，私的使用には該当せず，違法です．また私的使用に該当する場合であっても，代行業者等の第三者に依頼して上記の行為を行うことは違法となります．

JCOPY 〈出版者著作権管理機構　委託出版物〉
本書の無断複製は著作権法上での例外を除き禁じられています．複製される場合は，そのつど事前に，出版者著作権管理機構（電話 03-5244-5088，FAX 03-5244-5089，info@jcopy.or.jp）の許諾を得てください．

# 序

　精神療法は主に会話を通して行われる介入法である．会話は普通言葉を使って行われ，言葉はその使い手によって不思議と変化する．同じ言葉も言い方ひとつで語意と全く違う意味を伝えてしまうことがある．「怒っていない」と語気を強めて言えば，かえって怒っていることが伝わってしまう．また，その言葉を誰が発するかによっても意味合いは大きく異なる．普段から語気の強い人であっても，それを相手が知っているのなら，語気の強さはさほどの意味を持たなくなる．言葉はまるで御し難い名馬のようで，達人が使いこなせば，相手の心を打ち，目に涙をもたらすが，素人が使えば同じ涙でもその意味が違ってくる．

　このように，言葉はその使い方によって，人を癒すこともあれば，傷つけることもある．そうであるならば，人々を癒すことの出来る優れた精神療法家は，言葉の達人ということになりはしないだろうか．

　近年，精神療法の効果について，また精神療法のどの部分がどのように治療効果に影響するかについてなどの研究が行われるようになった．そうした実証的な研究の中で，ランバート (Lambert, 1992)[1] は，精神療法において，患者側の要因や治療外の要因がどれだけ治療効果に関与するかについての研究結果を報告している．その結果によると，各精神療法に特化したテクニックの部分15%に対し，残りの85%は，治療関係 (30%)，患者側の期待・プラセボ (15%)，ラッキーな出来事や自然治癒力など患者側に起こる治療外の変化 (40%) であった．この数字を見る限り，特化した精神療法のテクニックに比べ，患者と交わされる共感的な言葉，温かさなどに基づいた治療関係のほうが割合的に重要ということになる．やはり，こうした研究結果を見ても，関係作りやコミュニケーション技法などを充実させることで，テクニックや理論にはそれほど精通していないとし

ても，日常診療を精神療法化することは可能なのではないだろうか．

　本書はある意味で，精神療法の型の1つを示すものである．複雑な理論や技法ではなく，常識的で普段既に行っていることを見直すことから始めている．それは，挨拶の仕方，問題を見える形に図式化して理解すること，会話の中のある言葉に注目することで相手の心の状態を知ること，関係作りの順番を一定方向に整えたり，質問の方法を工夫したりすることと，日常診療を型に沿ってまとめ直す作業である．歴史的な達人や名人たちは皆，型から始め，そして型に終わるという．「型どおり」「型にはまる」また「作法通り」「マニュアル通り」などの言葉にはどこか，味気ない，通り一遍でつまらない印象があるが，型を見直し，治療関係の土台を整えるだけで達人級の伸びしろを獲得することが出来るものと信じる．本書は3章構成になっており，第1章は，総論として，人間の問題の捉え方，治療関係の作り方，基本的な介入方略などについて述べ，第2章は各論として，各精神疾患への応用，さらには臨床訓練の方法などについて対談の形式で紹介する．最終章には第1・2章の内容を精神科外来で生かすためのポイントがまとめられている．

　このような本を作るアイデアは，共著者の野村俊明先生との間でずいぶん長い間温めてきた．話を始めてから期が熟すまでに10年近い時が経ったことになる．ある意味で本書は野村先生との10年間分の会話をまとめたものと言えるかもしれない．そして，医学書院の皆さんのご理解と援助なくしてこのプロジェクトは完了することはなかった．頭の下がる思いで一杯である．

　私自身は臨床心理学や行動医学の教育と訓練の全てを米国で受け，ライセンスを取得し，クリニカル・サイコロジストとして医療施設などで臨床経験を積んだ後に帰国したが，臨床訓練についてはネオフロディアンの最先鋒の一人である Lawrence E. Hedges 先生 (Listening Perspective Study Center) に最も長く指導を受けたことになる．また，認知行動療法 (CBT) については悲嘆カウンセリングの J. William Worden 先生に手ほどきを受けた後，行動医学の訓練を受けたハーバード大学の教育病院であ

るケンブリッジ病院とマサチューセッツ総合病院（MGH）のスーパーバイザー達に徹底的に叩き込まれ，不安障害，特に強迫性障害についてはMGH/マクレーン病院の強迫性障害研究所のMichael A. Jenike先生をはじめLee Baer先生，William E. Minichiello先生らに指導を受けた．この他に，大学院時代のJohn Carter先生やJim Guy先生など，これまでに影響を受けた先生方は枚挙に暇がない．聖路加国際病院の日野原重明先生と，いまは亡き名古屋大学の武澤純先生の導きで帰国を果たし，帰国後は，最も親しい友人の一人でもある京都大学の古川壽亮先生，現職の上司に当たる大野裕先生に指導を仰ぎながら今日に至っている．最後になるが，今回の企画を実現させるために尽力し，何時間も資料を片手にコーヒーに付き合って下さった，心理士であり精神科医であり，親友であり師でもある共著者の野村先生に心から感謝の意を表したい．

2012年10月

堀越　勝

● 文献

1) Lambert MJ：Implications of outcome research for psychotherapy integration. In Norcross JC, Goldfried MR (eds)：Handbook of Psychotherapy Integration. pp94-129, Oxford University Press, London, 1992

# 目次

## 第1章　精神療法とは何か？ …… 1

### はじめに …… 2
1. 日本における精神療法の現状 …… 2
2. 精神科診療を精神療法化する …… 4

### 簡易な精神療法を実施する意義 …… 5

### 精神療法化の方法と手順 …… 6
1. 関係作り：「助けて」 …… 6
2. 査定：「どうされましたか？」 …… 6
3. 告知と介入計画：「どうしましょうか？」 …… 7
4. 介入法の実施：「〜しましょうか？」 …… 8
5. モニター：「いかがですか？」 …… 9
6. 再発予防と終結：「さようなら」 …… 10

### 簡易精神療法の介入ステップ …… 12

### 簡易精神療法の効果 …… 14

### ステップ1：患者との関係作り …… 17
1. 患者の「助けて」と関係スタイル …… 17
2. 患者との治療関係の構築 …… 20
3. 治療関係をスタートさせる―ラポート形成 …… 21
4. コミュニケーションのための主な原則 …… 23

　原則1：話さなくても何かが伝わる…23／原則1への対応―挨拶から始める…24／原則2：人は押されれば押し返すか逃げる…25／原則2への対応①―ラポートマーカーを探す…25／原則2への対応②―「そうなんです」を作る…30／原則3：コミュニケーションにはレベルがある…32／原則3への対応①―レベルを合わせる…35／原則3への対応②―関係作り

のための提案…36

## ステップ2：「どうされましたか？」─患者の問題に気付く　　38
1. こころの仕組み図　　39
2. 現実と心　　41
3. 身体　　43
4. 考え方　　43
5. 感情　　45
6. 行動　　47
7. 関係　　50

## ステップ3：患者に問題を気付かせる　　51
1. 心理教育　　51
2. 質問法　　53

## ステップ4：介入作業を実施する　　56
1. 問題の見方─条理問題と不条理問題　　56
2. 問題の見方─結果を変えられる問題と変えられない問題　　57
3. 目標設定　　58
4. 精神療法における介入法の相違点と共通点　　59
5. 問題への介入　　64
　　支持的か指示的か…65／認知を変える・新しい考え方を取り入れる…65／行動を変える・新しい行動を取り入れる…67

## ステップ5：モニター　　70
## ステップ6：再発予防と終結　　71

# 第2章　対談：精神療法の疾患別アプローチ　　75

## 1. 精神療法を行うにあたっておさえておくべきポイント　　76
　精神療法の訓練における日米間の違い　　76
　　スーパービジョン付きの3,000時間の訓練を受けるアメリカ…76／「料理人」ではなく「板前」になりたい日本…78
　本書の趣旨─問題をどう捉えるか　　80

事件は会議室で起きているのではない…80／2 つの切り口―うつ病の人が来るのか，悲しんでいる人が来るのか…82／感情は問題を知るヒント…83／共感的理解が第一歩…85／「感情」と「認知」の区分け―明確なアメリカと混在している日本…86

### 実際の臨床現場でのアプローチ …… 90
臨床家の 2 つの役割…90／精神療法の 4 つのステップ…91／日本の精神療法のウィークポイント…93

### ラポート作り …… 94
治療者がちゃんと話す…94／まずは「そうなんです」の関係を作る…96／患者さんのレベルでコミュニケーションをとる…97

### こころの仕組み図について …… 99
心と現実，2 つの世界…99／感情を見れば考えがわかる…100／患者さんにも問題点がわかりやすい…102

### 問題に気付かせる …… 104
「あなただけが変なわけではない」…104／心理教育―ホームワークは日本人向き？…105／質問法―患者のパターンを気付かせるには？…106

### 介入法の決定 …… 108

### 変えられるものと変えられないもの …… 109

## 2. 気分障害へのアプローチ …… 112

### うつ病の基礎知識 …… 112

### うつ病に対する精神療法 …… 113
精神療法の現場をどこにするか…113／うつ病には特徴的なパターンがある…114／うつ病の「重症度」の考え方…115／患者さんが助けを求めているか…117／短期間のうつ病治療には CBT…119

### うつ病へのアプローチ―CBT のポイント …… 121
心の構造と 3 つの公式…121／セルフモニタリングは CBT の要…123／行動への介入―実験的態度で…124／認知から入るか，行動から入るか…126／面接のコツ―感情と思考を丁寧に分ける…127／認知への介入―患者さんと治療者の共同作業で…129／こころの仕組み図はこんなに便利…131

子供のうつ病 ………………………………………………………… 135
　年齢によってアプローチの仕方が異なる…135／7〜8歳であれば精神療法は成立する…136

思春期のうつ病 ……………………………………………………… 137
　保護者をどう関わらせるか…137／その人がどういう発達過程を経てきたか…139／対象関係論でみる発達過程…140

うつ病への発達心理学の視点 ……………………………………… 142
　4つの「心の筋肉」…142／治療選択—発達過程でのつまずきに合わせて考える…146

高齢者のうつ病 ……………………………………………………… 148

双極性障害などに対する精神療法の位置付け …………………… 149

## 3. パニック障害，強迫性障害，恐怖症へのアプローチ ……… 151

パニック障害の基礎知識 …………………………………………… 151

パニック障害に対する精神療法 …………………………………… 153
　呼吸がおかしくなったら息を止めてみる…153／パニックのコントロール—リラックスさせる…154／パニック障害に対する3つの介入…155

パニック障害と薬物療法 …………………………………………… 157
　安易な薬物療法が治療を難しくする…157／抗不安薬だけに頼らない治療を…160

強迫性障害の基礎知識 ……………………………………………… 162

強迫性障害に対する精神療法 ……………………………………… 163
　「儀式」に頼らず不安に耐える力をつける…163／80％ルール—強めの曝露からスタートする…165／系統的脱感作と曝露療法の違い…167／曝露療法に対する臨床家の不安を取り除くには？…168／強迫性障害は家族が巻き込まれることが多い…170

恐怖症に対する精神療法 …………………………………………… 172
　恐怖症にはスモールステップ…172／不安の性質を見極めて対応を組み立てる…174

## 4. PTSD，心身症，失感情症へのアプローチ ………………… 178

PTSDの基礎知識 …………………………………………………… 178

PTSD に対する精神療法 ……………………………………………… 178
　持続エクスポージャー療法…178／EMDR と認知処理療法…180／3 つをどのように使い分けていくか？…183／PTSD の診断を巡る議論とその回答…186／曝露は目的でなく手段である…188

心身症の基礎知識 …………………………………………………… 189
心身症に対する精神療法 …………………………………………… 190
　身体化する日本人…190／心身症のメカニズム仮説…191／自分の心がわからない人・自分の身体がわからない人…192／苦しいのは心か，それとも身体か…193／ケースによるアプローチの考え方…196／症状に対して距離をとる…197／頻度の高い心身症—歯の痛みを例に…198／治療関係が命—痛みのコーピング…201

失感情症の基礎知識 ………………………………………………… 203
失感情症に対する精神療法 ………………………………………… 203
　行動療法的にアプローチする…203

心身医学と行動医学 ………………………………………………… 206

## 5. 日本の精神療法を向上させるために …………………… 209

日本の教育制度の問題点 …………………………………………… 209
　見よう見まねの精神療法…209／スーパービジョンの重みとその対価…211／部下の失敗は上司の責任—制度の厳しさが質の担保につながる…212／アメリカの訓練体制の日本への導入は現実的か？…214

現状のなかでいかに精神療法を習得するか ……………………… 216
　日本にはミステリーが多すぎる…216／録画・録音を有効に利用するには…218／文献的な知識は「地図」にすぎない…219／スーパーバイザーは道先案内人…221

「やってはいけない」で学ぶ精神療法上達のコツ ……………… 222
　自殺させない・レスキューしない…222／わかったふりをして治療を続けてはいけない…224／なあなあにスーパービジョンを受けてはいけない…226／スーパービジョンの 4 つのポイント…227／うつの人に「頑張れ」と言ってはいけない？？？…228／良い関係を維持する努力を怠ってはいけない…230

チームアプローチ ……………………………………………………… 232
　どんなケースにチームで取り組むか…232／医師はチームの指揮者である
　…233／モニターの難しさ…235／外来で効率良く情報共有するための工
　夫…237／DSMを共通言語に…238

薬物療法の効果 ………………………………………………………… 239
　心理士からみた医師の処方…239／一般的な治療にかかる期間を共有しよ
　う…242／典型的な過程を知ることの大事さ…244／CBTを知ってほしい
　…245／誰のための精神療法なのか…247

# 第3章　精神科外来における精神療法 …………………251

患者のニーズと医療上の必要性 ………………………………… 252
外来診療の現実 ………………………………………………………… 253
新しい外来精神療法学を ……………………………………………… 254
精神療法の立場と技法 ………………………………………………… 258
外来精神療法のために ………………………………………………… 259
　1. 治療関係を作る…259／2. 支持的精神療法と認知再構成…260／3. 薬
　のこと以外の話題を1つ…261／4. 精神分析学のある程度の知識は必須
　である…261／5. 心理教育を積極的に行う…262／6. 行動技法のレパー
　トリーを増やす…262／7. 精神療法の訓練―名人芸はいらない…263

精神療法を身につけるために ………………………………………… 264

あとがき ………………………………………………………………… 267
索引 ……………………………………………………………………… 271

# 第 1 章

## 精神療法とは何か？

# はじめに

## 1. 日本における精神療法の現状

　臨床現場で精神療法を実施するには，精神療法を理論的に理解しているだけでなく，それを実施するためのスキルを有している必要がある．しかし，精神療法と呼ばれる介入法は相当数に上り，非常に複雑で理解し難いのも事実である．報告によって微妙にその数は異なるが，精神療法と名の付く介入法は200以上を数え，それらにまつわる技法は400以上と報告されている[1]．

　常識的に考えても，これら全てに精通することは不可能に近いと言ってもよい．また，日本の精神科診療の現場でフルコースの精神療法に基礎から取り組み，現場で実施しようにも，時間的な制約や指導訓練体制における限界などから困難を覚える者も少なくない．様々な研修会に参加して修了証書を重ねても，一向に現場では使えないという声を聞くこともある．近年，脚光を浴びているシンプルなはずの認知行動療法（cognitive behavior therapy；CBT）にしたところで，特定の精神障害に特化したCBTの介入モデルが次々に考案されており，細分化された最新のCBTを追いかけるだけでも青息吐息である．

　最近では精神疾患ごとに，さらにはその下位項目にも標準を合わせた細かなプロトコルが用意される一方で，ある意味でその反動とも考えられるが，診断名に囚われず，精神疾患を全体的に捉え，症状に合わせて対応できるタイプのプロトコルが開発されたり〔たとえばバーロウ（David H. Barlow）の感情障害に対する統合的なプロトコル[2]〕，一般的に長時間を要する精神分析的な精神療法でも，対象者（不安耐性が強いなど）を限定した形ではあるが，短期間で終結する介入モデルが開発されたりしている

〔シフネオス(Peter E. Sifneos)の短期間精神力動療法[3]やダバンルー(Halib Davanloo)の不安喚起療法[4]などのように不安耐性を基盤とした短期間療法，マン(James Mann)の時間を現実を表す枠組みと捉える時間制限療法[5]など〕．細分化することでより精度の高い精神療法を目指す流れがある一方で，診療現場ですぐに使えるような柔軟で応用力のある精神療法の必要性を模索する流れも存在する．

　診療現場でできる精神療法を考えるとき，精神療法のほとんどは欧米で開発されてきたという事実も無視することはできない．欧米では有資格者のみが精神療法に携わることを許されている．何年にもわたって基礎訓練を行った後に特定の精神療法(精神分析，CBTなど)を学習し，何千時間もの臨床経験とそれに対するスーパービジョンを受けた後に，資格試験を受ける資格を持つことができる．そして，公の資格を取得した者のみにそうした精神療法に携わる特権が与えられる仕組みになっている．

　したがって，当然，欧米で著された精神療法のテキストは有資格者を対象に書かれており，基本的なコミュニケーション技法などは大学院の初期段階で既習のこととして詳細に取り扱われることはない．たとえば，前述のCBTの推進者であるジュディス・ベック(Judith S. Beck)は，自ら著したテキストの中で「治療者の共感，感心，力量を示すという技量は，既に習得済みであることを前提とする」[6]と述べている．つまり，充分に訓練された対人基礎能力に基づいた土台があって初めて精神療法のスタート地点に立てるということになる．

　日本で訳された精神療法のテキストを手にする者の多くはそうした事情を知る由もなく，自分が育った中で身に付けた素のコミュニケーションスキルの上に精神療法のノウハウを乗せたり，限られた臨床経験から導き出された「勘」を頼りに精神療法に取り組んだりすることになる．基本的なコミュニケーションスキルを身に付けることは，精神療法を実施するための土台であって，そのためには読書だけではなく，実践的な訓練を受けなければならない．しかし，これは欧米の常識であって，それを現在の日本にそのまま持ってくることは難しいと言わざるをえない．さらに，既に医

療現場に出て第一線で働いている者にとって，やり直しをしている時間的な余裕もない．したがって，理想を横目で睨みながらも，日本の状況で許される最大限を目指すしかない．

## 2. 精神科診療を精神療法化する

　おそらく，ここでできることは，1つは役割を分担しチームとして介入することで精神療法を提供するという方法と，もう1つはフルコースの精神療法と言わないまでも，普段の診療の流れの中に一工夫を凝らしある程度の精神療法を実施する，つまりある意味で診療を精神療法化する方法のどちらかになると考えられる．前者は精神療法の専門家と組むことで実現し，後者は診療の流れの中に精神療法を意識した要素を入れ込んだり，意識的にその要素を強調したり，並べ替えたりすることで実現する．

　おそらく，普通に診療が行われていて，患者が来続けているからには，精神療法的な要素が既にそこに存在しているに違いない．その診療を精神療法という括りから眺め，意識的に精神療法として成立するように組み立てることができ，さらに簡易な精神療法（以後，簡易精神療法と記す）で良いと割り切れるのであれば，ゼロから新しい精神療法を学び直す必要はない．

　たとえば陸上競技の場合，競技場では様々な競技が行われるが，皆が同じ種目に臨んでいるわけではない．しかし，選手としてフィールドに立っている限りにおいて，既に何らかのスキルを持ち合わせているはずである．短距離走にはそのための訓練と走り方があり，長距離走にはその競技に合う訓練と走り方がある．精神科というフィールドにも短距離や長距離があると考えれば，近いゴールに向かって走れるように戦略を組み立てたり，はるか彼方のゴールに向かって作戦を練ったり，他の専門家とリレーをしながらゴールに向かうことがあったとしても不思議ではない．

　そこで本書の目的は，精神科診療を精神療法化する一助とするために，簡易ではあってもある程度有効な精神療法を実践する上で役立つと思われる工夫やアイデアを紹介することとする．

# 簡易な精神療法を実施する意義

　薬物療法との併用，または単独で使うことができる簡易精神療法に通じることは明らかに精神科診療の幅を広げることにつながる．しかし前述のように，望ましいとはいえ，正式に精神療法を学び，頻繁にスーパービジョンを受けながら実践を重ねることは容易なことではない．

　では，フルコースの精神療法と構えずに簡易精神療法を実施することを目指すとしたらどうだろうか．名称が付くような正式な精神療法を実施することはできなくても，限られた時間内で精神療法に必要な材料を意識的に揃えることで，たとえ簡易ではあっても，理に適った介入法を目指すことは可能なのではないだろうか．週1度の面接を数年間にわたり続けていくようなフルコースの精神療法ではなく，比較的短期間で終結する簡易な精神療法を実施するというアイデアである．アセイ（Ted P. Asay）とランバート（Michael J. Lambert）による調査[7]では，精神療法を受ける者の20～30％のみが25回以上の面接を望み，全体の約50％は5～10回の精神療法で何らかの治療効果を得ていると報告されている．また，25回以上の面談を実施する患者の場合には，精神療法以外の療法を併用する場合が多いと述べている．これらの調査結果から，彼らは精神療法を実施するのであれば，10回以内で何らかの結果を生み出す手法を考える必要があるとしている．

　保険の仕組みが異なっていることもあり，こうした海外の事情を日本にそのまま当てはめることは困難であるにしても，わが国においても簡易で，なおかつ短期間で何らかの結果を生み出す具体的な手法を知ることは患者の満足度を上げるためにも有意義なことなのではないだろうか．

# 精神療法化の方法と手順

## 1. 関係作り：「助けて」

　ここで，精神科診療で起こる典型的なやり取りを考えていただきたい．ほとんどの場合，患者は自ら何らかの異常を認識し，援助を求めて医師を訪ねる．つまり，ことは患者の「助けて」から始まる．「助けて」の表現方法は様々で，執拗に，それもストレートに訴える患者もいれば，回りくどい方法を用いる患者もいる．無言の訴えや間接的な救助要請をする者もいる．時には自分の「助けて」ではなく，周りの「助けて」によって本人の意思に反して連れて来られる場合すらある．いずれにせよ，「助けて」を発信して来た患者にどう対応するかは，その後の治療関係のあり方を決定する重要な鍵となる．邪険に扱えばその患者は来なくなり，優しく扱えば来院し続けるようになることは自明の理である．

　この場面で精神療法を意識した流れを作るには，まず一連の関係作りの手法を用いて患者に来院し続けてもらうこと，それから精神療法を実施しやすい雰囲気や環境作りを実現したいところである．そのためには，共感するなど関係作りの手法を用いて，とりあえず患者とつながることが重要である．必要なのは友人になることではなく，専門家としての仕事をするために必要な関係を築くことである．

## 2. 査定：「どうされましたか？」

　「助けて」の発信を受け取った医師が次にすることは，普通「どうされましたか？」という問いかけである．簡易精神療法を実施しようとするなら

ば，この段階で精神療法を行うために必要な情報を得ること，つまり①介入の手段として精神療法が相応しい問題であるか，②その介入法が適切な人物（患者）なのかどうかを探る必要がある．患者が来院した理由や何をどう助けてほしいのか，眠れないのか，気分が落ち込んでいるのか，悲しいのか，不安なのか，はたまた仕事に行けないのか，どのような心の問題を持ってきたのかを探る．症状は1つとは限らない．幾つもの症状を同時に発症することは珍しいことではなく，その患者の持っている症状を全体的に把握しておくと精神療法の介入法を絞り込む際に有益である．しかし，「助けて」とは言ったものの，明確に説明ができない，攻撃的な対応しかできない，甚だしく依存的であるなど，心の問題を扱うのを妨げる要因を患者自身が持ち込んでくる場合もある．それらの要因によって患者は性格障害や発達障害などと診断される場合もある．

　精神療法を実施する場合，患者が持ち込む妨害要素の多くは関係性の中に見られるもので，それらが精神療法を実施する際の妨げとなる．つまり，それぞれの患者が持つ関係のスタイルや関係性の中に見える問題を同定しておくことが重要なのである．「どうされましたか？」の答えとして知りたいのは，第一に，どのような心の症状を持っているのか，次にその患者がどのような関係スタイルや関係トラブルを持っているのかであり，それらを統合的に捉えることが重要である．

## 3. 告知と介入計画：「どうしましょうか？」

　査定が終わると次は患者の問題に名前を付け，その診断名や見立てを知らせ，それらに対応する介入法を考えて決定する段階になる．問題に気付いてもらう方法も，権威を持った専門家として判決を言い渡すタイプから，本人が気付くのを根気強く待っているタイプまで様々である．簡易ではあっても精神療法を実施する際にこの段階をどう扱うかによって精神療法の種類がある程度絞られることになる．人間中心療法であれば，簡単に答えを出さずに支持的にアプローチし，当人が自らの解決策を見い出すの

を待つことになる．精神力動療法であれば，関係性の中に見える過去の重要な関係の繰り返しなどが題材となる．ゲシュタルト療法では気付きそれ自体がテーマとなり，気付いていない部分を様々な手法を用いて気付かせる作業を行うことになる．CBT では，心理教育やセルフモニタリングなどを用いて患者が持つ悪循環に気付いてもらい，共に対応策を実験的に試みることになる．

　いずれにせよ，精神療法としてこの段階を前に進めるには，患者にどのように自発的に介入を実施させるかを事前に予測してアプローチする必要がある．病名を告知し，それに適用する薬物を渡す場合とは異なり，精神療法における介入を実施する際には，やらされるのではなく，患者自身がその介入法や作業を理解し，自らやりたいと選択することが動機づけの観点からも重要である．この作業がある程度簡単にできなければ，簡易精神療法を実施するには相応しくないケースと考えても良い．考えや行動を変えることは，本人の意思やスキルの有無が絡むので，簡単に実現できるものではない．錠剤は水で流し込むことができるが，新しい考えや行動は容易に流し込めるものではなく，原則として本人が自力で飲み込むことが重要だからである．飲み込みの悪い患者をどう援助するかは臨床家の腕の見せどころである．

　患者に自分の問題やパターンに気付いてもらい，介入法を決定するための常套手段は質問である．CBT ではソクラテス式質問と呼び，質問に答えることで，患者が自らの悪循環に気付いたり問題解決法やゴールに行き着くように導いたりする手法である．人は押しつけられたゴールに向かって走るのを嫌うが，自分で選び，自分の言葉で表現したゴールには苦労しても近づきたいと思うものである．

## 4. 介入法の実施：「～しましょうか？」

　精神科診療で行われる次の段階は，患者に決定した介入方法を実行してもらい，目標に向かって一歩踏み出すのを援助することである．薬物療法

であれば処方箋を渡し，薬を飲み始めてもらうことになる．しかし，精神療法の場合は，すぐに目に見える形の変化が現れるとは限らない．悲しみや不安について話したり，言葉にならない気持ちを吐き出したり，しばし悩んでは進むといった遅々たる歩みと付き合うことが求められる．

　無意識の世界を介入の対象にすることもあるが，それを簡易精神療法で取り扱うことは難しい．はるか彼方の無意識世界の対象を遠隔操作するには，いろいろな角度から患者と波長を合わせるスキルを持ち合わせていなければならない．必然的に時間と労力も費やさなければならず，一朝一夕に実現できるとは思えない．

　簡易であるためには，短時間で終結する必要がある．そのためには，目標を明確にし，その目標がどのくらい達成できたかをモニターしていくことが肝心である．一般的に，介入する対象や目標が見えないほど時間がかかり，それらが具体的なほど短期決戦になる．簡易精神療法の場合，おそらく週に1度の面談で3～4か月くらいを目安に治療計画を組み立てることになるであろう．

　簡易精神療法を実施するには目の前にある症状，または変えやすいところから始めると良い．症状はほとんど次の4つの分野に表出する．それらは，身体，認知，感情，行動である．これらの症状は，既に前の査定段階であぶり出され，4つの分野に振り分けられているはずである．これらの症状の中で変えやすい順位を付けるとすると，おそらく行動がいちばんであり，認知，感情，そして身体と続く．気分が滅入っていても無理をすれば行動を変えることはできるが，気分が良くなってから動き出すとしたら，薬物を使って気分を変えるか，気分の回復を長時間待つことになる．

## 5．モニター：「いかがですか？」

　一度，精神療法が走り始めたら，運転席に誰が座るか，すなわち誰が治療を主導するかが問題となる．医師が運転席に乗る場合，治療は運転手任せになりやすい．患者が運転席に座れば患者の運転技術は向上するが乗り

心地は期待できない．簡易精神療法では，患者とのコラボレーションが望ましい．目的地を相談して決め，助手席に医師が座りナビゲートや助言をし，患者が運転するという形が理想的である．目的地への移動も，ナビ，つまりできるだけ客観的なモニターを使いながら方向を定めていくか，それとも主観的な勘を頼りに行き場を定めるかの違いは大きい．後者はある種の名人芸で，誰もができるものではない．

また，目的地だけを定め，行き当たりばったりで道を探す方法も時間が許す気ままな旅ならばそれなりに楽しめるし，運転手が道を覚えるためには最良の方法かもしれない．立ち止まっては地図を広げ（理論書を読み），現地に詳しい人々に道を尋ね（スーパービジョンを受け），現在所在地とたどってきた道筋を確認しては当たりを付けて進路を変え，道を誤っては修正を繰り返す．乗客（患者，クライアント）が満足するのであればそれはそれで良いが，費用が発生したり，客が急いでいたりすれば，運転よりもクレーム対応に追われるのがオチである．最近は，注文の多い客が少なくないことも念頭に置く必要がある．

CBTのように初めからほぼ毎回何らかの指標で状態を測り，数値化するなど見える形で患者の状態をモニターし，進捗状況を患者と分かち合うアプローチもある．それは，ダイエットをするのに体重計に乗ってもらったり，体調が悪い時に体温を測ったりするのと似ている．CBTが医療現場で好まれる理由の1つは，心の体温を測る，つまり患者のモニターを行いながら手立てを講じる介入のスタイルが医療の現場では馴染み深いものだからとも言える．

## 6. 再発予防と終結：「さようなら」

精神療法は関係を用いた介入法である．しかし，その関係は一生続くわけではなく，終結を待ち望む関係ということができる．もしも患者が来院し続けるとしたら，改善が見られないか依存関係が築かれてしまったおそれがある．依存はどこかお互いに利益があって成立するもので，疾病利得

と言われる患者側の利益もさることながら，頼られていたいという医師側の要素もある．共依存（自分の価値を他人に依存されること，また援助することに見い出すライフスタイル）は自立や回復を妨げる要因となる．したがって，治療関係は終結のある関係であることを予め患者に理解してもらう必要がある．しかし，終結を初めから告知するのは，精一杯支持的でありたい者にとってはなかなか酷なものである．さらに，たかだか数か月でその人の何が変わるのかと思えば，なお苦しいものがある．

　簡易精神療法の場合はこの部分をあえて割り切って，この症状に対して何か月使うとか，この症状が良くなるまでの期間といった枠組みを設定してしまう．最近は，短期間療法と呼ばれる種類の介入法もあり，あれもこれもという医療の万能感を捨てて，症状を限定するか，または特定の患者群を選ぶかの方法を採っている．またCBTなどのように，うつ病に対してはたとえば16回というように回数も含めたプロトコルを用意している場合もある．こうした場合は，初めの段階で回数が定まっているものとして患者に療法を紹介することで，終結についてのトラブルを半減させることができる．

　いずれにせよ，終結が近づいた時には，再発予防についての介入を実施することが望ましい．再発に対する備えの有無は，その後の関係のあり方を決定する．自分で解決できるようになれば，同じ問題で再度来院することは少ない．簡易精神療法では，回復の方法を患者に学習してもらい，将来起こる同様の問題に対して自ら対抗策を講じることができるかどうかを確かめることが再発予防につながる．

## 簡易精神療法の介入ステップ

　前述のように，一般に精神科診療の現場では精神療法に通じる幾つかのステップが存在する．患者からの「助けて」に応えて，第1ステップとして「助けて」を受けて患者との関係作りを行い，次のステップとして「どうされましたか？」の査定を実施して患者の問題に気付き，さらに問題を患者に気付かせる作業を行い，さらに次は患者と共に介入方法について考え，合意を得てそれを実施する「～しましょうか？」の段階になる．さらに，治療の過程を追跡するために，「いかがですか？」と症状のモニターを行って目標に近づけていくことになる．図1-1にそれらのステップをまとめた．

　これらはある意味で段階的に上に重ねていくもので，関係作りを行った上に問題についての査定があり，さらにそれらが固まった上で患者が問題に気付くように働きかけ，その3つのステップの上に介入法が試されると考える．したがって，それぞれの段階で問題が生じたり，違和感を覚えたりするようであれば，一歩前のステップに戻るようにする．査定がうまくできないのであれば，関係作りの段階をやり直し，目標が定まらないのであれば査定の段階をやり直すというように，前のステップをやり直すことで，その次のステップへの一歩を確かなものにすることができる．

　関係作りのステップにおいては，簡易精神療法における関係は友人関係ではなく，週に1回，時には月に1回の治療関係であることから，面接をする度に望ましい治療関係を作れればほぼ仕事をするには支障がない．つまり，面接の度にチャンネルをつなぐスキルを持っていればことは足りるはずである．そこで本章では，まず関係作りのヒントを幾つか紹介し，簡易精神療法を実施するのに充分な関係作りを目指したい．

# 簡易精神療法の介入ステップ 13

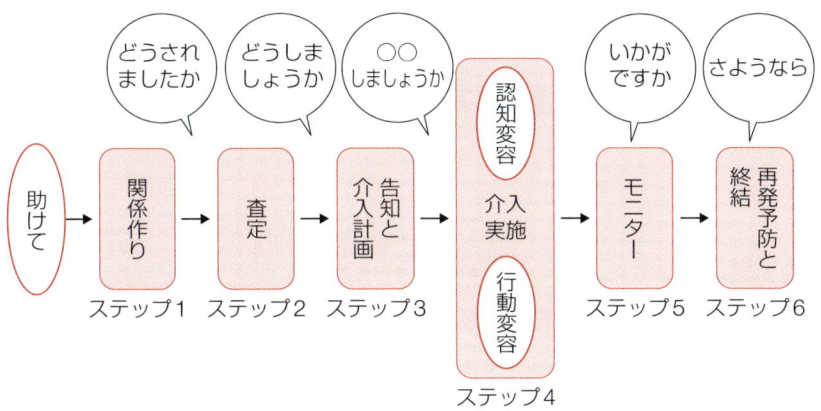

図1-1 簡易精神療法のステップ

　次に患者の抱える問題について査定を行う場合，様々な心理テストなどのツールを用いたり，また症状を拾いながら操作的診断を行うための技法を身につけておくこと，また広く理論的な問題解釈にも精通していることが望ましい．しかし，臨床家の望むように心理検査が実施できない場合も多い．その場合は最低ラインとして，心の5つの分野にどのような症状が現れているか，そして患者の持つ関係スタイルについて知っておきたい．本章では「こころの仕組み図」を用いて，心の症状をマップ化することと関係のスタイルについての理解を深めたい．さらに，問題を患者に気付かせるには，直に告知する方法から，本人が気付いて言語化するまで待つ方法まで幅がある．本章では，質問をすることを通して本人に気付いてもらう方法について触れることにする．

　最終段階の患者と共に行う介入作業では，目標設定と，その目標に向かって実施する介入法を同定することになる．介入法はおおよそ認知的な介入法か行動的な介入法か，またはその両方の手法を組み合わせることになる．本項では，目標設定の方法とそれら2種類の介入法について述べることにする．

## 簡易精神療法の効果

　簡易精神療法で果たして精神療法と呼べるような効果を上げることができるのであろうか．その答えのヒントは意外なところにある．実は精神療法の介入法自体よりも，精神療法の基本的な部分の充実を図ることで精神療法の効果を向上させることができるのである．
　これまでに，精神療法のどの部分が人々の感情や行動を変化させるのかについての研究がなされてきた．患者を変える最も重要な要因は臨床家が用いる手法やテクニックだと考える向きが多いが，そうした部分が影響しているのは全体の15％にすぎず，治療外の要因や患者側の期待，治療関係の中で味わう温かさや理解といった部分のほうが大きいという研究結果が報告されている．
　ランバート[8]は精神療法の効果を実証的に探り，精神療法が効果的に機能するための四大要素を示した．それは，①患者要因と治療外の出来事（client variables and extratherapeutic events），②関係要素（relationship factors），③期待・プラセボ効果（expectancy and placebo effects），④治療テクニックと介入モデル要素（technique and model factors）である．**表1-1**は，ランバートが示した治療的要素（ビッグ4）が精神療法の効果に占める割合を示したものである．患者要因と治療外の出来事は全体の40％を占め，患者要因としては個人の自我の強さや自己治癒力などが，そして治療外の出来事としては，幸運な出来事や社会的なサポートなどが例として挙げられている．関係要素は30％を占め，臨床家が拠って立つ精神療法の理論的なモデルにかかわらず必要とされている事柄のことで，共感，温かさ，受容，リスクを取ることを励ますことなどが例として挙げられている．期待・プラセボ効果は15％を占め，患者が理論的な土台を持ち，

表1-1 四大治療的要素とそれが精神療法の効果に占める割合

| | |
|---|---|
| 患者要因と治療外の出来事 40% | セラピスト側ではなく，クライアント側が持っているもの．<br>例：社会的なサポート，偶然やラッキーな出来事，自我の強さや自分に備わった自然治癒力など． |
| 関係要素 30% | セラピストの理論的背景に関わりなく，一般的に大切だとされているもの．<br>例：共感，温かさ，受け入れること，リスクをとって新しいことを始めることを励ますことなど． |
| 期待・プラセボ効果 15% | クライアント側の良くなりたいという気持ちもある意味のプラセボ効果と言える．自分がこれまでとは違う方法で扱われ，治療的なことをしているという思いから出て来る結果． |
| 治療テクニックと介入モデル要素 15% | そのセラピストが用いる介入モデルに独特な介入の技術．<br>例：CBT／セルフモニタリング，ゲシュタルト療法／エンプティチェア・テクニック，曝露療法／フラッディング |

　何らかの効果を持つと思われる介入を受けていることを認知することから生まれる効果のことを指している．治療テクニックと介入モデル要素は15％を占め，特定の精神療法に特化したテクニック，たとえばゲシュタルト療法のエンプティチェア・テクニックや行動療法で用いられる系統的脱感作などの具体的な技法が例として挙げられている．

　これらの結果から，患者要因と治療外の出来事の40％と期待・プラセボ効果の15％，つまり精神療法の効果の55％は患者側にあるということになる．これらに関係要素の30％を加算すれば，実に85％は治療テクニックと介入モデル要素以外の部分となる．さらに，良い治療関係の中で，受容や共感による励ましや希望，優れたコミュニケーションスキルによる介入についての説明，介入テクニックを実施する際の温かな支援などといった関係性から生み出される相乗効果が患者側の要素を押し上げることは想像に難くない．すなわちかなり極端な言い方をすれば，テクニックと介入モデルの要素が充分でないとしても，関係構築が充分であればそれなりの効果を生むことが可能となるはずである．

ここで言う効果はあくまでも，患者側の感情または行動の変化を意味しており，深い無意識部分の再構築を意味しているのではない．しかし，短期間の簡易精神療法の効果として，患者の気分が改善し行動が活性化されるとしたら充分なのではないだろうか．

ランバートのビッグ4を前述の簡易精神療法の4つのステップに照らしてみると，ランバートの「患者要因と治療外の出来事」とは完全に合致するわけではないが，「関係作り」はランバートの「関係要素」と，「介入法の実施」はランバートの「治療テクニックと介入モデル要素」と類似していると考えられる．精神療法における関係作りおよびその他の基本的なスキルをある程度マスターしていれば，少々精神療法の介入方法やテクニックに疎いとしても，その者の実施する精神療法がある程度の効果を生むと考えても良いのではないだろうか．

逆に，簡易精神療法を単なる形だけの精神療法にしないためには，患者との関係作りやコミュニケーションスキルの向上に少し力を入れる必要がある．運動神経が良ければスポーツの種目が異なってもそれなりにこなすことができるように，普段から精神療法の基礎体力，または運動神経に当たる関係作りやコミュニケーションのスキルをできるだけ磨いておくことが望ましい．ある意味で，ランバートのビッグ4はそのことを示唆していると言っても良い．

## ステップ1：患者との関係作り

### 1. 患者の「助けて」と関係スタイル

　精神療法を始めるきっかけは，患者からの「助けて」である．先述のように「助けて」の方法は人それぞれに異なっており，その人物の培ってきた関係作りのスタイルに密接に関係している．どの患者も自分の関係スタイルを持って来院し，その関係のスタイルに似合った「助けて」の方法を用いる．言い換えれば，その患者の「助けて」の方法を見れば，ある程度その人物の関係スタイルがわかると言える．精神力動療法では，この関係のスタイルに注目し，それを生みだした重要な他者との関係に注目し，その関係性を現在も様々な形で繰り返していないかなどを探り，その問題となる関係の修復を試みる．

　しかし，簡易精神療法においては，親子関係のやり直し（リペアレンティング）など，関係性修復に長時間を費やすことは難しい．したがって，簡易精神療法では「助けて」の方法から患者の関係のスタイルを知り，相手との関係作りに役立てるにとどめることになる．診療の現場で「助けて」を言語化できる患者もいれば，それができずに身体化したり行動化する者もいる．権利や正義を振りかざして「助けろ」と詰め寄る者もいれば，「察してくれ」と黙る者もいる．これらの「助けて」の方法から関係スタイルを分別すると，幾つかのグループにまとめることができる．

　関係スタイルについては色々な分類方法が考えられるが，簡単なところではDSM-Ⅳ-TR（精神疾患の分類と診断の手引き）のⅡ軸のパーソナリティ障害の分類を使う方法がある．DSMは統計マニュアルであるから，分析に必要な数のデータを無作為に集め，そのデータを解析することから

判明した分類である．つまり，相当数のサンプルから導き出されたグループ分けなので，大きな傾向や特性を掴むには適している．パーソナリティ障害を疑う明らかな症状がないとしても，単に統計的な傾向と捉えて，DSMが提供するパーソナリティ障害をある意味で患者が持つ関係スタイルとして解釈することもできる．

　患者の「助けて」の方法から，DSMの3つの関係スタイルのうちのどの傾向が優位であるか目星をつけるのである．DSM-5の登場が間近ではあるが，現時点ではDSM-Ⅳ-TRの分類[9]を用いることにする．DSMのパーソナリティ障害は，①クラスターA：風変わりで自閉的で妄想を持ちやすく，奇異で閉じこもりがちな性格のグループ，②クラスターB：感情が激しく演技的で情緒的，ストレスに対して脆弱で他人を巻き込むことが多いグループ，③クラスターC：不安や恐怖心が強い性質，周りの評価が気になりそれがストレスになる傾向があるグループの3種類である．これらは性格特性によって分けられたカテゴリーであるが，関係のスタイルという視点から眺めてみると，クラスターAは他人とつながることに困難を覚える，または関係を築くことに興味がないグループと言える．クラスターBは他人との関係の距離作りがうまくできないタイプで，自分の思うようにつながりたい，またはそうあるべきだと考え，そのために様々な操作を行うグループ，クラスターCは依存的な関係性を持ち，ある意味で責任を持った対等の大人としての関係が築けないグループと言える．

　これらのDSMのクラスターにリストされている問題を発達段階における問題と捉えて，発達的な解釈を加えてみると，さらに関係のスタイルが見えやすくなる．たとえばマーラー（Margaret S. Mahler）の個体化のプロセス[10]をDSMのクラスターに乗せてみると図1-2のようになる．人生の第一段階は母親との一体関係から始まる．ある意味での完全な依存関係がそこにあり，人とつながる土台がここで築かれる．この段階でつながることに問題を持った場合には，基本的な人間不信が生まれ，人と感情的なつながりを持つことが難しくなる（スキゾイドなど）．自閉的な関係性と言っても良い．つながる能力に問題を抱えたまま成長していけば，クラス

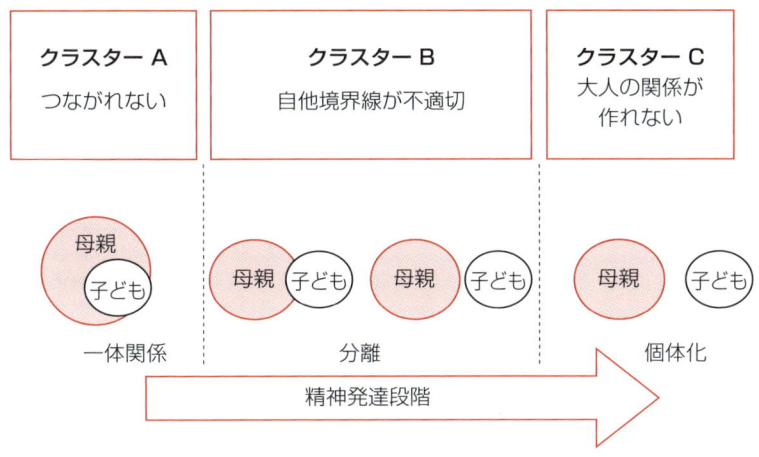

図1-2 マーラーの個体化のプロセス

ターAに挙げられる性格的な特徴が出現してくることになる．

　幼児は次の段階として，自分と母親は別人格であることに気付き始め，母親から離れる，いわゆる個体化の作業を始めることになる．クラスターBの初期では，母親との分離状態は曖昧で，自他境界線も明確ではなく，必然的に関係性も安定しない．相変わらず母親は自分の延長上に存在するかのように，自分の欲求を知っているべきだという態度をとったり，良くされて当たり前と怒ったりすることになる（境界性人格）．また，拒まれることを恐れ操作的に相手を動かそうとすることもある（演技性人格）．しかし，この段階も後半になると分離が進み，自分は良い・相手は悪い（自己愛性人格），またはその逆（反社会性人格）への二極化が見えるようになる．

　さらに分離が進むと，1人の独立した人格として責任を取れる大人になる，つまり個体化への段階に足を踏み入れることになる．つまり，クラスターCへの突入である．この初期段階では，まだ二極化を引きずっているが，その目は社会的な規範やルールに向き，それらを理想化し執拗にこだわることになる（強迫性人格）．または母親からの完全な独立を恐れ，いたずらに世界を恐れたり回避するようになるか（回避性人格），大きな

決定などを自分で選択することを避け，相手に任せるなど依存的になる（依存性人格）．

　以上のように，関係のスタイルはその患者が通ってきた発達の道での躓き具合によってそれぞれ異なり，そのスタイルは援助希求の方法にも影響を与える．簡易精神療法では人格を根こそぎ再構成することを目標とはせず，表出している特定の問題に焦点を絞り，限られた時間内で実現可能な目標設定を行い，実行に移すという範囲にとどめておくべきであろう．目標設定については後ほど触れることにするが，簡易精神療法の初期段階では，「助けて」の方法などから患者の関係スタイルを予測し，関係作りの過程に埋め込まれた地雷を踏まないようにする，つまり巻き込まれ，対決などに陥ることを回避するための情報として用いることになる．

## 2. 患者との治療関係の構築

　精神的な障害を抱えた患者に対し，言葉を主な介入手段とする精神療法，特に対話療法（talking therapy）を実施するには，どうしても患者との間に必要な治療関係を築く必要がある．薬物療法のように有形の薬剤を手渡すことがない対話療法の場合，無形の何かを言葉，態度，行動，表情などを通して提供していることになる．その何かとは，安全な空間や時間，理解されたという満足感や安心感，正確で現実的な情報，自分自身についての洞察や気付き，生きる自信や動機づけなど様々なものが考えられる．

　患者にとって有益な何かを提供する作業は，患者との間に築かれる関係という舞台の上で展開される．堅固な関係舞台は，少々の重みが加わったとしても崩れることはないが，ひ弱な舞台であれば，その上での活動は限られたものとなる．したがって，治療関係のあり方は実施する精神療法の質を左右する．

　治療関係自体が舞台であるならば，その治療関係を構築することはある意味で精神療法の入口であり，挨拶から始まる一連の関係作りの作業は精

神療法の扉を開く鍵となる．治療関係作りでの失敗はその後の治療に大きく影響し，結果的に患者の来談意欲の低下や面接の中断などを引き起こすことがある．この関係作りにはコミュニケーション能力や共感能力などの基礎的なスキルが大いに活躍することになる．

前述のように治療関係は友人関係や家族関係とは異なり，治療のために定期的に会うだけの関係で，ある意味で職場に置いて帰る関係と言える．次にその関係に戻るのは，もしかすると数週間後になるかも知れないし，その時に与えられた面談時間もたった15分かもしれない．したがって，会う度に前回，終わったところから関係を再スタートし，患者がある程度満足のいく関係に戻す必要がある．インターネット上で特定のウェブサイトにログインするためにサイトを選んでクリックするように，患者と会う度にその関係の再スタートをクリックすることになる．関係作りにおけるクリックとはラポート（rapport）形成であり，治療者は意識的にそれを演出する能力が求められる．

## 3. 治療関係をスタートさせる―ラポート形成

治療関係作りは患者が目の前に座った瞬間から始まっている．その作業を成り行きに任せるか，意識的に統制するかの選択は治療者側の手のうちにある．たとえば，治療者が挨拶を怠れば，関係が築かれないのではなく，「挨拶をしない関係」が作られる．挨拶をしないことで相手に送られるメッセージは，相手に対して興味がない，挨拶する価値がないなどネガティブなものが多くなる．治療者側から意図的な働きかけがなされない場合，情報選択は相手任せになり，患者がそれまでに医療従事者に対して抱いていた思い込みや過去の経験から導き出されたイメージなどがその治療者に対して投影されやすくなる．

目前に座る無愛想な治療者に対する思い込みやイメージがどのようなものであるかは容易に想像がつく．ヒル（Clara E. Hill）ら[11]は，精神療法を行う際に，65％の患者は最低何か1つのことを言わないまま診察室を去

り，それはほとんどの場合ネガティブなことであると報告している．治療者が治療関係作りに積極的に関与すべき理由がここにある．

　繰り返しになるが患者との治療関係は，友人関係や家族関係が持つ「普段」という土台のない，プロフェッショナルな関係である．日常のやり取りの中で誤解や行き違いなどを修正し，時間をかけて関係をリセットすることができない分，治療者として，患者と向かい合う度に素早く治療関係をリセットし，仕事環境を整える技術を身に付けていたいものである．リセットができない場合は，それまでに築いた関係が継続することが多く，それまでと同様の問題が繰り返し出現する．精神力動療法では，この繰り返される関係問題（転移問題）に注目し介入するので，面接現場で発生する緊張感などはかえって問題を浮き彫りにする道具と捉えるが，簡易精神療法を実施するには，患者との関係問題を表出させないほうが得策である．いずれにせよ，治療者が仕事をしやすくするために，また患者を治療に対して前向きにするためにもラポート形成は重要である．

　ラポート（ラポールと呼ぶこともある）とは心理学用語で治療者・患者間の心的な状態を表す言葉である．類義語としては治療同盟があり，患者が治療に前向きになるような感情を持てる関係を指している．このラポート作りを意識的に面談の早い段階で実施し，ラポート関係の有無を確認しながら面談を進めていくことができれば，精神療法の舞台作りは容易になり，短時間であっても有意味な介入を行うことができる．

　われわれは普段の生活場面で，対面する相手の身分や気分，また扱う内容などに合わせて器用に言葉使いを変えたり，態度を変えたりする術を身に付けている．相手が子どもならばそれに合わせた話し方を選択したり，目上の者や役職の上の者に対する場合も状況に合わせて自分の態度を変えたりすることができる．実際，状況や登場人物を見極め，話し方や態度を選択してパフォーマンスに及ぶことはそれほど簡単ではないはずである．そして，こうした対人関係技術を状況に応じて使いこなせない場合には，「空気が読めない」と言われたり，相手の気分を害するといった結果が生じる．

逆説的に考えれば，普段周囲から空気が読めないと言われる，または頻繁に人々の気分を害してしまうという事実がないならば，その人物は既にある程度の対人関係技術を身に付けていることになる．その技術を精神科診療の現場でも意識的に用いることができれば，患者との間に治療関係やラポートを築くこともそれほど困難なことではないはずである．

簡易精神療法ではこの関係作りが非常に重要になり，この時点で患者と対決したり，巻き込まれてしまったりしては次の手が打てない．そこで，コミュニケーション技法における3つの原則を以下に示し，ラポート形成や治療関係作りに関連づけて考えてみたい．

## 4. コミュニケーションのための主な原則

### ■ 原則1：話さなくても何かが伝わる

コミュニケーションとは情報のキャッチボールである．テニスのラリーのように情報が行き来することになるが，その情報交換には沈黙や顔の表情，声の調子などの言語外のコミュニケーションも含まれる．昔から「目は口ほどに物を言う」「顔に書いてある」などと言い，古人は言語外のコミュニケーションの妙を見事に表現している．黙っていれば言語外の要素がコミュニケーションの多くを占めるようになるだけでなく，その解釈も相手任せになる．

関係困難を生じさせる思い込みや誤解はこうした言語外のコミュニケーションの解釈を巡って発生することが多い．そして，言語と言語外のコミュニケーションが一致しない場合は通常，言語外のコミュニケーションが優位に立つ．たとえば，「ようこそおいで下さいました」と暗い表情で言われた場合，普通，歓迎されているとは思わない．「怒ってない！」と声を荒げて言われれば，通常，怒っていると聞こえるものである．逆に，言語と言語外のコミュニケーションが一致していれば，信用に足る情報であると解釈することになる．にやにやしながら謝罪する人物と泣きながら謝罪する人物では，一般的に後者が許され，前者は誠意のない人間のレッ

テルを貼られることになる．

　これらのことから，治療関係を充実させたいのであれば，黙っているのではなく声をかけること，そして言動が一致していることが重要であることがわかる．簡易精神療法において，良い治療関係をスタートさせるにはラポート形成が必要不可欠だが，診察室でそれを可能にするには，まずは言動一致の挨拶からである．

### ■ 原則1への対応—挨拶から始める

　ラポート作りへの第1ステップは挨拶をすることである．挨拶はコミュニケーションをスタートさせる役割をしている．深い意味のない「おはようございます」「こんにちは」などの挨拶言葉は，コミュニケーションをスタートさせる合図となっており，ある意味でのコミュニケーションのリセットボタンの役割を果たす．

　挨拶をしなければ，治療関係はスタートしないのではなく，リセットされずに継続する．すなわち，その回までの面接が思うように進まず，うっ積した何かが存在している場合には，そのままそれを受け継いで面接に臨むことになる．逆にある程度満足のいく面接を繰り返してきたのであれば，一度や二度挨拶を忘れたとしても，視線を合わせたり，笑顔を見せたり，うなずくなどの言語外のコミュニケーションを行うだけで比較的簡単に元の肯定的な状態に関係を戻すことができる．

　しかし，継続的に不快な関係を持っている場合には，表情がこわばる，視線を合わせないなど，言語外のコミュニケーション自体に否定的な関係性が反映されやすいために，意図的に明るく挨拶をするなどの方法を用いて治療関係を半ば強制的にリセットしなければならない．また，診療に長けた者は，挨拶を交わすだけで相手の調子を推し量ることができる．挨拶をして相手の出方を観察することで，挨拶にある種の査定としての働きを持たせることさえもできる．

## ■ 原則2：人は押されれば押し返すか逃げる

　原則の2番目は，人は言葉や行動で押されれば，押し返すか逃げるかの行動に出る，ということである．押し返す場合には暴力に訴えることもあり，そこまでではなくても，声を荒げたり，物に当たるといった攻撃的な言動に及ぶこともある．直接攻撃を避けたとしても，陰湿ないじめ，噂を流すなどの間接的な攻撃に出ることもある．逃げる場合では，聞こえないふりをする，相手を避ける，約束を守らない，立ち去るなどが典型的な逃避行動となる．実際に患者が行う逃避行動には，助言を真剣に受け取らない，予約をキャンセルする，ドクターショッピングをするなどが含まれる．

　こうした問題の多くは，言葉や行動で患者を押してしまったことに対して患者が押し返すか逃げるかしたところを再び押し返してしまうという悪循環から生じる．結果的に患者との間で対決状態ができあがり「喧嘩」になっているか，どちらかが攻撃的になり，もう一方が逃げるのを追いかける，「鬼ごっこ」になっていることが多い．

　この悪循環に対して何の介入もしなければ，気まずい診療を我慢するか，患者を他院に送り出す羽目になる．来なくなった患者は，治療者に対する不満を周りに話すなどの間接的な攻撃行動に出ることは必至であり，意図的ではないにしても，結果的に治療者への報復が外で行われることになる．

## ■ 原則2への対応①─ラポートマーカーを探す

　こうした不必要な対立を避け，治療関係をよりポジティブに維持したいのであれば，まずは関係の状態をモニターすることから始めると良い．診療室での関係モニターは，友人関係や夫婦関係などに比べると観察すべきところが少ない．患者とのラポートに関しては，まず「ラポートマーカー」に気付くことでたやすく実現できることが多い．ここでは，相手が自分に対して心を開いていることを示す印のことをラポートマーカーと呼ぶことにする．

　挨拶をしてコミュニケーションをリセットしたら，次は会話や相手の仕

草の中にラポートの存在を示す「ON」のサインを探すことになる．ラポートが築けていない，また対決の構図が見えるようであれば，幾つかの働きかけをすることでラポートマーカーを導き出すようにする．その方法については後ほど触れることにする．

　ラポートマーカーは，ほとんどの場合は患者の言葉や動作の中に見つけることができる．患者は心を開いたときにその「ON」サインを発し，心を閉じたときには，そのことを示す「OFF」サインを発している．心が開いたサインとなる典型的な動作はうなずきであり，言語では「そうです」「そうなんです」「うん」などの「YES」を意味する言葉である．逆に心が開いていないことを知らせる「OFF」サインとなる動作はうなずかない，顔をしかめるなどの表情，言語では「しかし」「でも」「じゃなくて」などの「NO」を意味する言葉である．

　診療の現場では，患者がいったん「そうです」と言ってもその実は「NO」である場合もある．たとえば，「そうなんです…でも…」である．この場合，明らかに心は開いていない．言葉で表現しない場合には，前述のように顔の表情，声の調子，仕草，沈黙などの言語外のサインを探すことになる．

　関係をモニターした結果，対決の形ができてしまっているのであれば，まずはラポートマーカー作りを行い，関係作りを完了してから次の手立てに移行するほうが患者も心を開き意思を伝えやすくなる．

　繰り返しになるが，患者の言葉によく耳を傾け，言語的なやりとりに注目することで比較的簡単にラポートマーカーを見つけることができる．患者の返答の頭の部分に，「そうなんです」か「でも」のどちらのマーカーが付いていないかに注目する．ここで言語的なラポートマーカーについて，1つの例を挙げる．

　5年間うつ状態で悩んでいる患者との面接を実施する場面を想定し，患者との会話の中にあるラポートマーカーを同定してみたい．患者の訴えにどのように答えるかによって，患者の心を開かせラポート形成を進めることもできれば，逆に患者の心を頑なにしてしまうこともある．

### <ケース1:「OFF」サイン「でも…」>

患者1-①:「先生,もう5年間もうつ状態が続いていて一向に良くならないのですが,本当に私は良くなるのでしょうか? 何か,もうずっとこのままなのではないかと思うと…」

医師1-①:「そんなふうに考えないで,もっと前向きに行きましょうよ.前向きになれば,良くなりますよ.そのネガティブ思考がタメなんですよ.考え方を変えなきゃ…」

患者1-②:「それはそうなんですが….でも…どうしてもネガティブになってしまうんです…ネガティブなのはわかっているんですけど…」

医師1-②:「だからその考え方が問題だと言っているんですよ.ポジティブに考えるようにする.明るい部分に目を向けましょうよ.あなたより大変な人は一杯いるんですから」

患者1-③:「うーん.でも…どうしてもポジティブになれなくて…」

医師1-③:「ほら,なれないと決めているでしょ.考え方が固いねえ.認知を変えなきゃ.ここに練習用紙があるので,これをやれば認知が変わりますから」

患者1-④:「えっ,何の紙ですか.うーん.あんまりそういうのやりたくないと言うか…」

医師1-④:「うーん.君も頑固だねえ.仕方ないなあ,薬だけはきちんと飲んでくださいよ」

<ケース2:「ON」サイン「そうなんです…」>

患者2-①:「先生, もう5年間もうつ状態が続いていて一向に良くならないのですが, 本当に私は良くなるのでしょうか？ 何か, もうずっとこのままなのではないかと思うと…」

医師2-①:「5年ですか. 長いねえ. 一向に良くならないとしたら本当に滅入りますねえ」

患者2-②:「そうなんです. もう先はないのかなあって思ったりすることもあって…」

医師2-②:「先が見えない時は不安になりますね. それに, 少しも良くなっていないと思ったらきっと悲しいでしょうね」

患者2-③:「そうなんです. …でも先生とこうして話していると少し落ち着きます」

医師2-③:「そうですか. 一緒に問題を解決できると嬉しいですね. ところで, 一向に良くならないと言われたのは100％良くなっていないという意味なのでしょうか？」

患者2-④:「いえまあ, 100％ということはないですね. まあ, 80％ぐらいでしょうか」

医師2-④:「ほう, 8割ですか. それは辛いですね. しかし, 残りの2割にも興味がありますね. 良くなった2割についてもお話しいただけますか？」

これら2つはやや極端な例ではあるが, <ケース1:「OFF」サイン「でも…」>と<ケース2:「ON」サイン「そうなんです…」>の会話には明らかに患者の心の状態の違いが見て取れる.

<ケース1>の患者は, (患者1-②)と(患者1-③)の返答の始めの部分で「でも」という言葉を使っている.「でも」で会話を始めた理由は医師の返答に対して納得がいっていないか, 反論があるからである. 医師に対するやんわりとした対決姿勢が見えると言っても良い. この時点でよく起こることとして, 医師側が患者に対して防衛的な患者というレッテルを貼ってしまうことがある. 決めつけ, あるいは思い込みである. そうなると, 関

係の中で相手を押してしまうことが多い．

　この＜ケース1＞で患者を防衛的な態度に追い込んだのは明らかに医師の発言である．つまり，患者は(医師1-①)の返答から医師に理解されていない，または「それではダメだ」と責められたと感じたのではないだろうか．責められるということは，関係上押されたことになるので，患者は原則的に押し返すか，逃げるかの行動に出ることになる．責められていると感じた患者は心のガードを高くし，防衛的にならざるをえない．つまり，心を閉ざした「OFF」状態になってしまったのである．

　患者が訴えたかったのは，「長期間うつ状態が良くならないので，このまま良くならないのではないかと不安だ」ということである．それに対する医師の返答は，頭から患者の訴えを否定して「その考え方が悪い」と言っている．まずは，内容はともあれ，患者が訴えていることを受け取る作業から始め，聞こえる耳がそこに存在することを示すほうが良い．患者は自分から投げかけた情報が受け取られていないと感じた場合には，受け取ってもらったと感じるまで投げ続けるか，途中で諦めて逃げるかのどちらかになる．いったんメッセージが受け取られたという確証がもらえれば，普通患者は協力的になるものである．なぜなら，目の前に座っている人物は自分を救ってくれるはずの専門家だからである．

　きちんとメッセージを受け取ったことを示しているのにもかかわらず患者が非協力的である場合は，パーソナリティ障害や統合失調症などさらに深刻な障害を疑うことができる．つまり，患者の反応が平均的なそれではなく，外れ値である場合にはそれ自体が臨床的な診断の対象になることもある．したがって，患者の「でも」，つまり「OFF」サインに気付くことが重要である．それを無視して押し続ければ会話は袋小路に迷い込み，5分で済む会話が何倍にも延びて何十分にもわたるどちらが勝つかの格闘技になってしまうこともある．

　＜ケース2＞の会話に注目してみたい．(医師2-①)の返答に対して，患者は(患者2-②)で「そうなんです」と答え，さらなる不安を口にしている．この「そうなんです」は，ラポートマーカー「ON」のサインである．＜ケー

ス2＞の医師は，＜ケース1＞の医師に比べ，患者の言ったことに対して共感的な返答を返している．共感的な返答とは，相手がそのときに何を感じているか，または何を考えているかを理解し，相手が持っていると思われる感情や考えを表現して，相手を理解していることを示すという一連の作業である．

　＜ケース2＞の医師は（患者2-①）で患者が述べたことの内容をよく聞き，その状況に置かれた人が感じるだろうと思われることを言葉で表現している．決して相手の言っていることを否定せず，まず情報を受け取ったこと，またその状況下で相手が味わっていると思われる感情を言い表している．このように共感的に対応することで，患者は「そうなんです」と心のガードを落とし，自分を見せることや，問題について一緒に取り組むことに抵抗を示さなくなる．（医師2-③）で医師は患者の心のガードが落ちていることを確認した上で，患者の話した内容について質問を始めている．

　ここで重要なのは，患者が話した言葉をそのまま使っている点である．＜ケース1＞の医師が自分の考えを押しつけているのに対し，＜ケース2＞の医師は相手の言葉を拾って質問するという方法を用いている．普通自分の言ったことに対して質問をされて，聞いてもらえていないと感じる者はいない．また，質問の仕方が数字を使った形なので，具体的で答えやすいだけでなく，質問に答えることで患者は自分自身と向き合うことになる．こうした質問の仕方については後に触れることにするが，ここで注目したいのは，こちら側の返答の仕方1つで患者は態度を変化させる点である．

### ■ 原則2への対応②―「そうなんです」を作る

　ラポートを形成すること，つまり「そうなんです」を引き出すには幾つかの方法がある．共感，言い換え，まとめ，明確化などの方法はその常套手段であろう．ここでは，共感と言い換えに焦点を当ててみたい．共感は支持的精神療法の，そして，言い換えはCBTの主な技法である．共感によって患者は自分が支持されていると感じ，共感して患者の考えを他の考

えに言い換えていく作業がCBTのいう認知再構成の基本である．
　まず，共感については，色々な解釈が存在する．自我心理学や人間中心療法のように，共感自体を治療的なツールと考える学派から，CBTのように共感を安全な関係作りのツールと捉える学派まで様々である．共感についての考え方がどうであれ，ここで重要なのは，相手が感じたことや考えたことを理解している，または理解しようとしているという事実を相手に伝えなければならない点である．しかし，相手の感じていることや考えていることを完全に知ることは可能なのだろうか．その答えは「No」である．したがって，初めから相手の感情を的確に言い当てることを目指すよりも，同じような状況にある人が平均的に感じる感情を表現するようにすると良い．
　感情の種類はそれほど多いわけではなく，負の感情は怒り，悲しみ，寂しさ，不安，恥ずかしさ，空しさなど限られたものしかない．ただし，確かに，怒りと悲しみが混ざったような感情，嬉しいような悲しいようなアンビバレントな感情は存在する．そして，精神分析的な精神療法では，こうした複雑な感情は分析の対象として重要な意味合いを持ってくる．一方でCBTの場合には，共感の主な目的は良い関係作りなので，もし相手の感じていることとこちらの表現した感情との間に誤差があるようであれば，相手に修正してもらえば良いと考える．そして，その修正作業を行うことでより一層安全な関係を築くことができると考える．
　いずれにせよ，簡易精神療法を実施するには，ある程度の共感能力を身に付けていなければならない．共感技術を上達させる方法については，後ほど，第2章「日本の精神療法を向上させるために」(→ p209)で紹介することにする．
　実際に共感的な発言をするには，意識的に「言い切り」表現を使う必要がある．われわれはほとんどの場合，言い切り形か疑問形の表現方法を使って意思の疎通を行っている．言い切り形とは，「～だ」「～である」などの断定した言い方である．もちろん，普段の会話の中では，断定的なイメージを避けるために，「～ですね」「～でしょ」というように，語尾を変

化させるなどやや曖昧な表現にすることで角が立たないようにしている．一方，疑問形は「〜ですか」という質問である．質問は相手の言っていることなどがわからないときにするもので，共感する場面で質問してしまっては，自ずと相手の気持ちを理解していないことが露呈することになる．

したがって，共感の基本形は，相手の陳述から理解した状況を言葉で返し，次にそのときにその人物が感じたであろう感情，または考えたであろう思いを言い切り型で表現することになる．たとえば，「5年間うつ病が良くならないと思ったら，悲しくなりますね」という具合である．これを，「5年間うつ病が良くならないと思ったら，悲しいですか？」と言えば，相手に自身のことを探らせるのには効果的であるが，共感してもらったと感じるには不十分である．

したがって，簡易精神療法の開始時には，なるべく共感的な発言を心がけ，中盤から徐々に質問を加えるという形に持っていく．面接時間が限られている場合であっても，まずは共感的に始め，ラポート作りを確認した段階で，質問などを始めるようにする．急がば回れである．

言い換えることもラポート作りに役立つ．言い換えるとは，相手の言ったことを他の言葉に置き換える作業である．「つまり」と言う言葉で文章を始めれば，言い換え形になっていく．「あなたがおっしゃりたいことは，つまり…という意味ですね」「つまり，それは…ということですね」という具合である．内容さえ外れていなければ，相手からの「そうなんです」を引き出すことができる．その他にも，オウム返しに相手の言ったことを繰り返したり，聞いた話を幾つかのポイントにまとめてみたりすることも方法のひとつである．図1-3に，ラポート作りのポイントと流れを簡単にまとめた．

## ■ 原則3：コミュニケーションにはレベルがある

われわれは話す内容のレベルによって関係の深さを測っている．前述の挨拶は関係をスタートさせるには必要だが，通り一遍の挨拶を交わすだけでは，長期間相手を知っていても，関係が深まったと感じることはない．

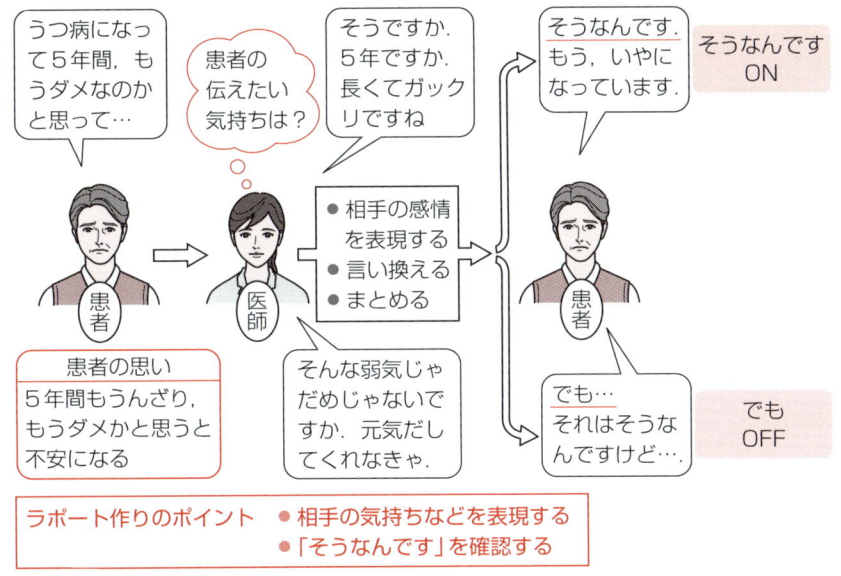

ステップ1：患者との関係作り　33

**図1-3　ラポート作りのポイントと流れ**

それは，話す内容が浅いレベルに終始しており，深いレベルに移行していかないからである．

会話のレベルは話される内容によって以下の5つの段階に分けることができる．第1レベルは既に前項で登場した「挨拶」，第2レベルは「事実と数字」，第3レベルは「信条や考え」，第4レベルは「感情」，そして，最後のレベルは「アハ体験」である．精神分析的な療法での洞察はある意味「アハ体験」であり，洞察を重んじる療法の場合は，ある意味でこの「アハ体験」を目指していることになる．しかし，この「アハ体験」は滅多に起こることのない究極のコミュニケーションレベルなので除外し，通常は初めの4つのレベルでの意思疎通となる．

さて，第1レベルの挨拶はコミュニケーションをスタートさせたり，関係をリセットさせたりするのには役立つが，深い関係を示すものではない．逆に関係を深めたくないのであれば，挨拶や社交辞令に終始すれば良い．

第2レベルの事実と数字はプロフェッショナルな関係に求められるレベルで，私情を挟まない情報が往復する．車の型番，試合の点数，体温の度数，心拍数など情報として事実や数字が往復することになる．たとえば，前夜の野球の点数やゲームのあれこれに興じる男たちは第2レベルでやり取りしていることになる．そして，このレベルにとどまっていれば，争いや反目のリスクは少なくそれなりに楽しい．しかし，数字や事実を巡って自分の信条や考えを話し始めたとき，次のレベルに入り込んで行くことになる．

　第3レベルの信条や考えは，自分の信じるところや意見をやり取りするレベルである．当然，ぶつかり合いが予想されるリスクの高いレベルである．相手との間で信条や考えが一致すれば関係を近づけられるが，相手の心に土足で入ってしまうなどして争いが起こる可能性も高い．また，高圧的に自分の意見をぶつけて上下関係を明らかにしようと試みたり，自分の信条や考えを表現することを意図的に抑えることで関係性の保持を優先させたりすることもできる．

　このレベルをさらに感情のレベル（第4レベル）に進め，そのときに感じている感情を表現することもできるが，それによって関係を壊す可能性も増大することになる．反面，感情を上手に表し，分かち合うことができれば親密度はさらに高まり，俗にいう「癒され」体験をすることができる．深く共感されたという感覚はこのレベルで実現すると言える．

　コミュニケーションのレベルはいつも同じレベルにとどまっているわけではなく，相手との関係や置かれている状況に合わせて意図的に，または知らずのうちに変化することよって関係を維持しているのである．関係作りのサーモスタットが働かず，微妙なレベル合わせができなければ，結果として関係のトラブルが増加することになる．簡易精神療法を行う際も同様に，患者のコミュニケーションのレベルがどこにあるのかに注目し，レベル合わせを試みることができればより不必要なトラブルを避け，関係構築を容易にすることができる．

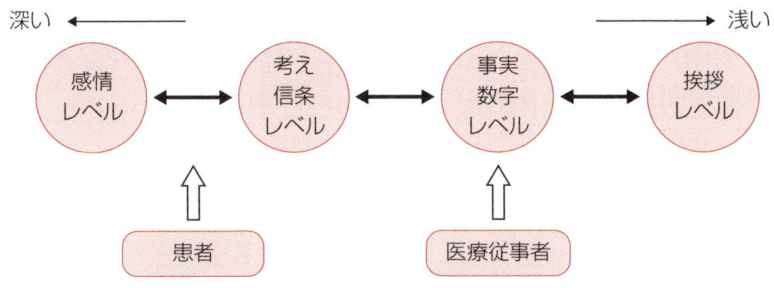

図 1-4　コミュニーケションの立ち位置

## ■ 原則3への対応①―レベルを合わせる

　医療現場では事実と数字レベルのコミュニケーションが重視される．医療従事者の多くは，患者の状態などを客観的な数値（体温度，脈拍数，薬の量など）で表現するように訓練される．専門家になることの条件として，専門的な知識や情報を事実と数値のレベルで理解すること，患者には理解のできない専門的な情報や検査結果（数値）を手にして，それらを読み解くこと，そして医療の現場で応用すること，さらにはそれらを患者に伝える能力が求められる．しかし，同時に事実と数字は，時に受け取る側にとっては痛い真実であるという現実にも向かい合わなければならない．結果的に，精神的に痛い真実をどれだけ相手が受け入れやすいように伝えられるかが重要な課題となる．外科手術の前に麻酔を行うように，直面化などの手法を用いて相手に痛い情報を渡す前には，何らかの麻酔的な役目を果たす工夫を凝らす必要がある．

　図1-4は医療従事者と患者のそれぞれのコミュニケーションの立ち位置を示したものである．医療従事者の職業的な立ち位置は客観的な事実，数字の世界にあり，その世界では客観的な事実や数字がお互いの標準語となっている．しかし，痛い真実を受け入れたくない患者の多くは主観的な考えや信条，さらには感情のレベルの世界に住み，主観的な事実を標準語にしていることが多い．この食い違いを打破するために，医療従事者側が一度患者のレベルに移動し，理解を示すという作業を先に行うことで，そ

の後の道筋がスムースに進みやすい．共感は相手と同じレベルに移行するための常套手段であるが，先に共感を示し（麻酔をかけ）てから痛い真実を示す（手術を行う）ほうが，相手にとっては受け入れやすい．

## ■ 原則3への対応②―関係作りのための提案

　医師が話を聞いてくれないという不満を患者から聞くことがある．しかし，3分間治療などと言われる現在，現実問題として，ゆっくりと患者の話を聞く時間はないというのが大方の見方である．そんな中でもし，医師が患者と向かい合うときに，生まれ育った中で身に付けた会話技術をそのまま用いているとしたら不都合が生じる可能性は高くなる．ここでは解決策として，「聞いていないことを暗示する言葉を少なくする方法」と「会話のリズムを変える方法」の2つを提案したい．

　基本的に，医療従事者にも普段の会話と異なる「仕事トーク」があると考えて良い．電車の車掌，店の売り子など，その職業に応じた話し方があり，ある意味でその話し方がその職業を同定するということに気付きたい．医師の仕事トークの工夫として，「聞いていない」を暗示する言葉を少なくすることは効果的である．言葉の中には，その言葉自身に相手の話を聞いていないことを暗示する言葉が存在する．

　「でも…」「しかし…」「そうじゃなくて…」といった「NO」の言葉は，自動的に相手の言っていることを否定しており，こうした言葉を多用すれば，相手の「聞いてもらっていない感」は増すことになる．しかし，逆に聞いてもらった感を増大させる言葉も存在する．「なるほど…」「つまり…」「と言うことは…ですね」などには言葉そのものに「聞いています」のメッセージが内在しており，聞き手の「聞いてもらった感」は増大する．

　続いて，会話のリズムを変える工夫がある．具体的に言うならば，自分からの発言を意識的に少し遅らせる方法である．われわれは，対立している相手に自分の意見を通したい場合には，相手の話が終わらないうちに話し始めたり，言葉をさえぎって話したりするが，そうされて「聞いてもらった」と感じる者は稀である．そればかりか，逆に怒りや緊張感が高ま

ることを知っている.

　つまり，返事を少し遅くすることで，会話に「間」または「溜め」が生じるが，実はその間に「穏やかさ」や「聞いてもらっている感」が潜んでいるのである．そして，そこに次の手を考えたりする相手を観察する時間的な余裕が生まれる．相手を観察するのはもちろん，その間が妙な沈黙にならないようにすることが重要である．黙っているときはうなずくようにすれば良い．「うなずき」には相手が聞いてもらった感を高める効果があるという研究結果が報告されている．うなずいたりしながら，少し溜めてから返答するようにすると，不思議と相手ばかりか自分も冷静に考えられるものである．実は溜めの効いた返答を心がけるだけで，患者との会話がこれまでよりもスムースに運ぶ可能性は大である．

## ステップ２:「どうされましたか?」
### ―患者の問題に気付く

　簡易精神療法における第2段階では，心理テストなどの査定のツールや質問(問診)を用いたり，観察をすることで，患者が抱えている問題を絞り込み診断を下したり見立てを行う．通常は，初回面談や初診時に情報の収集や査定が行われることが多い．しかし，毎回のセッションも「その後，いかがですか」と聞いたり，簡単な尺度(うつの尺度のK6など)を用いるなど，患者の状態を知ることから始めるのが一般的である．査定のツールも個人の経験から来る臨床的な勘(いわゆる，クリニカル・ジャッジメント)から標準化された質問紙，投映法心理テストまで様々である．

　心理テストなどを用いなくてもDSMやICDなどの診断基準に照らして判断する場合もある．欧米の場合，DSMやICDによる診断に合わせ，それぞれの障害に特化した査定ツールを用いて臨床像を明らかにすることが多い．たとえば，うつ病にはBDI-IIやHAM-D，PTSDにはCAPS，強迫性障害にはY-BOCSといった定番の組み合わせである．また，問題の発生原因の捉え方も多様である．精神分析的な精神療法のように無意識の世界を強調し，幼児期に形作られた関係性や問題解決法が様々な形で繰り返されていると考える学派もあれば，CBTのように幼児期に刷り込まれた基本的な考え方(中核信念)が問題の根源にあり，その考えを基本として自動的に発生する考え方(自動思考)が感情や行動に影響を与えるとする考え方もある．

　問題がどのように発生するかについて，治療者の側が治療をガイドするための地図を持っていることが重要である．CBTのように，その地図[ケース・フォーミュレーション(case formulation)]を患者と分かち合う場合もあるが，必ずしもそうするわけではない．治療者は問題がどのよう

に発生し，どのように悪化し，どのように維持されているのか，そして，どうすれば快方に向かうのかを治療の道筋として理解しておく．どのような地図に仕上げるかは，拠って立つ理論によって異なるが，簡潔で患者にもわかりやすくまとめておくほうが良い．重要なのは，それが無意識であれ自動思考であれ，患者側にしてみれば気付かずに出てくる何かであることには変わりはなく，背後にある何らかの理由で発生する症状であり，そのことで不適切な行動に及んだり，悩んだり，また不快感（不安など）を抱えて来院していることである．したがって，患者自身に自分では気付かない何らかのパターンに気付いてもらうステップが次に来る．

簡易精神療法を実施するためには，前項で扱った関係のスタイルと心の症状がどのように現れていて，それらがどのようにパターン化し，何が維持要素になっているのかを知っておきたい．前者は前項で論じたので，本項では後者，すなわち症状群のマップ化について述べたいと思う．ここでは，問題を全体的に捉える方法として「こころの仕組み図」（図1-5）を紹介したい．

## 1. こころの仕組み図

問題となる症状は複数の分野に跨って症状が現れることが多い．たとえばうつであれば，身体分野では睡眠問題，摂食問題などが，認知分野には悲観的なものの見方，自責感，興味の低下などが現れ，感情分野には悲しさ，空しさなど，行動分野では引きこもり行動などが現れ，関係分野では孤立傾向が強まる．悲嘆であれば，感情分野には重要な他者を失った悲しみや怒り，認知分野では失ったことを受け入れられないなどの一連の認知症状，行動分野では引きこもりがち，関係分野では孤立傾向が見えるなど，複数の分野にわたって症状が現れることになる．依存症の場合は，感情的または認知的な痛み（おそらく空しさ，悲しさ，怒り，自責の念などの不快感情や認知）を緩和するために，痛み止めとしてアルコールや薬物など即効力のある物質を使うという逃避行動に及ぶと考えられる．感情的

図 1-5　こころの仕組み図

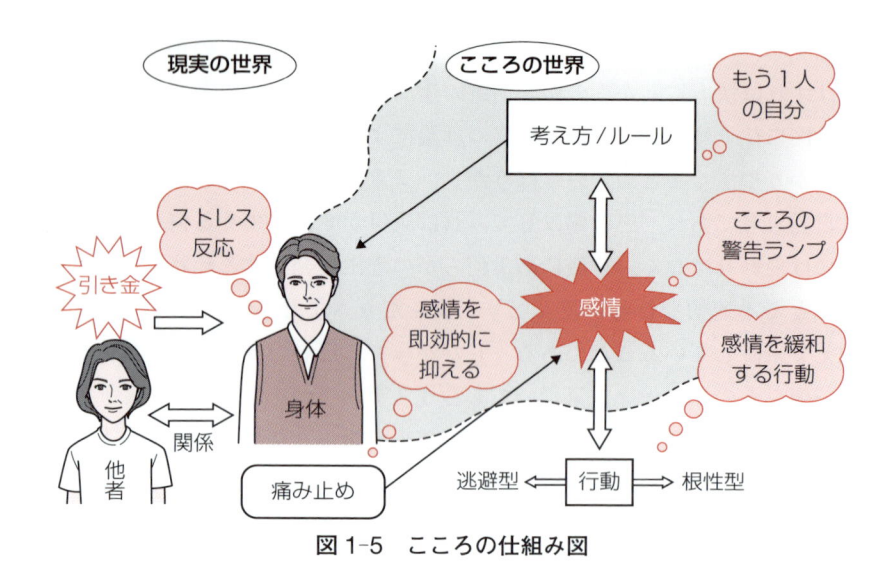

な痛みに対する対処法略を継続するうちにそれが習慣化し，薬物などの物質がないと心の痛みが緩和しなくなってしまう現象と考えられる．

　「こころの仕組み図」は，それぞれの分野がどのように関連するかを便宜上図式化したものである．筆者はこの症状マップを臨床現場で心理教育を実施するときなどに用いている．あくまでも臨床的な用途に使うために現象を図式化したもので，理論的な正確さを追求したものではない．しかし，あえて「こころの仕組み図」を理論的な枠組みに嵌め込むとすれば，生物-精神-社会モデル（bio-psycho-social model）であろう．これは，表面化している問題を異常か正常かという二者択一で解釈するモデルではなく，個人の問題の要因を脳の機能（生物）や内面（精神）だけに集約せず，社会的な面（人間関係や環境要素）もその視野に入れ，広い見地から問題を把握する問題理解のモデルである．ある意味での全人的アプローチと言うこともできる．介入も，極端に言うと従来の疾病モデル（disease model）のように医師が患者の身体を戦場に病気と戦うというよりも，患者を取り巻く関係や環境要素を片目で睨みながら問題を理解し，患者自身

との協働戦線で問題解決にあたることになる．

## 2. 現実と心

「こころの仕組み図」では，世界を現実と心の2つの世界に分けている．緩和ケアなどの現場では，現実と心以外の霊の世界（死後の世界，宗教的な世界）などを想定して患者と話す必要があるかもしれないが，一般的には2分割するだけで充分にその役割を果たす．現実はわれわれが普段，見たり，聞いたり，触ったりできる世界を意味し，心は見たり触れたりできない世界を指している．

患者の多くは現実から逸脱した考えや言動に及ぶことがある．中には心と現実が入れ替わったかのように，心の世界で起こっていることが，あたかも現実に起こっていると捉えて行動する場合もある．そして，現実から離れれば離れるほど正常（正に常であるの意味）な範囲から遠のき，異常（常と異なるの意味）と呼ばれることになる．患者の現実見当を測る理由はそこにある．

また，パーキンソン病患者のように運動能力が次第に蝕まれる場合，実際に動く部分，つまりその人にとっての現実の世界がある意味で次第に閉ざされていくことになる．生きているということは動くことであり，現実の世界が何らかの理由で動かなくなれば，その分，心の世界が動き出す．具体的には，不安が先立ってうつや幻覚妄想などを引き連れてやってくることになる．いずれにせよ，われわれが普通に生きていくためには，現実と心は一定のバランスを保っている必要があり，このバランスを元に戻すことが精神療法の役割の1つと考えられる．

「こころの仕組み図」の心は脳の構造をモデルとしたもので，深遠な無意識の世界ということではない．人間は大脳で考え，大脳辺縁系で感じ，小脳や脳幹で行動すると大まかに捉え，心の世界の中に，認知，感情，行動を配置した．通常，現実の世界で起こった何かが引き金となって（心の世界で発生することもあるが），情報が視覚や聴覚，身体感覚などを介し

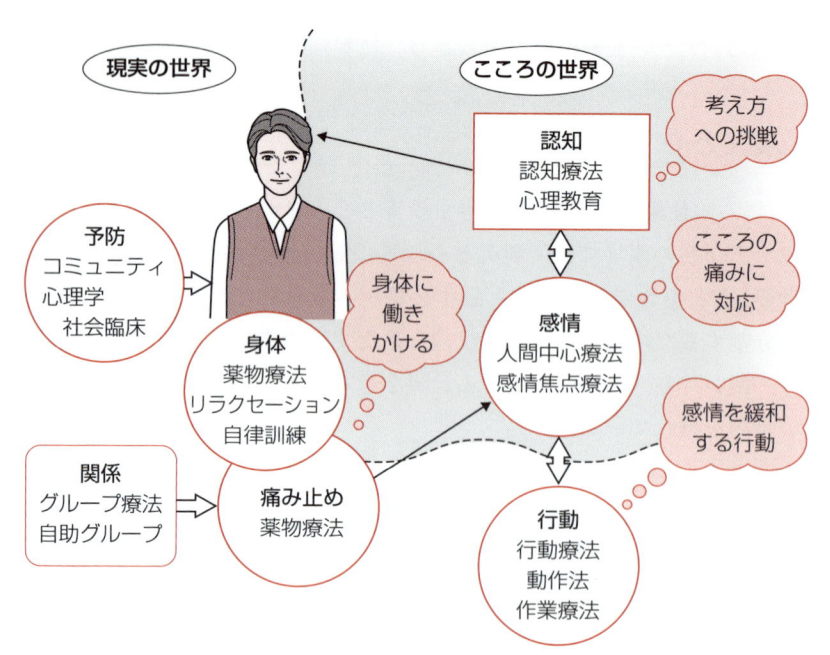

図 1-6　こころの分野と介入方法

　て脳に到達し，そこで解釈され，その結果に従って感情，行動，身体，さらには関係に反応が現れると考える．

　当然，解釈の仕方が極端に偏って非現実的なものならば，反応として出てくる症状はそれに似合って異常なものとなる．そこで，現実的でない考え方を修正すれば，異常な症状が緩和すると考えるのが認知療法である．また，行動を変えれば，自ずとその他の部分も影響されて変化すると考えるのが行動療法である．このように，精神療法は介入を「こころの仕組み図」のどの部分に介入するかの違いと捉えることもできる．図1-6は，様々な精神療法を「こころの仕組み図」にはめ込んだものである．

## 3. 身体

　身体分野に現れる問題には，睡眠問題，摂食問題，緊張，疲労，体力低下などが挙げられる．患者は「ドキドキする」「だるい」「疲れる」「眠れない」「食べられない」「食べすぎる」などと表現する．また，心の問題に引きずられて出現する「身体化」と呼ばれる身体症状もある．さらに，ストレスの問題は身体分野に含まれる．ストレス問題はストレス源とストレス反応のコンビネーションで捉えると理解しやすい．キャノン（Walter B. Cannon）は，ストレス源に対するストレス反応を闘争・逃走反応（fight-flight response）[12]と呼び，動物が何らかの危険に遭遇した場合に，瞬時に戦うか逃げるかのいずれかの行動を取れるように身体が自動的に体勢を整える現象に注目し，それに伴う身体反応について報告した．

　ストレス反応が関係すると思われているメンタルな問題の代表的なものとしてはパニック障害が挙げられる．パニック障害は不安障害の1つに数えられているが，もともとは自分を防衛するために働くべきストレス反応が何らかの理由で誤作動した結果，一連のパニック発作症状を引き起こすと考えられている．ストレス反応から来る動悸や息切れなどの不快症状が再び出現するのではないかと極度に恐れるあまり，その発作に関する場所や状況を避けるようになり，広場恐怖を伴うこともある．こうした恐れが，さらに発作を引き起こすという悪循環になったときにパニック障害と呼ばれるようになる．

　このように，メンタルな問題，特に不安系の問題は身体に症状が現れやすいと思われる．簡易精神療法を実施する際は，身体的な症状に対して，必要に応じて，特に不安系の問題には薬物療法や呼吸法などのリラクセーションスキルを併用することも考慮に入れると良い．

## 4. 考え方

　考え方，または認知の分野では妄想などの非現実的な考え方，完全主義

や思い込みなどの過剰な考え方が症状として挙げられる．物事に対する解釈がその後の反応に影響することは周知のところである．考え方は，感情，行動，さらには身体に影響を及ぼすことになる．

やや単純化されすぎた例ではあるが，町で知人とすれ違い，挨拶をしたのに無視された場合を考えてみよう．無視されたのは個人的に自分を嫌っているからだと考えれば何か悲しくなってくるが，たまたま気付かなかったと考えればさほどのダメージは起こらない．無視されたという現実は変わらないが，その現実をどう解釈するかによって，気分，つまり感情，行動，身体に現れる反応は変化するということである．

このように解釈の仕方がメンタルな問題の根底にあり，それを現実的なものに変えることで，諸反応を改善できると考えるのがCBTである．CBTは非現実的な認知を矯正するために，様々な認知に働きかける課題を用意している．精神力動療法などの精神分析的な精神療法では，幼少期に作られた重要な関係性から考え方が構築されてくると考えている．したがって，関係性への介入を行うことで，結果的に考え方を，それも根本から変えようとする．

認知の問題は，患者自身の自己申告によるもの以外に，患者が紡ぎ出す「物語」に耳を傾けることや，言葉の中に出てくる特徴的な言葉によって見い出すことができる．「いつも…」「絶対に…」「また…」「どうせ…」という言葉は，背後にあるパターン化された考え方を示唆している．また，「…ねばならない」「…べきである」「…べきでない」といったべき思考を臭わす言葉も，思い込みや凝り固まった完全主義などを浮き彫りにする表現である．さらに，「…ならば，…だ」「…なのだから，…に違いない」というような条件付け思考も要注意である．ステレオタイプやレッテルも背後にある非現実的な認知を明らかに示している．具体例を示すと，「男だから…べき」「女は…でなければ」「自分は負け組だから…」「負け犬の人生は…」などである．

## 5. 感情

　感情分野で対象となる症状は，悲しみ，不安，怒り，空しさなどの不快感情がほとんどで，嬉しいなどの快感情が問題になることはあまりない．逸脱した快感情が問題になることもあるが，それは躁状態や薬物依存などに関係していることが多い．精神療法を実施する際には，あえて認知と感情を分けて扱うことが多い．不快感情の主なものは，怒り，悲しみ，不安の3つで，これらがミックスされて色々な感情を作っていると考えられている．

　日本人の場合には，感情と考え（認知），また感情と身体感覚を一塊にして表現することが多いので，意識的に感情と考えを分離する必要がある．「気持ち」という言葉は感情と考えが混ざった表現であり，「気分」は感情と身体感覚が混ざった表現に近い．つまり，普段日本人は感情と考えについて曖昧に表現することに慣れているということになる．一方，英語圏の人間は，普段から感情と考えを分けることに対してさほどの抵抗がない．I think…（考え），I feel…（感情）と日常会話の中でも感情と考えを分けて表現しているからである．

　したがって，特に感情と考えを分けることが介入の柱となっているCBTを実施する場合には，とりわけ心理教育に重きを置いて，感情と考えの違いについて患者理解を深める必要がある．感情を言葉のない考えと捉える考え方もあるが，便宜上，文章になるものを考え，一言で言えるものを感情とする方法が一般的である．「こんなことでは駄目だ」「もうこれでおしまいだ」は考え，「寂しい」「悲しい」「ブルーな気分」「腹がたつ」は感情である．

　感情は人間にとって生きるためのアラームの役目をしている．適応のために自然に出てくる場合もあるが，出来事に対する解釈の結果として出現することもある．危ないと思えば恐れや不安が生じ，何かをやっても意味がないと考えれば空しくなるという具合である．そもそもアラームの役割は危険を知らせることであるため警告音はけたたましく鳴るベルのように

不快なもの（不快感情）でなければならない．さらに，危険の種類にしたがって音色が違わないと，危険の種類を知ることができない．火事を知らせるアラーム音と泥棒が入ったときのアラーム音は違わなければ適切に危険を回避できない．人間の場合も同様に，何かの問題や危険に遭遇したときに鳴り始めるアラームが不快感情であり，状況に応じて異なったアラーム音としての悲しみ，空しさ，怒りなどの感情を発することになる．

　たとえば，重要な他者を事故で亡くした場合，通常は大切な者を失ったことを知らせるアラーム感情，悲しみが鳴り始める．それに伴い食欲の低下などの見える症状も点滅し始める．ここで，大切な者を失っても悲しみが出て来ないとしたら，危機に際してアラームが鳴らないことを意味している．失った者が大切でなかったか，感情アラームが壊れているか，聞こえるアラームを意図的に無視しているか，または音が大きすぎて理解しきれないかのどれかである．

　また，不安は何か未知なことがあるときやコントロールできない何かがあるときに鳴るアラームである．それは「〜かもしれない」「〜に違いない」など将来を予想するときに反応として出てくる．恥ずかしさは，誰かに見られるとか評価されるといったときに出てくる．怒りは思い通りにならないときや他者が自分の領地に入って来るのを差し止めたいときなどに出てくる．その意味で怒りは自分を守ろうとする感情とも言える．診療現場で患者が怒っているとすると，自分の思うようにいかないことがあると捉えているか，もしかすると医療者が患者の領域に土足で踏み入ってしまったからかもしれない．自分を守ることができずに，されるがままに傷つけられる患者の多くは怒りを感じなくなってしまっているものである．ある意味での諦めの境地，セリグマン（Martin Seligman）の学習性無力感（learned helplessness）[13]を打開するには，自分を守るための健全な怒りを感じることが必要かもしれない．

　このように明らかにアラームが鳴るべき状態がある場合は，そのアラームを受け入れてどんな音かに耳を傾けるほうが得策である．しかし，何のきっかけもないのにアラームが鳴り続けるとしたら，過去の解決していな

い問題が放置されていると考えられる．つまり，慢性的にうつ感情を持っている，不安が抜けない，怒りが収まらずにいつもイライラしているなど，出来事への反応とは考え難い場合，二次感情を疑うこともできる．

　適応のために出現する感情を主感情や一次感情と呼ぶが，この二次感情は適応のために自然に備わった感情というよりも，学習した感情，または状況を否定的に，または非現実的に解釈した後に出てくる感情のことを指している．たとえば，大事な人を失った後に「もっと，大事にすべきだった」と考えて，悲しみよりも罪責感が出てくるという場合，悲しい気持ちは主感情であるが，罪責感は二次感情となる．主感情は適応のために必要な感情なので，そのまま受け入れ，二次感情はなぜ発生したかの経緯に注目するとその患者を苦しめる原因や思考のパターンが見えてくることが多い．

　快感情は不快感情ほど種類がない，というよりも，ある意味で1つだけである．不快感情が細かく色々な音で危険を知らせる役割を担っているのに対し，快感情の役割は少ない．快感情が知らせているのは危険ではない．快感情が知らせているのは，行動や関係に関することで，行動がうまくいけば達成感や喜びが増す．特に重要なのは，喜びはほとんど他人と一緒に味わうためにある点である．一般に快感情は反射する相手がいない孤立状態に陥るほどに減少する．したがって人は孤立すると快感情は減り，不快感情に変化していくことが多い．孤立していても快感情を生み出すには薬物を用いるしか方法はない．すなわち薬物などの依存症は，快感情を求めるあまりに薬物使用が習慣化した状態と考えることができる．**表1-2**は感情の意味をリストにしたものである．このように臨床現場では患者の感情を同定することで，患者の内面に何が起こっているかをおよそ把握することができるのである．

## 6. 行動

　行動分野に現れる症状は，周りや自分をコントロールしようとする行動

表 1-2 感情の意味

| 感情 | その背後にあるもの，感情の意味 |
|---|---|
| 悲しみ | 何か大切なものを失う（健康を失う，失恋，愛するものを亡くす，仕事を失う，評判を落とす，夢や目標を果たせない，など） |
| 空しい | 自分で選んでいない，意味を感じない |
| 不安 | 心配，未知のもの，何か悪いことが起きそう，コントロールできない |
| 恐怖 | 何か危険が迫っている |
| 怒り | 自分を守る感情：自分の領域が侵されている，自分が不当に扱われている，自分が利用されている |
| いらいら | こんなはずではない，現実が自分の希望と合致しない，いつも自分の領分を侵されている，いつも不当に扱われている |
| 恥ずかしい | 自分だけで秘めておきたいのに，他の人がそのことを知ったら面目がなくなる |
| 罪責感 | 自分が悪いことをした |
| 絶望 | いま抱えている問題が永遠に続き，好転しないと確信している |
| 孤独 | ひとりぼっちで愛情をもらえない，気にかけてもらえない |
| 驚き | 予想外のことが起こった |
| 喜び | 大切なものが手元にある |

（統制行動），じっと我慢する行動（我慢行動），そして，現実や苦しみを回避しようとする行動（逃避行動）の3種類に分けることができる．問題行動の多くは，怒りや不安などの不快感情を抑え込むために出現すると考えると理解しやすい．フロイトは不安を緩和するために行われる一連の行為を防衛機制と呼んだが，それらの行動を統制行動タイプ，我慢行動タイプ，逃避行動タイプの3種類にまとめると患者の行動の背後にあるメカニズムが見えやすくなる．

統制行動タイプは「頑張って」自分または周りを変えることで不快感情を鎮める方法で，結果的に不快感情を生み出す障害物を取り除くことを目的としている．自分を変える場合は，自分に高い目標を課し，それに向かって頑張って走り，周りを変える場合は周りを攻撃したり，何らかの方法を用いて外敵を撃退するという方法である．もちろん，許容範囲内で実行されれば，優れた問題解決法と見なされる場合もある．しかし行きすぎ

れば，統制するために周りへの暴力などに及んだり，自分自身への暴力などに発展することもある．

　我慢行動タイプは「我慢して」その場にとどまっていることで不快感情を鎮めようとする．忍耐力が鍛えられることになるが，もし周りが自分を助けるべきだと考えた場合には，助けに来ない周りに対して怒りを持つことになる．このタイプに特徴的な感情として怒りを挙げることができる．

　逃避行動タイプは「逃げる」ことで不快感情を鎮めるタイプで，主に現実や責任など精神的な痛みの原因となるものを回避する方法を用いるが，自分自身からの回避として，失感情症（alexithymia）のように感情のスイッチを切って感じなくしたり，薬物やアルコール使用による不快感情からの回避（痛み止め）を行うこともある．

　誰もがどれかを，または3種全ての行動を用いて問題対処を行っているものだが，問題となるのはそれらの行動が対処機能を超えた場合で，統制行動が暴力や自傷に，逃避行動が引きこもりや自殺に発展したり，不必要な我慢行動が何らかの害を及ぼして生活機能を低下させるときである．また，逃避行動には薬物依存など物質を用いた現実逃避もそこに含まれる．「こころの仕組み図」では，「痛み止め」として瞬時に，または簡単に不快感情を鎮めてくれる物質（アルコール，薬物など）や行動（ギャンブル，逸脱した性行動など）を選ぶことにあたる．当然，その方法を使用しているうちに耐性が生まれ，さらに刺激の強い痛み止めを必要とするようになり，結果的に依存症を生み出すと考えることができる．

　行動療法では，行動を変える結果，考え方は変化するとされる．確かに，認知や感情に比べ，行動は変化させやすい．気分が乗らない，やりたくないという状況でも，無理に行動を起こすことは可能だが，その反対が極めて難しいことは，われわれは実生活の中で体験して知っている．嫌でも会社に行くことはできるが，会社が好きになるのを待っていては，なかなか会社へ行ける日はやって来ない．まず，行動を起こすことの効力はそれなりに証明されていると言える．

## 7. 関係

　関係も「こころの仕組み図」に含まれている．前項で，患者の関係スタイルについて述べたが，関係スタイルはわれわれのメンタルな健康と密接に関係している．孤立すればうつになりやすいし，怒りや不安も関係の中で起こりやすい．つながれない人々は孤立しやすいので，うつ傾向が強まる．適切な自他境界線を保てなければ，人間関係のトラブルは避けて通れない．他人の領地に無断で踏みこんでしまったり，自分の領地に踏み込まれたりという事件が起こる度に，恐れたり怒ったりすることになる．また，相手に脅威を感じて萎縮したり，攻撃したりといった関係性の中で起こることに対する対処法が引き金となって感情的反応や行動，さらには身体的な反応が起こることがある．このように，精神療法を扱う問題には関係が引き金となって発生するものが非常に多いと言える．

　関係における問題解決も前述の3つの問題解決法と重ね合わせて考えると，相手または自分をコントロールしようとする統制型，相手任せにして何もせずにいる我慢型，相手から逃げるか他のことで関係問題を紛らわす逃避型の3種類を想定できる．このように，関係が引き金になってその関係についての解釈が発生し，その解釈に沿って感情が生まれ，そのアラーム感情を鎮めるために問題解決法を選択すると考えれば，一連の問題発生の仕組みを想定することができる．

　以上に示したように，「こころの仕組み図」の各分野に症状を落とし込むことによって，問題を統合的に見ることとともに，どこから介入するかについての戦略を練ることができるのである．

## ステップ３：患者に問題を気付かせる

### 1. 心理教育

　簡易精神療法の次の段階は，「どうされましたか？」の査定の段階で浮き彫りになった，問題発生の仕組みやその問題を維持させている要因に気付いてもらうこと（告知）である．前述のように，無意識も自動思考も平たく言ってしまえば，患者が普段気付かない発想の仕組みを意味している．どの精神療法も，方法は異なっても患者が気付かないことを気付かせるという行為は同じである．精神分析では自由に頭に思い浮かぶことを話してもらい，それに解釈を加えることで患者側に気付き（洞察）をもたらす．ゲシュタルト療法やフォーカシングでは，今ここで起こっていることや身体感覚などに目を向けさせることでその背後にある問題に気付いてもらう．CBTでは，心の仕組みを教えたり，自動的に思い浮かぶ考えを掴まえる方法を用いて，その背後にある基本的な考え方やパターンに気付いてもらおうとする．このように方法は様々に異なるが，要は気付かないことに気付かせる作業を行っていることには変わりがない．

　簡易精神療法を実施する際には，患者に問題発生の仕組みや問題解決の方法に気付いてもらうために，心理教育と質問の２つの方法を用いることを勧めたい．時間的な制約の中で行うにはこれが一番理に適った方法だと思われる．

　心理教育は，心理的な真実や事実を患者に学習してもらうという手法である．一般的な公式を先に渡し，その公式を自分に当てはめてもらうことで問題発生の仕組みを理解してもらい，そこから自ら問題解決法を導き出してもらう手法だと言える．これはCBTに代表される介入方式で，認知

行動モデルという心の仕組みを示した公式を先に渡し，患者と一緒にその公式に患者の問題を当てはめることで，患者が世界で唯一の問題だと感じている自分の問題を一般化し，解決策のリストから対処法を共に探っていくというアプローチである．

　公式を先に渡す利点は，患者の抱える精神的な問題は唯一無二な問題ではないと考えるので，カタログの中から品目を選んでいくように，一般化する時間を短縮できることにある．同様に解決策も型にはまっており，それが患者本人に合うかどうかを実験したり，面談以外の普段の時間を用いて宿題という形で練習してもらえる点が挙げられる．つまり，面談以外の時間を効果的に使う方法と考えても良い．一方，問題を独特でユニークなものと捉え，その人独自の公式を見つけ出す方式を採用しようとすると，それに応じた時間と労力が必要になるので，簡易精神療法には向かないと言える．

　心理教育で扱う題材はおよそ次の4つである．①前項で示した「こころの仕組み図」(図1-5, → p40)のように，人の心がどのような仕組みになっているのか，②問題がどのように発生するのか，③問題解決をどのように行うのか，④再発防止をするにはどうするのかである．最後の再発予防は当然，精神療法が終結に向かう段階で示されるものなので，介入を始めた当初の段階で患者に渡す公式は初めの3つとなる．

　一切，心理教育を行わない精神療法もあるが，その場合は患者本人が仕組みに気付くのをただひたすらに待つことになる．答えは治療者の中にあり，ヒントを出しながらそこに行き着くのを待つことになる．一方で，CBTのように，答えを治療者と患者が先に共有し，実験しながらそれを確かめる方法では，心理教育が介入にとって中心的な役割を果たすことになる．公式の内容については理論的な背景によって異なるが，心理教育を行って患者に先に公式を渡すのであれば，簡単で明解な仕組み図を提供したほうが良い．したがってCBTでは，少しでも患者の理解を助けることができるようにプリントを用意するなどの工夫をする．CBTの場合，心理教育で失敗した段階で，その介入は中途半端なものになると言っても過

言ではない．

　公式を渡す方法（心理教育）には，講義形式，プリントやワークシートなどを渡し一緒に学習する，質問などを繰り返して本人に考えてもらうことを通して行うなど様々である．一方的な講義形式は患者にとっては楽かもしれないが，学習効果はあまり望めない．また，教授法が一方的になりすぎた場合には，拒絶されてしまうこともある．したがって，相手を巻き込む形で心理教育をするほうが効果的である．患者に質問をしながら問題を見つけ，その問題を例として取り上げ公式に当てはめて考えてもらうなど，工夫しながら問題解決の糸口に辿りつく協働的な心理教育が理想的である．そのためには相手に考えさせられるような質問ができるように訓練しておく必要がある．

## 2. 質問法

　質問には2つの種類がある．閉ざされた質問（クローズド・クエッション）と開かれた質問（オープン・クエッション）である．閉ざされた質問とは，質問に対して一言で答えられる質問方法であり，開かれた質問とは，質問に対して一言で答えることができない質問方法である．閉ざされた質問の例は「今日は電車で来ましたか？」などで，答えは「はい」か「いいえ」になる．「今日は何でここに来ましたか？」と問えば，「電車です」であったり，「相談があったので」と答えにややバリエーションが出るが，いずれにしても，一言で答えが完結してしまう質問となる．一方，開かれた質問は，一言で答えられない質問になる．「今日はどういう理由で来られたのですか？」と問えば，「実は…」と説明が始まることになる．この種の質問は情報収集や話者に考えさせることを目的とする場合には適しており，「なぜ」「どのように」などの疑問詞を用いた質問が多い．

　開かれた質問の面白いところは，答えを予測できないことが多い点である．これは新しい情報を取り出すには最適な方法である．もちろん閉ざされた質問が精神療法に使えないということはなく，相手が話さないとか，

表1-3 ソクラテス式質問の例

| | ソクラテス式質問 |
|---|---|
| **発言** 会社に行く気がしない．頭ではわかってるんですが，何か燃えるような気持ちが湧いて来ないので，会社に行く意味がないと思うんですよ．<br>**感情** 滅入る　失望　空しい<br>**思考** 会社に行くときは燃えるような気持ちでなければならない | 燃える気持ちで会社に行けないのは悔しいですね．燃える気持ちがあるかないか具体的にはどのようにわかるのでしょうか．幾つかリストしてみてくださいますか？ |
| **発言** 私がこうなったのは母親のせいなんです．全て親のせいです．責任を取ってもらわないと割が合わないです．私が生んでと頼んだわけでもないし．<br>**感情** 怒り　失望<br>**思考** 自分はもっと良く扱われるべきだ，自分のせいではない | 自分で選んでないのにと思うと頭にきますね．親が責任を取るとすると具体的にはどんなことをすれば良いのか教えてくださいますか？ |
| **発言** また試験に落ちました．これで3度目で，人間失格ですよね．受かっている人もいるのだし，受からないなら生きている意味もないですね．<br>**感情** 悲しい　失望　恥ずかしい<br>**思考** 自分は駄目だ，生きる資格がない | 試験に落ちてしまってがっかりですね．3度もということだと確かにへこみますね．生きる意味がないということですが，試験に受かる以外に生きる意味を感じることはないでしょうか？ |

　話し難い内容を扱っているときなどは，治療者から選択肢を用意して，うなずいてもらったり，紙に書いてもらったりする方法で答えを引き出すことができる．さらに，数値化してもらうなど聞き方を工夫すれば，貴重な情報を得ることができる．たとえば，「今の不安な気持ちを数字で表すと，100のうちいくつぐらいでしょうか？」「80です」という具合である．

　精神療法を実施する際にはこれら2つの他に，その中間的な質問方法を習得しておくことが望ましい．ソクラテス式質問とか，ガイデッド・ディスカバリーと呼ばれるCBTで頻繁に用いられる質問形式である．その真偽のほどは明らかではないが，ソクラテスが答えを知りながらも質問を重ねることで相手を真実に導いたことをモデルに，患者が質問に答えることで，自ら重要な事柄に気付くように質問していく一連の質問技法である．

日本の文化では，禅問答を似たものとして挙げることができる．臨済宗の僧が，求道者が悟りに行き着くように質問や課題を用いてガイドする手法である．ガイデッド・ディスカバリーのガイデッド(guided)とは導くことを，ディスカバリー(discovery)は何かを発見することを意味している．なお，これは誘導尋問ではない．誘導尋問はある答えを導き出すために質問をすることを指すが，ソクラテス式質問には定まった答えがあるわけではない．たとえば，「こういう場合，あなたはこれまでどうして来たのか，具体的に話してくれませんか？」といった質問である．

　よく用いられる質問法は，具体的に説明してもらう(今の部分をもう少し私のわかるように説明していただけませんか？)，何かと比べてみる(以前と比べてどこがどのように違うのでしょうか？)，そのときに感じたこと，考えたことを聞いてみる(そのとき，どんなことが頭に浮かんだのですか？)などである．こうした質問を通して，本人が自分を苦しめているパターンや自分では気付かない考え方の癖などに気付くように導く．**表1-3**はソクラテス式質問の例をまとめたものである．

# ステップ4：介入作業を実施する

　精神療法を実施するからには，何らかの解決法に行き着きたいものである．第4ステップは，目標を立て介入法を計画し，そしてそれを実行に移す段階である．目標設定はなるべく具体的に見える形にするほうが実現の可能性が高くなる．介入法は様々で，拠って立つ理論によって介入手法は異なる．ここでは簡易精神療法を実施するための問題理解と目標設定，さらに精神療法のアプローチの違いと具体的な介入方法について説明したい．

## 1. 問題の見方――条理問題と不条理問題

　われわれの出会う問題はおおまかに，道理に適った「条理問題」とそうではない「不条理問題」の2種に分けることができる．図1-7の問題チャートは問題の種類と問題解決法を示したものである．まず，条理問題は当然の結果であり，誰もが予想可能な問題である．たとえば試験前に充分な準備をしないで受験し及第点を取ることができないというような，起こることが予測できる問題で，やるべきことをやらない，またはやるべきでないことをやってしまうことが原因で発生する．一般に責任問題と呼ばれる問題である．一方，不条理問題とは，他人の自由意思によって引き起こされる問題や自然災害や事故など，自らが引き起こしたとは言い難い問題である．たとえば生まれつき精神的な疾患を抱えている，予想のつかない事故や事件に巻き込まれる，災害の犠牲となるなどで，自分の意思とは関係なく訪れる問題である．

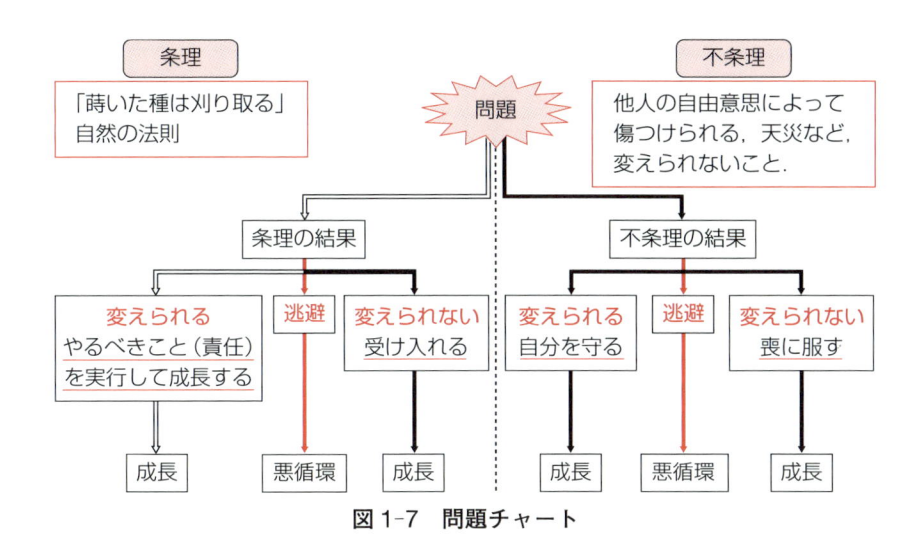

ステップ4：介入作業を実施する　57

```
         条理                    問題                    不条理
 「蒔いた種は刈り取る」                            他人の自由意思によって
 自然の法則                                       傷つけられる，天災など，
                                                 変えられないこと．

        条理の結果                              不条理の結果

  変えられる   逃避  変えられない      変えられる   逃避  変えられない
  やるべきこと(責任)    受け入れる      自分を守る           喪に服す
  を実行して成長する

    成長    悪循環   成長           成長    悪循環    成長
```

図1-7　問題チャート

## 2. 問題の見方—結果を変えられる問題と変えられない問題

　条理問題も不条理問題も，結果を変えられるか変えられないかで二分することができる．結果を変えられる条理問題は，やるべきことを行う，またはやるべきでないことを止めることで，問題を解決または好転させることができる場合である．先述の試験の問題であれば，充分に準備をすることで次の結果を望ましい形にできる．つまり，これまでと違う行動をすることで問題の解決を試みるのである．

　しかし，条理問題にも結果を変えられない問題が存在する．たとえば，最後のチャンスである試験に失敗したなどである．また，事故で他人の命を奪ってしまったなどもそれに相当する．努力をしても結果を変えることはできない．こうした場合は，結果を受け入れるしかない．俗に言う「諦め」である．諦めは，認知を変える作業である．

　不条理問題も同様に，結果を変えることのできる場合とそうでない場合がある．精神的な障害の中には薬物療法で症状を抑えることができるものもある．また，他人からの暴力などに対しては，「NO」を表明したり，断

固たる防衛策を講じることで結果を変えることができる場合がある．つまり，これまでと異なる行動をすることが求められる．また，変えられない問題として，災害で大切にしていた家や家族を失ったり，事故で体の一部を失ったり，どうしても良くならない病気を患っている場合は，その事実を悲しんで受け入れることになる．これを悲嘆や喪に服す作業と言うことができる．喪に服す作業は認知的な作業で，認知を変えることで達成される．

いずれの問題の場合も，これら2種類の問題解決法の他に，第3の解決策として逃避が選択されることもある．現実に向かい合わないことで一時的に問題から逃れたように思うが，根本的な解決には至らない．当然，問題はそのまま放置されることになり，事あるごとに頭をもたげて患者を苦しめ，患者は慢性的な悪循環に悩まされることになる．

## 3. 目標設定

簡易精神療法の場合は，なるべく患者との協働作業で目標や介入方法に行き着きたい．上記のように，目標は行動を変えるか認知を変えるかのどちらかになる．そして，協働作業を通して自ら納得して設定した目標のほうが患者にとって実現しやすいことは明らかで，動機づけもしやすい．さらに，目標はなるべく数値化するなど具体的で実行しやすいほうが良い．気分が良くなるとか，真人間になる，根性を入れ替えるといった曖昧な目標は簡易精神療法には適していない．したがって，気分が良くなると具体的に行動にはどのような変化がみられるのか，それまで○回できたことが何回できるようになるのかなど，目標を達成したことが見える形に設定する．真人間が持ち合わせる具体的な行動とはどのようなものか，根性を入れ替えたときには何がどのように変わるのかと，数値にして表せるのであれば数値化したい．

また，気分のように主観的なものについてはSUDs（主観的不快指数）と呼ばれる数値化技法を使う．まず，現時点の不快感情の大きさをSUDsで

表してもらい，その数値が幾つになるかを目標として設定する．たとえば「現在のうつの気分を数字で表して下さい．1から10で一番酷い状態を10とすると今はどのくらいでしょうか？」と問い，さらに目標としてその数値が幾つに下がることを望んでいるかを決定してもらう．その際には加えて，時間的な枠組みもほしいところである．どれくらいの期間に何がどのように変わると問題が改善されたと言えるのかを検討し，患者と一緒に目標設定の作業を実施する．

このように時間枠と数字を用いれば，定期的に自己申告してもらう数字を並べることで，問題解決の推移が見えてくることになる．簡易精神療法では，このように具体的な，そして患者も治療者も推移が見える目標設定が望ましい．

## 4. 精神療法における介入法の相違点と共通点

代表的な介入モデルの違いを比喩を用いて大まかに説明したい．患者が悩みを抱え苦しんでいる状態を，ある人が暗いトンネルに迷い込んでしまった状態と考えることにする．

まず，精神分析的な療法では，その問題が何処から始まったのか，トンネルの入口を見極めようとする．言い換えれば，一体どこからそのトンネルに迷い込んだのかを特定する．この種の療法では，人間の心の問題は幼少の頃にその根本ができあがり，無意識のうちにそれが繰り返されると考える．転移と言われる現象を例に挙げると，患者は幼少の時にできあがった重要な他者との関係を後にも繰り返すと考える．現時点でも，他の人々に対して母親や父親との間にできあがった特別な関係を投映し，人間関係のあり方や考え方，また行動にもその影響が現れるとする．反復強迫と呼ばれる現象も同様で，幼児期に受けたトラウマ体験を，意識することなしに行動で反復することを指している．

このように，同じ入口から繰り返しトンネルに迷い込むことから解放するために，その入口を同定しようとするのが精神分析的な手法である．し

たがって，過去の体験や過去の重要な人間関係が鍵となると考える．人間の人生は一人ひとり独特なので，その人には特有のトンネルの入口があると考え，その入口探しの旅は患者本人のペースで進むことになり，結果的に探索の旅は長期間に及ぶことになる．

人間中心療法やゲシュタルト療法では，トンネルに迷い込んだ場合，闇の中で喘ぐ患者に，そこが何処かを探らせる．その場所はどんな感触か，何かに触れたときの感覚はどうか，何か気付いたことはないかなどの気付きの作業を行っていく．そうした作業の過程で患者は自分がどこに迷い込んだのかに気付き，自分からそのトンネルの出口を探し当てると考える．人間中心療法では共感や受容を強調し，それらによって患者が自分の姿を発見するとともに，それらのツールを用いて出口に行き着くと考える．ゲシュタルト療法も同様に，色々な技法を用いて気付きを高めるようにする．こうした療法は患者に内在する治癒力を信じ，受け入れられたり，気付いたりといった作業を行うことで，自力でトンネルから這い出す力を発揮させる．

CBTでは，問題のトンネルに人が迷い込んだ場合，患者と援助者が協働してトンネルの出口を探すことを考える．入口については一様に認知の問題であるとし，入口探しよりも，現在における問題の解決法，つまりトンネルの出口探しに力を注ぐ．問題解決法には認知を変える方法と行動を変える方法の2種類がある．現実に困難を抱えている場合にはその問題を解決するために行動を変え，現実的な困難がない場合には現実を受け入れるなどのため考え方を変える．極端な例だが，会社が倒産し多額の負債を抱え込んで気分が落ち込んでいる場合，問題は現実に存在している．落ち込んだ気分はアラームとして機能しており，正常範囲を超えない限り当然の反応といえる．この場合には行動を変える方法をとる，つまり問題解決法を探すことになる．しかし，その兆しがないにもかかわらず，会社が倒産するのではないかと夜も眠れずに悩んでいたとすると，考え方のほうを変えることになる．現実を受け入れる作業や倒産の確率を確かめたりすることで，非現実的で機能しない認知に挑戦していくことになる．

それぞれの精神療法にはこのようにアプローチの違いが見られるが，一方で共通点も存在している．それは，既に述べてきたように，どの精神療法も患者との関係作りの重要性を説いていることである．また，患者自身が問題に気付くことの重要性も挙げられる．患者には主訴があり，何らかの症状に気付いていることは確かである．しかし，多くの場合，その問題が繰り返しまたは継続的に起こる原因や悪循環を引き起こしている継続因子については気付かない．無意識に，あるいは自動的に出現する考え方や行動，さらには悪循環やパターンといったものが様々な問題を継続，維持させていることに患者が気付くことで，精神療法はその効力を発揮する．

　この気付き方のポイントとして，外在化（外面化）と内在化（内面化）について触れておきたい．患者が自分の問題に気付き，その問題を外に持ってくることを外在化（externalization），逆に外のものを内側に取り込むことを内在化（internalization）と呼ぶ．CBT など比較的短期間で実施する精神療法は外在化の傾向が強い．つまり，患者の憂うつな気分を自己申告してもらい数値化する，また憂うつな気分に名前を付けて呼ぶなど，自分の内部にあるものを客観的に見ることができる方向に持っていく．逆に精神力動療法などは，内在化による支援を得意とする．臨床家との面接を繰り返す中で，その臨床家の存在を安全で良い人物として内側に取り込み，持って歩けるようにしてもらう．そして，患者は何か危機状態になったときなどに，内面に取り込んだそのポジティブな存在によって導かれたり，癒されたりするという方法である．

　簡易精神療法の場合は，おそらく前者（外在化）の手法が適していると考えられる．したがって，毎回憂うつな気分などについて数値化して報告してもらい，名称を付けて一緒に戦うというような協働体制作りは有効であろう．しかし，関係作りの達人ともなれば，患者の問題を外在化すると同時に，自らを患者の内面に取り込んでもらうことができるということも付け加えておきたい．外在化が逃避の手段となってしまうこともあり，その場合は結果的に介入作業をしても問題や症状が改善しないことになる．

　こうした論議は，精神療法について深く研究し，実践している読者に

とっては単純化しすぎる議論に写るかもしれないが，あえて患者側の視点で単純に捉えることで，精神分析的な精神療法と，一見その対極にあるようなCBTが線で結べるかもしれないと筆者は考えている．

　精神分析的な精神療法や精神力動療法にはその深い歴史と洞察に裏づけられた人間理解と介入方法があり，近年注目されているCBTには実証的に測定された取組みの方法と人間理解がある．そうした見方の違いは人間を異なった方向から眺めた結果であると解釈するならば，より正確に人間を捉えるためにお互いに補い合える関係にあり，敵対するものではないと考えられる．現に，近年のCBTによる性格障害への介入法〔ヤング（Jeffrey Young）のスキーマ療法[14]やリネハン（Marsha M. Linehan）の弁証法的行動療法[15]など〕を見ると，従来の認知療法に比べ，関係性や感情面に焦点が当てられ，より精神力動的なアプローチ寄りに変化しつつあるように見える．精神力動的な療法が培ったアイデアをCBTの方法論でまとめ上げたという見方もできるかもしれない〔例：サフラン（Safran）[16]〕．性格障害の発生原因について専門家の多くは，その人物の幼少期の重要な他者との関係や育ちの中で身に付けた，基本的な考え方や態度などにあるとする見方を持っている．現在からスタートし，少しずつ性格障害などのより深刻な過去に原因を持つ問題に目を向け始めたCBTが，人生の初期から現在の問題を眺めるという反対側からのアプローチをしてきた精神分析や精神力動療法と，性格障害のあたりで出会ったという構図なのではないだろうか．このように同じ線上に異なった精神療法の介入モデルを配置してみると，問題の原因が人生の初期にあればあるほど精神力動的にアプローチし，原因が成人期になってからと考えられる場合はCBT的にアプローチするというように一本の線上にいろいろなアプローチを乗せて考えることができるのではないだろうか．

　患者の問題が性格障害，発達障害などであれば，発症の原因を幼児期にあると目論見，その時期に人間は感情が未分化であったり，関係構築のスキルを習得する時期にあったりするとして，感情と関係性に強調点を置くような精神力動療法的な介入法を，そしてこれが成人期になると，一般に

人は充分に認知や様々なスキル（行動）が発達していると考えて，神経症レベルの問題に対しては認知と行動を強調する CBT 的な介入法を用いるようにすることができる．

　精神力動療法は2人心理学，または関係心理学であると言える．関係スキルや基本的な考え方は誰か重要な他者との関係を通してできあがったと考え，成長してもその関係を持って生活しているため，類似する状況に直面すると無意識に過去と同様の反応をしたり，相手から同じ反応を引き出したりしてしまうと考える．言い換えると，幼少期に体験した関係をそのまま内側に取り込んで生きていると言える．つまり，日常生活の中でもう一人の自分との会話が生活を大きく左右することになる．もう一人の自分が横暴な暴君であれば，完璧を要求し，些細のことをあげつらって攻撃してくる．この厳しいもう一人はスーパーエゴと重なる部分で，その部分に戦いを挑んで自分の選択や自分の決意をしていけるように，自我を強化することが大人になるためには必要である．

　CBT はどちらかというと1人心理学で，関係性という視点よりも自分がどのように考えるかという面を強調している．確立した自我を持つ人物であれば，自分との対決という形で精神療法を進めることができる．CBT は自分と客観的に向かい合う方法として非常に優れており，簡易精神療法を行う場合にはその手法は非常に有用である．しかし，自我が確立できていない患者と対面する場合には，通常の CBT に2人心理学のアイデアを盛り込む必要が生じるかもしれない．「認知の歪み」という言葉に表されるように認知再構成はある意味で完璧主義やルールに裏付けられたスーパーエゴとの対決と考えることができる．自我をきちんと持った人物であれば，対決の相手は自分の考え方となるが，もし自我を確立していない人物であれば，その厳しい考えの裏に誰か（もう一人の自分）がいることになる．つまり，認知再構成を実施する際には，それは誰の声なのか，誰の要求なのかを明らかにする作業を含めると良い．また，行動活性化を問題解決法を含めた生活機能の向上と捉え，自我を強める働きをしていると考えれば，自我を持たない難しい患者には，まず行動的な介入を行い自

我を強めた上で，スーパーエゴへの対決，認知再構成に進むほうが理にかなっているのではないだろうか．

## 5. 問題への介入

このステップ4で述べてきたように，患者の抱える問題は将来的に結果を変えられる問題と結果を変えられない問題の2種類に大別することができる．そして，われわれの問題のほとんどは，行動を変えるか考え方（認知）を変えるかのどちらか，または両方を実施することで解決に導くことができる．したがって簡易精神療法を実施する場合，行動を変える方法と認知を変える方法を知っておく必要がある．しかし，一般にいきなり行動を変えたり，認知を変えることは難しい．なぜならば，認知変容であれ，行動変容であれ，それらは感情の変化を伴うので，まずその感情（アラーム）を見つけて消音することが必要だからである．前述のように感情はアラームの役目をしており，問題のあり処や問題の質などを示している．けたたましく鳴るアラームの下で，ゆっくりと作戦を練ったり，先々のことを考えたりすることは難しい．初めにアラーム音を下げることを実施すると，その後の介入がしやすくなる．

アラームの消音の常套手段は共感である．患者との関係作りの項（→ p30）でも触れたが，患者が体験している不快感情（アラーム）を見つけ，それがこちら側にも聴こえていることを患者自身に知らせることで，患者は自分が支持されていると感じるものである．患者のアラームが大きく，診療のステップが進められないときには，支持的な介入を行ってから次のステップに進むようにする．それは，15分の診療であっても同様である．まずは支持的に関わってから，実作業に移るようにするほうが障害が少ない．

また，診療現場で話すときには従来からの考え方や行動を「変える」と患者に提案するよりも，全く新しい考えや行動を身に付けることを提案するほうが受け入れてもらいやすい．変えなければならないと思うと反発し

たくなるものであり，とりあえず既存の考え方や行動はそのままで，新しい考えや行動を習うと考えたほうが抵抗は少ない．新しい考えや行動が習慣化しメインの考え方や行動になったときには，必然的にそれに合わない従来からの考えや行動が淘汰されて消滅していく可能性が高く，結果的に考えや行動が変化したことになるという仕掛けである．

### ■ 支持的か指示的か

　認知を変えるにしても，行動を変えるにしても，患者が介入への一歩を踏み出すのをどのように援助するかについて，2つの方法が考えられる．1つは支持的な方法で，もう一方は指示的な方法である．いずれにせよ簡易精神療法の介入では指示を与えるというよりも，着地点に導くナビゲーションというニュアンスのほうがしっくり来る．

　支持的な介入はサポーティブな援助法，指示的な介入は方向性を与えるディレクティブな援助法である．サポーティブとは具体的には，相手の「人間」の部分に焦点を当てる．つまり，悲しんでいる人，苦しんでいる人という人間に焦点を当て，相手が持ち切れない部分，特に感情部分を支えることをその目的とする．必然的に患者が依存的になる可能性は高まるが，問題を解決することよりも患者自身が守られ，機能することを主目的としている．

　一方で，ディレクティブとは問題に焦点を当てる方法で，極端な場合には相手が何を感じていようが，問題解決に向け突進することになる．生命の危機があるときなどは，実際に指示を与えなければ問題解決が実現しないこともある．ディレクティブの最たるものは命令，説教などである．弊害は患者が援助を拒否するおそれがあることで，深く人間的な関わりを持たない分，楽だとも言えるが，一方で患者が去っていく可能性も大きい．

　簡易精神療法では，その目的を患者をサポートするところに持ってくるか，それともその患者が持っている問題の解決に持っていくかによって，精神療法の内容を選択していくことになる．先にも述べたように，具体的で数値化された目標を持つ場合は問題焦点型のディレクティブな内容にな

ることが多く，支持的に始めたとしても，どこかの時点で問題焦点型に移行していかなければならない．最初から最後まで支持的に関わることもできるが，それでは問題解決を見ないこともある．しかし，問題解決を急ぐばかりに支持的な側面を忘れてしまうと，患者が去っていくということも起こりうる．

したがって，まず支持的に事を始め，患者が「ON」の状態になってから，あるいは「ON」になるよう働きかけてから，おもむろに質問をしながらディレクティブに持っていくという方法がいちばん適当である．

### ■ 認知を変える・新しい考え方を取り入れる

考え方を変えるためには，筆記などの手法を用いて自分の考え方が客観的に見える形にした後で，より現実的な考え方と対比させてそのギャップに気付かせるという方法を用いることが多い．このとき，CBT の認知再構成の手法を応用することができる．まず，自分の考え方のパターンを探ってもらい，そこに見える考え方の悪循環を筆記用紙などに記述する．宿題としてそれを実施すれば，セルフモニタリングと呼ばれる方法である．このように自分の問題を外在化して，医師と一緒にそこにあるパターンを探り，明らかにしていく．次に，そのパターンを作っていると思われる思い込みや非現実的な考え方を取り上げ，その考え方に挑戦していくことになる．

既にそのためのエクササイズが何百と紹介されているので，CBT やゲシュタルト療法のテキストを参考にすると良い．たとえば誰か他の人の立場と入れ替わったとしたら（もし自分がカウンセラーだったらなど），問題で悩む自分にどのように話すかと問いかけたり，その考え方で行き着くと思われる最悪のシナリオと最善のシナリオを作ってもらい，現実的なシナリオを作成する方法，その考え通りである証拠とそうでない証拠を並べて対比してもらう方法など様々なアプローチがある．

ここで重要なこととして特記したいのは，目の前の認知課題をこなし，宿題を 100 点で提出しても，相変わらず心のアラームが鳴り続けていると

したら，課題の効果を疑うべきだということである．新しい認知を取り入れ，考え方が変わったとは言い難いからである．精神療法を実施して，もし「治った」というのであれば，不快感情も鎮まっていなければならない．記憶がしっかりとしていれば，「心の傷については覚えており，傷痕は見えるが，触っても痛くない」という状態でなければ治ったと言えない．認知が変化したかどうかを確認するには，認知が変わったことを質問用紙を渡して確認するだけではなく，症状として出現していた感情のアラームが鳴り止んでいるかどうかを確かめる必要がある．

したがって，患者に認知課題を実施した際は，必ず「この課題を実施して何か気付いたことはありますか？」，そして「何か気持ちの面での変化はありますか？」「ご気分はどうなりましたか」「感情の部分は何か変わりましたか」などの問いかけで締めるようにすると良い．

### ■ 行動を変える・新しい行動を取り入れる

行動を変えることは，他の部分を変えることよりも容易である．前述のように，嫌でも（気持ちの変化がなくても）何かをすることはできるが，反対に好きになる（認知の変化）のを待ってから行動を変えるのは至難の業である．たとえば，台所に山のように溜まった洗っていない皿を前に，皿洗いが好きになる，または皿洗いをしたくなるのを待って行動を起こそうと思ったとしたら，おそらく皿洗いは当分始まらないことだろう．しかし，洗いたくない，面倒くさい，こんなことはやりたくないと認めつつ（直面化），文句を言いながらではあっても（カタルシス），とにかく1枚目の皿を手に取って洗い始めることはできる．

もし，精神療法でまず気持ちを変えてから行動をという順番で事を起こそうとするならば，おそらくそれに見合う時間が必要になる．簡易精神療法の場合は元来短期決戦なので，相手の気持ちを酌みながら（直面化させながら）も，行動から動かしていくほうがより現実的ではないかと思われる．もしうつで動けないような状況であれば，憂うつな気分が改善するまでひたすら待つというよりも，大きな行動変化は困難なので1日10

秒の行動変化が何を変えるかを実験するといったアプローチになる．この実験的態度ということが重要で，うまくいけばもちろん万歳であるが，うまくいかない場合も障害物を同定することができたという意味では成功したと考えるようにする．患者とも実験的に治療を進めていくことを共有し，宿題でそれをやってもらって結果を2人で評価し，次の手を講じていくという具合である．

　簡易精神療法では，サポーティブな方向に進むのであればまだしも，結果を見るべくディレクティブな方法に進めたいのであれば，行動変容を選択肢としていつも頭の片隅に持っていたほうが良い．

　また，逃避するために忙しくしている患者には，行動を一時止めさせるような実験も効果的である．行動を止めるという行動実験もあるということを覚えておきたい．不安なために何かを回避する患者も多い．これに対しては，避けている不安材料に直面させる曝露法という行動療法もある．強迫性障害やパニック障害，心的外傷後ストレス障害（PTSD）などの不安グループに特に顕著に見られる現象であるが，汚染が怖いので手を洗う，電車に乗るとパニックになるので電車に乗らない，トラウマが再び起こるのではないかとその現場には近寄らないなどである．これらは一見別物のように見えるがメカニズムは同じで，「怖いから避ける」という仕組みがそこにある．きっかけは何であれ，怖いなどの不快感情からの逃避と考えれば，皆同じことをしていることになる．したがって，自分の不快感情への直面化，曝露療法という行動課題を実施する．

　このような実験を患者と一緒に行うには，患者と協働して治療にあたる体制，治療同盟が堅固であることが必須条件になる．自分が避けていること，やりたくないことを「嫌な奴」から命令を受けてやるとしたら，うまくいくはずがないからである．また，なるべく患者が動機づけされるように心理教育をきちんと行って，行動変容の目的を明確に理解してもらった上での挑戦でなければ，効果は期待できない．

　このように行動を変化させるにも様々な方法があるが，原則として，患者ができることから始めることが重要である．また，いきなり仕事に復帰

するなどの高いハードルを設定して本人のやる気を削いでしまうよりも，患者が興味を持つことから始めたいものである．ここは治療者側が想像力を発揮すべきところと言える．

## ステップ5：モニター

　ダイエットプログラムでは体重測定が，内科の診察では体温測定が，精神科でも投薬のモニターがある種のルーチンワークになっている．「この前の診察から何か変わったことはありませんでしたか？」などと言う問いかけもある種のモニターであり，患者の状態をモニターすることは医療現場では重要な業務の一部と言うことができる．同様に，簡易精神療法でも，患者のモニターをルーチンワークとしてやっていくことが望ましい．長期間にわたる精神療法の場合，大きな括りで「ここからここまでの6か月は何々期として，これこれの作業が行われた」というように見ていくことが多いが，簡易精神療法の場合はもっと短いスパンで変化をモニターすることになる．また，できれば数値化して変化を見ることで，より具体的な情報を得るようにする．標準化された尺度を用いることが多いが，中でも比較的項目数の少ない尺度を用いると患者側の負担も小さくなり，モニターするには好都合である．結果はきちんと記録し，できれば定期的にグラフにするなど，推移が見える形で患者に提供すると，変化を見るだけでなく，問題の外在化を促す良い材料となる．

## ステップ6：再発予防と終結

　中国に「夕飯の魚をあげるより，魚の釣り方を教えるほうが良い」という諺がある．腹を空かせる度に夕飯の魚を提供するよりも，自分で魚を釣る技術を覚えてもらえれば，夕飯の度にやってくることはなくなるという意味である．同様に，簡易精神療法も結果的に魚の釣り方を学んでもらう場，つまり患者が自分の問題を自分で解決する方法を覚えてもらう機会を提供する場となることが望ましい．簡易精神療法は一生面倒を見ていくような性質のものではないと考えられ，どこかの時点で終結を迎えることになる．患者の事情に合わせて，または問題の状態から考えて回数を予め設定しておくこともできる．その場合は，終結を迎える数回前の面談から，再発予防と終結の準備を始めることになる．表1-4 は代表的な再発予防の

表1-4　再発予防の方法とその目的

| 方法 | 内容 | 目的 |
|---|---|---|
| 復習と予防策の考案 | これまでの復習と将来の障害に対する対策を講じる方法（公式の復習，本人が学んだことの検討など，終結の1か月後などに再会することを約束する場合が多い） | それまでに実施したことを振り返り，もう一度要点をおさえる．将来的に出現しそうな問題を挙げてもらい，それらの問題に対する問題解決法を考案しておくことで，今後起きそうな問題に備えるだけでなく，同じ問題に陥ることを予防する． |
| 面接間隔を広げる | 終わりに近づくにしたがって面接の間隔を広げていく方法（1週間に1度のセッションを2週間に1度，3週間に1度と間隔を広げていく） | 面接の間隔を広げることで，普段の生活の中で学習したスキルや考え方がきちんと実践されるかどうかを知る．間隔を広げることで，自分だけで問題対処にあたる時間が増え，実生活に応用した時の問題点や不明な点などを明らかにし，再発の予防を図る． |

方法をまとめたものである．頃合いを見計らってという場合には，症状の改善を確認してからということになる．特に感情アラームを確認し，モニターの結果などから検討して終結の時期を決定することになる．

　この際には再発予防として，前出の「こころの仕組み図」(**図1-5**，→p40)などを用いて，患者本人が問題を発生させ，それを維持する仕組みについて復習し，可能であれば将来に出現しそうな出来事を想定して予行演習を実施できると効果的である．もちろん，今生の別れというわけではないが，1つの目標を定め，その目標に向かう旅を1回ずつ終わらせていくことが，成長という観点からも意味深いものなのではないだろうか．

　以上，簡易精神療法について，大まかに関係作りの方法から認知と行動への介入について解説した．この後は各論として，対談形式で，個別の精神疾患に対する簡易な精神療法の関わり方について論じることになる．

●文献

1) Barlow AE, Garfield SL (eds)：Handbook of Psychotherapy and Behavior Change (Bergin and Garfield's Handbook of Psychotherapy and Behavior Change), 4th ed. Wiley, 1994
2) Barlow DH, Farchione TJ, Fairholme CP, et al：Unified Protocol for Transdiagnostic Treatment of Emotional Disorders：Therapist Guide. Oxford University Press, 2011〔デイビットH. バーロウ，他(著)，伊藤正哉，堀越勝(訳)：不安とうつの統一プロトコル―診断を越えた認知行動療法セラピストガイド．診断と治療社，2012/デイビットH. バーロウ，他(著)，伊藤正哉，堀越勝(訳)：不安とうつの統一プロトコル―診断を越えた認知行動療法ワークブック．診断と治療社，2012〕
3) Sifneos PE：Short-Term Dynamic Psychotherapy：Evaluation and Technique, 2th ed. Plenum Pub Corp, New York, 1987
4) Davanloo H：Intensive Short-Term Dynamic Psychotherapy. In：Kaplan H, Sadock B (eds)：Comprehensive Textbook of Psychiatry, 8th ed. vol. 2, Chapter 30.9, pp2628-2652, Lippincot Williams & Wilkins, Philadelphia, 2005
5) Mann J：Time-Limited Psychotherapy. Harvard University Press, Cambridge,

1973
6) ジュディス S. ベック（著），伊藤絵美，神村栄一，他（訳）：認知療法実践ガイド 基礎から応用まで―ジュディス・ベックの認知療法テキスト．p13，星和書店，2004
7) Asay TP, Lambert MJ：The Empirical Case for the Common Factors in Therapy：Quantitative Findings. In Hubble MA, Duncan BL, Miller SD (eds)：The Heart & Soul of Change：What Works in Therapy. pp33-55, American Psychological Association, Washington DC, 1999
8) Lambert MJ：Implications of outcome research for psychotherapy integration. In Norcross JC, Goldfried MR (eds)：Handbook of Psychotherapy Integration. pp94-129, Oxford University Press, London, 1992
9) 髙橋三郎，大野裕，染矢俊幸（訳）：DSM-Ⅳ-TR 精神疾患の分類と診断の手引 新訂版．医学書院，2003
10) マーガレット S. マーラー，アニー バーグマン，フレッド パイン，他：乳幼児の心理的誕生―母子共生と個体化．黎明書房，2001
11) Hill CE, Helms JE, Spiegel SB, et al：Development of a system for categorizing client reactions to therapist interventions. Journal of Counseling Psychology 35：27-36, 1988
12) Cannon WB：Bodily Changes In Pain Hunger Fear And Rage, vol.2. Appleton, New York, 1929
13) Seligman MEP：Helplessness：On Depression, Development, and Death. W.H. Freeman, San Francisco, 1975 (Paperback reprint edition, 1992)
14) ジェフリー E. ヤング，ジャネット S. クロスコ，マジョリエ E. ウェイシャー，他：スキーマ療法―パーソナリティの問題に対する統合的認知行動療法アプローチ．金剛出版，2008
15) マーシャ M. リネハン（著），小野和哉（訳）：弁証法的行動療法実践マニュアル―境界性パーソナリティ障害への新しいアプローチ．金剛出版，2007
16) Safran JD, Segal ZV：Interpersonal Process in Cognitive Therapy. Jason Aronson Inc, Lanham, 1996 (reprint)

第 2 章

**対談**
# 精神療法の疾患別アプローチ

# 1. 精神療法を行うにあたっておさえておくべきポイント

## 精神療法の訓練における日米間の違い

### ■ スーパービジョン付きの3,000時間の訓練を受けるアメリカ

**野村** 堀越先生とは，先生がアメリカから日本に戻ってこられた直後に，共通の友人の紹介で知り合って以来，ずいぶん親しくお付き合いをさせていただいています．私が先生と話していて感じていることの1つは，「とにかく臨床をたくさんやってきた方だな」ということです．そしてもう1つは，私も若い頃に個人スーパービジョンも含めて精神療法の訓練を受けたのですが，堀越先生は私とは違うトレーニングを受け，私も含め日本の精神科医や心理職とは違う臨床経験をお持ちだということです．こういうことを常々感じてきたので，今回は先生の経験や理論を紹介する機会を作れて嬉しく思います．ではまず，先生の臨床歴ないしは訓練歴からお話しいただければと思います．

**堀越** 私は，精神療法の訓練を全てアメリカで受けました．アメリカでは，精神療法に携わる人々は大きく分けると2つあります．「マスター（修士）レベルの人たち」と「ドクター（博士）レベルの人たち」です．具体的に言うと，ドクターレベルの訓練を受けてライセンスをもっている人たちのことをクリニカル・サイコロジスト（clinical psychologist）と呼び，修士レベルの人たちのことはカウンセラー（counselor）とか，サイコ・セラピスト（psycho therapist）と呼んでいます．時に，サイコ・セラピストは精神療法に携わる人の総称でもあります．

　私自身は，マスターレベルからドクターレベルまで訓練を受けてから，

マサチューセッツ州でライセンスを取りましたので，クリニカル・サイコロジストの身分になります．アメリカの場合，ドクターレベルの訓練を修了してからの訓練，つまりポスドク（postdoctor fellow：博士研究員）でやることが専門分野になります．私はポスドクで行動医学を専攻しましたので，行動医学を専門として病院で働いていました．

**野村** ポスドクというのは，既に Ph.D.（doctor of philosophy）を取ったということですね．

**堀越** はい．ドクターの種類も，大きく分けると，プロフェッショナル学位（professional degree）とアカデミック学位（academic degree）の2種類があり，プロフェッショナルのほうは実践的な学位というニュアンスで主に Psy.D.（doctor of psychology，サイディーと呼ぶ）と Ed.D.（doctor of education）の2つです．Ed.D は仕事の種類としてはカウンセリングやスクールガイダンスなどです．それからプロフェッショナル学位のほうには博士論文がなくて，もしかしたらあるところもあるかもしれませんが，どちらかというと実践が多いと思います．仕事をするための博士号という感じです．医学でいえば M.D.（doctor of medicine）に当たります．M.D. に足す形でアカデミックな学位 Ph.D. を取ると医学博士になるのと似ていて，大学で教えようと思うと普通は Ph.D. が求められます．私の場合は Ph.D. 専攻でしたので，論文を書いたりしなければなりませんでした．Ph.D. を取得したあとはしばらくクリニックで働き，その後，ポスドクに進みました．

**野村** クリニカル・サイコロジストの資格を取るためには，学位を取る必要があるし，訓練の時間もきっちり決まっていますね．

**堀越** 決まっています．普通は，博士課程に入ると5～6年，人によってスピードが違うので一概に言えないのですが，だいたい5年はかかります．初めの2年（日本の博士課程前期）で基礎的なことをやって，そこで修士号をもらうために修士論文を書きます．そこで「この人は基礎的な力がある」と見なされた段階で上にあがってドクターレベル（日本の博士課程後期）に進みます．学校によってはアカデミックコースとクリニカル

コースの2種類のコースに分かれ，アカデミックコースに行く人はPh.D.を取得し，クリニカルコースの場合はPsy.D.を取ります．人数はPsy.Dのほうが多く，Ph.D.は一握りです．そして，5年間のうちの最後の1年は，お金をもらってフルタイムのインターンシップを外の施設で行います．インターンシップが終わって外に出てから，さらに大体1,500時間ぐらいの臨床時間を実施します．普通は5〜6時間の面接に対して1回のスーパービジョン（週に1度ということ）を受けることになっています．ですから，インターンシップで約1,500時間を稼いで，外に出てから1,500時間，だいたい正式なスーパービジョン付きの臨床3,000時間が終わったところでクリニカル・サイコロジストの試験を受ける資格が出来て，それから実際に試験を受けます．

**野村** 訓練を受ける時間がきっちりと決まっているのが，日本の精神療法のトレーニングと比べて大きな違いの1つですね．

**堀越** かなり違うと思います．日本の場合，大体は修士レベルのところまでで終わっています．カリフォルニア州の場合，修士レベルの段階で州から発行されるサイコロジカル・アシスタント（psychological assistant）という，いわゆる仮免許がありますが，これは正式な免許を持ったクリニカル・サイコロジストの下で働くための資格です．この仮免許を持った人たちはクリニックで働けますので，その仮免取得の段階から外の施設で働き始めるというのがアメリカのやり方です．要するにスーパービジョンを受けることで仮免許がもらえるわけですから，スーパービジョンなしに臨床を覚えることはありません．

**野村** その点，日本のシステムはかなり整備が遅れていますね．医師の訓練についても似たような問題があると思います．

### ■「料理人」ではなく「板前」になりたい日本

**野村** 先生は，その後，アメリカに約20年いらしたのですね．

**堀越** 23年いました．

**野村** 日本に戻られて，そろそろ10年ですね．日本の状況もだいぶわかっ

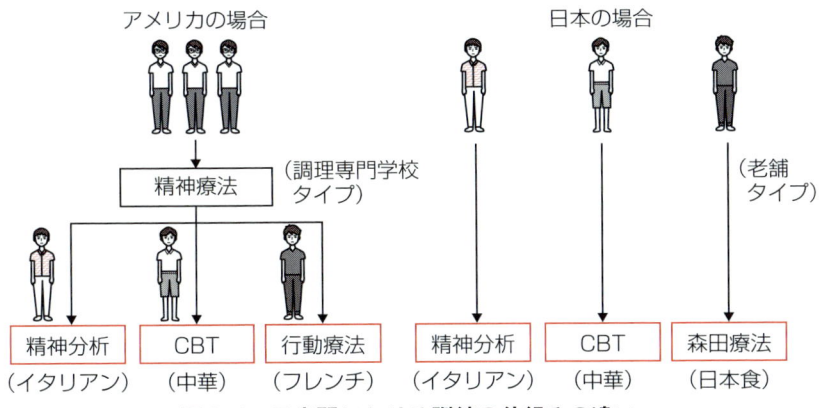

```
アメリカの場合                    日本の場合

    精神療法                  (調理専門学校         (老舗
                              タイプ)            タイプ)

 精神分析    CBT    行動療法    精神分析    CBT    森田療法
(イタリアン) (中華) (フレンチ) (イタリアン) (中華) (日本食)
```

図 2-1　日米間における訓練の仕組みの違い

てきたと思いますが，アメリカと比べた場合の精神療法の行われ方，使われ方，特に医療の領域での現状について率直な感想をお聞かせください．

**堀越**　日本では，精神療法が仕事として確立していないという印象があります．それはなぜかというと，国が認めたライセンスがないということが理由の1つだと思います．何となく日陰の身のような感じになってしまいます．もう1つは，訓練の仕組みがずいぶん異なることからでしょうか．

　海外では精神療法，または心理療法―どちらで呼んでもいいですが―をやるところに人が集まってきますが，日本は精神分析療法とか認知行動療法（cognitive behavioral therapy；CBT）とか，精神療法の1流派に人が集まる感じです．つまり，欧米では調理専門学校のように「料理を作る人」になるために人が集まってきて，基礎を教えてもらって，そこから「私は中華です」「私はイタリアンです」というように，中で訓練されながらだんだん分かれていくという形です．日本の場合は，初めからイタリアンならイタリアン，中華なら中華と最初から分かれている形が多いような気がしますね．もちろん，広く学ぼうとしているとは思うのですが，結果的にこれかあれかを選ぶという感じで，そのあたりがかなり違うと思います．「料理人を作る」対「板前を作る」．「臨床家を作る」対「精神分析家を作る」と言うのか（図 2-1）．

先ほどの話に戻ると，日本の場合，たとえば医療の中で何かをやろうと思っても，多様に訓練されていないのでいろいろなことはできないので，どうしても自分の立場を守るような発言が多くなってしまう．海外のエビデンス医療の考え方は，基本的に「患者さんに良いからこれをやります」というものですが，日本の場合は要するに「私のやっていることは正しい」と言うためにエビデンスを使っているような印象があります．アメリカでは保険会社が短期間で効果のある治療法を探すために経済的理由でエビデンスを使うこともありますけれど．

## 本書の趣旨―問題をどう捉えるか

### ■ 事件は会議室で起きているのではない

**野村**　私は先生の経験や考え方を広く紹介することが，臨床医や心理職の役に立つのではないかとずっと感じていました．この本は，精神科医が外来診療をするときに，充分な時間がない中で精神療法のエッセンスをうまく活かせないか，先生の理論や経験から学べないかというのが基本的な趣旨です．そこで，第1章の先生の論文をもとに，最初に全体の構成の確認をしたいと思います．

　先生の論文は，大きくは「問題の捉え方」と「臨床家の役割」という2つの内容に分けて書かれていると捉えて良いと思いますので，順にお話を伺いたいと思います．そして，最後に臨床家のトレーニングについて伺いたいと思います．

**堀越**　もしかすると，「問題をどう捉えるか」と，「臨床家が何をやるのか」と，「実際に何ができるのか」，という3つですかね．

**野村**　なるほど．いずれにせよ，まずは「問題の捉え方」ですね．患者さんに初めて会うとき，誰でもどのように問題を捉えるかを考えると思います．その際，狭い意味の医学的な診断だけではなくて，もう少し広い視点で問題を捉えることが大切になります．ここでは，「条理問題-不条理問題」，「結果を変えられる問題-変えられない問題」，それから「行動問題-

認知問題」という3つの括りが示されています．これらは絡み合ってはいますが，この3つの次元に分けて考えていくと，問題が整理できるのではないかと読めたのですが，そのような理解で良いでしょうか？

**堀越**　はい．その通りです．

**野村**　この点を，もう少し詳しく解説していただけますか．

**堀越**　私が日本に帰ってきてから強く思うことの1つは，理論が先にあって，それに患者さんがどう当てはまるかという臨床が多いということです．要するに「事件は会議室で起こっている」感じがするのです．映画ではないですが，事件は臨床という現場で起こっているものです．では現場で何をやるかというと，泣いてみたり，悲しんでみたり，怒ってみたり，なぜかわからないけど苦しいと言っている患者さんに寄り添う．私は，現場から始めるのが臨床だと思っていますので，まず，現場で何が見えてくるかというところから臨床を始めます．もちろん理論というのは，ガイドとして絶対に必要ですが，臨床理論は少し後に出てくるものだと思います．まずはとにかく「いま，患者さんに会っている」ところからスタートする．こちらに既に理論があるのではなくて，その患者さんがいったい何を持ってくるか，というところからスタートします．

そうすると，まず「どんな問題を持っているのか」という話になって，その問題がどういう種類なのか，そこからスタートするというように私は考えます．たとえば「こころの仕組み図」で見てもらうとおわかりかと思いますが（図1-5，→p40），これは心の症状を一度に見られるようにしたものです．そして，どの部分から介入するのが適当かも一目でわかります．

CBTは，考え方に問題があると想定し，その非現実的な考え方が原因でこういう問題が出てきますという理論ですが，現場で患者さんに会うと，初めからそこに非現実的な考え方が置いてあるかといえばそうではなくて，臨床現場でまず見えてくるのは，感情や行動だと思います．「悲しんでいるんだ，この人」とか「不安が凄いねえ」，または「ずいぶん引っ込み思案だねえ」とか「やたらに話すねえ」という感じです．臨床現場ではこうしたことが先に見えるので，私の場合は「見えるところから先に扱っ

たほうが良いんじゃないか」というスタイルですね．

　理論が先にあって，それに患者さんを当てはめていくのではなくて，その患者さんがいったい何を言っているのかに耳を傾けます．するとだんだん見えてくるのは「ああ，行動の問題じゃないか」とか，「なんだ，ずいぶん考え方が極端だな」「現実を受け容れられていないのかな」「患者さんは泣いてるから悲しいのか」といったことです．まずは鼻先で起こっていることから扱う．悲しいのか，寂しいのかといったことですね．問題は普通，感情を通して見えてきますし，目の前にいる患者さんも何かの感情を持ってやってきます．ですので，まず現場の生の患者さんを何とかしないことには，最初から何でもかんでも，患者さんを額にはまった理論に当てはめて解釈するのは，現場では難しいと思います．臨床はどこから始まっているかというと，目の前から始まっていて，本の中から始まってはいないのです．

### ■ 2つの切り口—うつ病の人が来るのか，悲しんでいる人が来るのか

**野村**　精神科医の場合，患者さんが来ると，たいていは症状レベルで考えます．「抑うつ気分」があるのか，「幻覚妄想」はどうなのか，これは「パニック発作」なのかなどですね．そういう切り口と，「問題を捉える」というときに「この患者さんが悩んでいるのは行動問題なのか，認知問題なのか」とか，「結果を変えられる問題で悩んでいるのか，変えられない問題で悩んでいるのか」「不条理な問題で悩んでいるのか，条理のある問題で悩んでいるのか」というのとでは，切り口がだいぶ違うなという感じがします．

**堀越**　はい．ですが，症状から臨床を始めるという点では同じだと思います．大切なのは，うつ病の人が来るのではなくて，悲しんでいる人が来るということです．幻覚妄想の人が来るというより「私は皆に狙われている」と言っている人が来る．幻覚妄想の人と一括りにすると，それにはこの薬，この方法と紋切り型になりがちで，まあその方法もありますが，"「私は狙われている」のでそのときの感情は「怖い」"あたりから患者さんを理

解すると，関係も築きやすいと思います．本人は負の感情，この場合は「怖い」で一杯一杯になっていて見えないでしょうが，その感情をよく見ていくと結局，「何か未知のことがある」（認知の問題）とか「何かがコントロールできない」（行動の問題）というように，その背後にある認知の問題や行動の問題に精神療法を"おろして"いくことが出来るというのが，私の考えです．

**野村** 行動問題と認知問題というのは，「問題の捉え方」の中でも結構大事なアプローチにつながる括りだと思いますが，そこに感情が入ってくる？
**堀越** もちろんです．

### ■ 感情は問題を知るヒント

**野村** 感情という言葉の位置付けというか，認知と行動と感情の関係と言えるかもしれませんが，その関係を説明していただけますか？
**堀越** 1960年ぐらいまでは，メンタルヘルスの世界は疾病モデル一辺倒でした．疾病モデルでは，「異常」はアブノーマル（abnormal）という意味でした．何かが不備だ，壊れている，ノーマルつまり正常ではないということです．「この人は異常な何かをもっている」とか「育った過程で大切なものを身に付けてこなかったから異常」という感覚です．しかし，現在は，生物-精神-社会モデル（bio-psycho-social model）になりつつあって，診断ももう少し操作的診断へという時代になってきています．原因は1つではなく，いろいろなこと，たとえば環境要素や，その人の持っているもの，その他さまざまなものが，この人の現在の症状を作っていると考えます．そこには身体，社会環境，人間関係などがあって，それら全てがお互いに関係し合っているという考え方です．

　そういう意味では唯一の原因を探すというより，現時点で問題として現れている色々な症状に目を向けるやり方と言えるかもしれません．まずは，だいたい行動問題か感情問題，または認知問題のあたりに軸足を置いて眺めます．そして，身体や関係も考える感じです．「こころの仕組み図」（図1-5，→ p40）には関係性も含め関係する全部の分野を網羅して1つの

図にしています.
　簡単に言いますと，現在見える症状からスタートすると目の前の患者さんをどう理解できるかという考え方です．症状で言えば認知，感情，行動の3つの分野に目を向けるとわかりやすいということです．原因はその後の話です．ちょっとわかりにくいでしょうか.

**野村**　認知問題と行動問題は分けて捉えなければいけないけれど，分けにくいことがある．それは感情という皮に覆われていて正体が見えにくくなっているからだ，というお話を聞いたことがあります．もうちょっと具体的にはどうなりますか？

**堀越**　要するに，どんな問題にも感情はつきまとうということです．条理問題であれ，不条理問題であれ，結果が変わる問題であれ，変わらない問題であれ，まず，平均的な人であれば感情を持っています．つまり，悲しいとか，ショックだったとか，不安だとかいう，そこから問題がスタートしている人が多いということです．つまり，感情というアラームが鳴りだして，それに気付いた時点で問題が始まると言っても良いと思います．もちろん，感情をぜんぜん感じない失感情症（alexithymia）みたいな人もいますし，スキゾイド（schizoid）と呼ばれる人たちは，あまり感情がないと感じるかもしれませんが，感情がないのも1つの症状だと考えれば，感情は問題を知るヒントになります．

　私たち臨床家にとって，まず見えるところが感情で，その感情をよく見ていくと「これって行動の問題だね」「これは認知の問題だよね」と見えてくる．私たちが臨床現場で出会う人たちからは，まずバーンと感情の塊みたいなものが渡されますが，その皮を剝いでいくと，「ああ，なんか，こういうことだね」というのが見えてくるということです．ちょっと言葉が足らなかったですか.

**野村**　すると，患者さんの感情というのが臨床の入口になるというわけですか？

**堀越**　私にとっては，そうですね.

■ 共感的理解が第一歩

**野村** 感情というのはアラーム機能だという表現がありましたが，アラーム機能だと捉えて，その感情が警告しているものは何なのかを見分けていく作業が診察の第一歩になるわけですね．

**堀越** そうです．精神療法の中でわりと重要な部分ではないかと思います．感情には2種類あって，1つは主感情と言って，反応として出てきて，適応するためにある，自分を守るためのアラームです．それがもう少し複雑になって，たとえば「こうすべきだ」と学習したり，または思い込んだりした結果として出てくる感情，つまり自分で勝手に作っている感情を二次感情と呼びます．主感情の主な役割というのは，その人がいったいどこに問題を持っているかを教えてくれるアラーム的な役目だと考えて，まず現場では感情からスタートすると良いのではないかと思います．それが二次感情だとわかればその裏側を見ることで，結構偏っていたり，極端だったりする考え方が浮き彫りになるかもしれませんしね．

**野村** 臨床では感情を先に扱うのですね．患者との関係作りの点でも重要ですし，感情の問題を同定するという点でも重要だということになる．その2点が強調されているという，そういう流れですね．

**堀越** なぜ「行動か，認知か」みたいな話をしているかを，CBTを意識しながら説明します．つまりCBTでは，その名の通りに問題の原因を認知か行動かに分けて考えていくことになります．ほとんどの問題は認知か行動かの問題ですが，もちろんそうじゃない問題もあります．たとえば頭の中で物理的な何かが起こっていて，見えないものが見えるとかいう話です．それはCBTや精神療法が得意な分野ではなくて，薬物療法の出番だと私は思います．

　精神療法でできる範囲とは，ほとんどが行動の問題か認知の問題，または感情の問題なのではないでしょうか．診察室の中で何をやるかというときには，当然全部の領域はカバーできませんので，まずはこのあたりからスタートするということで良いのではないか，ということです．

**野村** 患者さんがいまどういう感情を抱いているのかを理解する，把握す

ることが差しあたっての第一歩ですね．

**堀越** そうだと思います．共感的理解が第一歩になりますね．しかし，100％相手の気持ちがわかることを共感だと考えてしまうと，かなり大変なことになります．同じ人間でない限り100％は無理ですから，長い時間かけて，「アハ体験」みたいな瞬間を待っているしかありません．そこで普通は平均値で患者さんの感情を捉えるという考えですね．つまり「こういう状況だと普通の人はこう感じるものだ」という基準を頭に入れておいて，たとえば大事な人を亡くしたら「悲しい」，何かわからないけどコントロールできないと「不安だ」，こんなことをやっても意味がないと思ったら「空しい」，自分がやろうとしていることを阻まれたら「怒る」，といった平均的な感情反応を同定できさえすれば良しとする，だいたいこのあたりに着地すれば良いかなということです．感情の種類はそれほど多くありません．ピッタリと当たらなくても普通患者さんが直してくれます．

　CBTでは共感を「癒しのため」とは考えていません．たとえばロジャリアン（Rogerian）とかコフーシャン（Kohutian）〔それぞれロジャース（Rogers），コフート（Kohut）の学派の人たち〕は，共感こそが治療のツールだと考えますが，CBTはそうではなくて，共感は問題へ導いてくれるツールであり，それによって関係性を作るものと考えていて，その点はちょっと考え方の違いがあります．感情をどう捉えるか，またその使い方について，いろいろな人が違うことを言っていて，共感とは何かについて現在5つぐらいの考え方（表2-1）があります．

### ■「感情」と「認知」の区分け―明確なアメリカと混在している日本

**野村** 大きくまとめると，まず感情というものを捉えて，その感情を通して患者さんの問題を捉える．そういうイメージで良いですか？

**堀越** そうですね．ただ，欧米では「感情」というと，普通それが何のことかわかります．普段の生活の中で，たとえば"I feel…"と言ったら，普通次に出てくるのは感情です．でも，日本の場合はそこが難しいですね．なぜかというと，「どんなお気持ちですか？」と言うと，次に何が出てくる

表 2-1　共感とは何か

| 共感の種類 | 共感に対する考え方 |
| --- | --- |
| 来談者中心療法<br>人間中心療法<br>経験主義 | ロジャースは，共感を患者の変化のために必要な治療的 3 要素の 1 つと考えた．後に共感は患者のいまの経験と意味づけを知るために用いられ，「いま，ここ」での経験が強調され，患者に共感的な理解を返すことで患者もいまの自分の姿を鏡で見るように知ることができると考えた．最近は，共感の持つ，患者と深い意味でつながる機能が強調されてきている． |
| 精神分析<br>自己心理学<br>精神力動療法 | 共感は患者の無意識にある分析に値する材料を知るために，分析家が使うことのできる道具と考えられ，あまり重視されていなかった．後にコフートが共感に注目し，患者との距離や患者が自己の構造の欠けている部分を補修するために中心的な役割をすると考えた．精神力動派は，共感を患者の経験を知るために用いることができると考える． |
| 認知療法<br>認知・行動療法<br>行動療法 | 共感は主に治療関係作りやポジティブな治療同盟を築くためのツールとして捉えられている．ベックは治療の中でのラポート作りや患者に温かさや相手に感心を示すことを重視しており，特に認知療法の場合，共感は協働的関係を築く上で重要な役割をすると考える．また，リネハンのように共感を治療のツールとして用いる場合もある． |
| ポストモダン<br>（Post-Modern） | ポストモダンの考え方では，精神療法は典型的な西洋白人の考え方の上にできあがっており，現実はもっと多面的に捉えるべきだと考える．共感は様々に異なる背景を持つ相手の個々の現実を理解するために用いられる．それぞれの現実で出会うことが治療効果を高めると考え，共感は個々の現実との出会いに必要不可欠だと考える． |
| 折衷主義<br>（Eclectic） | 折衷派では，共感は治療者と患者の間のつながりを強めるもので，介入時の治療的な技法など実践する際に，芸術（art）の域に持ち上げるために必要なものと考えている．反面，共感は患者によって問題を悪化させたり，色々な内面の問題を導きだしてしまうと考えている者たちもいる． |

かわからない．感情も出てくるし，考えも出てきますし，時には「気持ちが悪い」という身体が出てきますから，そこを同定することが，日本の場合は非常に難しい．

　逆に言うと，海外からきた療法は，ほとんどの場合，そこが初めからはっきり分かれているというか，分けやすくできています．たとえば精神分析でも感情や認知を大事にしています．それはなぜかというと，過去で

それがどういうことと関わるかということがわかるからです．でも日本の場合は，そういったところにはあまり神経を払わない．それは，日本人の中には感情や認知をきっちりと分ける習慣がないからだと思います．治療者の側も海外の本を読んで，そのままやろうとしますが，英語で考えて作った理論を日本語の頭で読み解くので難しさがあると思います．

**野村** 要するに海外の場合は，感情と認知というのがわりとくっきりと分かれているけれども，日本の場合は感情と認知というのが…．

**堀越** プラス身体ですね．

**野村** 感情と認知，身体すべてが混然一体としていると？

**堀越** そうですね．さらに言うと，日本語の特徴として「私」という主語がはっきり見えないことが多いと思います．あまり自分を出さないことが美徳だったり，曖昧であることが社会的に良かったり，「私」，「私」と主張せずに，自分を「私たち」の中に隠すほうが，ある意味で好ましい立ち位置になっていると言うか．土居健郎の「『甘え』の構造」のように，お互いに助け合う文化ということでしょうか．しかし，最近はスポーツの世界などをみると，そこまで奥ゆかしくないというか，自分を信じて，優勝しなければ意味がないというような発言もよく聞くので，ずいぶんと自己主張を重視する西洋的な考えになったようにも感じます．

　いずれにせよ，自分を出さなければ第三者でいられるので，責任も軽く，そして目立ちません．西洋育ちの精神療法は自分で自分を助けられるように助けるというスタンスですので，自分つまり「私」を出すように促すことが多いと思います．「私メッセージ」で自分は何がしたいかなどをはっきり表明するようにします．アサーション（自己表現）などもそうだと思います．日本語に比べると英語は主語がはっきりしていて，「私」が見えます．「私たち」なのか「彼」なのか「彼女」なのか，主語がはっきりと文頭に出てきますから，自分がはっきりと見える分，精神療法は行いやすいと思います．

**野村** それは多分日本人のメンタリティとからんでいるから，認知療法や行動療法を日本に導入することを考えたときには，何かしらの修正が加わ

らないと難しい面があるでしょうね.

**堀越** 私はそう思っています.ですから,CBT をそのまま横滑りに導入するのは難しくて,その前に幾つかやる仕事がある.1つは,CBT は「認知」や「感情」とパーツごとに分け,そのパーツ同士がどう関係し合っているかを見ていく方法だということを理解しておくこと,もう1つはクリアな公式があることを理解しておくことです.つまり,「人間というのはこういうふうに考えるとこういう結果が出ますよ」という公式です.

　日本では,曖昧な言語体系からスタートしていますし,曖昧なものを「無意識」と呼んだりするので,クリアにすると駄目なのかもしれませんね.日本人の心理士には「本当はそんなにクリアじゃないんだ」と言う方もいますが,アメリカの考え方,つまりアメリカで作られた論理やモノというのは,結構クリアな考え方の上に乗っています.それを忘れているとうまくいかないのです.

**野村** だから逆に,私たちがアメリカのものを読むと,「こんなストレートなやり方で,本当にうまくいくのかな?」という印象を抱くわけですね.

**堀越** そうそう.

**野村** 文化の違いを前提にして読まなければいけないし,考えなければいけないということですね.

**堀越** はい.絶対にそれは必要だと思っています.

**野村** 感情と思考を分けるのが苦手な日本人には CBT は向かないという意見もありうると思いますが,それについてはどうでしょう?

**堀越** だからこそ必要だという考え方もありうるのではないでしょうか.

**野村** そうですね.私もそう思います.少なくとも新しい選択肢が増えることの意義は大きいと感じます.それに患者さんからの CBT に対する期待も大きい.中には不正確な情報に基づく希望もありますが,よく調べてくる方も少なくありません.

## 実際の臨床現場でのアプローチ

### ■ 臨床家の2つの役割

**野村** 少し先に進んで，実際に臨床家は何をどのように行うのかということについてお話しいただければと思います．

**堀越** 精神療法に携わる臨床家の役割は，ある意味のガイドだと思います．大きく分けると，2つの役割があって，1つは向かい合って「あなたと私」の対面型の精神療法です．精神分析，特に精神力動型の精神療法は，わりと対面します．私の先生は，ローレンス・ヘッジス（Lawrence E. Hedges）というネオフロディアンでしたが，彼は間主観性（inter-subjectivism）というものを推している人の1人です．同じような人としては他にもストロロー（Robert D. Stolorow）などがいます．

　彼らは，相手と会ったときに自分の中に何が起こるかを見れば相手がわかる，という考えですから，真正面から関係作りに取り組むことを重要としています．その関係性は，他の言い方をすると転移関係と呼び，その転移関係の中で何が起こってきたかということを材料にしてやっていく，という考え方です．でも，そういうやり方はものすごくエネルギーを使いますし，生と生でぶつかったりすることもあるのですごく大変で，精神療法をする側も相当に鍛えられていないと逆に取り込まれてしまったりします．

　もう1つは問題焦点型の精神療法です．CBTなどの場合，この問題焦点型なので，医師と患者さん，カウンセラーとクライアントさんは横に並んで，「あなたが持っている問題は何でしょうねえ．一緒に見ていきましょう」というやり方をします．ですから，臨床家の役割がちょっと違う．どちらかというとCBTでは，問題を一緒に解決していこうという考えですし，力動療法などでは，あなたと私の関係において，たった今ここで何が起こっているか，そこからスタートしようという感じです．したがって，役割の違いがまずあります．

表2-2　精神療法の4つのステップ
1. 患者さんとの関係（ラポート）作り
2. 患者さんの問題に気付く
3. 患者さんに問題を気付かせる
4. 介入作業を実施する

## ■ 精神療法の4つのステップ

**野村**　第1章では「精神療法の4つのステップ」ということで，4段階が示されています（**表2-2**）．これについて簡単に説明をお願いします．

**堀越**　何療法であれ，どこからスタートするかというと，患者さんまたはクライアントさんとの関係作りになります．患者さんの多くは「あの先生は良いらしい」という噂を小耳に挟んで出かけて行きますが，通常治療者側は患者さんを選べません．選べないので，そこで嫌な関係ができあがってしまうことも当然ありますが，私は，プロであればある程度の関係作りができないと仕事にならないと思っています．

　では，関係作りをするとは，具体的にはどういうことか．関係の質はその間で使われている言葉を見れば，大体相手がどういう状況かがわかるので，それを見極めるスキルをちょっと練習したほうが良いだろうと考えます．

**野村**　まず，ラポート（rapport）の問題があるわけですね．

**堀越**　そうですね．良い関係作りをしていく．

　そして，とりあえず関係ができましたとなったとして，次は何かというと，「あなたの問題は，いったい何なんでしょう？」という話になります．その問題を探る方法は，色々な尺度を使って査定をしたり，投映法を使ったり，問診みたいなことをやる場合もあります．「いったいこの人は何の問題を持ってきたのか」ということがわからずに精神療法をするのは，治療としてはあまり適当なことではありません．何の問題を持っているかを同定していく作業がここで起こります．

**野村**　2つ目は問題に気付くこと．これは，こちら（臨床家）サイドの問題ですね．

**堀越** 次のステップは，問題を改善していくのか，改善していかないかを相談して決める，またはこちらが勝手に決めることになります．ここは臨床のスタイルによって違うと思いますが，問題は何かということを相手に知らせる作業が行われます．それを正式な形で「こうやりましょう」とやると，インフォームド・コンセントになり，相手はそれについて「了解しました」とコンセントします．また，たとえばケース・フォーミュレーション（case formulation）という形で行う場合は，「この人の問題はこのようになっていて，どこに向かうか」という問題の発生の仕組みとゴールを図式化して治療計画に結びつけます．いずれにしても，この人の問題はこうなっていて，どうなれば良くなったと言えるのかという方向を定める作業で，それを相手に伝えるかどうかは，療法のやり方によって違いますが，普通は伝えるようにします．特に医療現場では，伝えないと，後で訴訟が起こったりするので，アメリカでは確実に伝えないといけないことになっています．先ほどのインフォームド・コンセントですね．

**野村** 3つ目が，それを患者さんに気付かせる．

**堀越** 気付いてもらう，または実際に紙に書くなどして渡すか．やり方はいろいろあると思います．

　4つ目の段階は何かというと，その問題に対して何が行われるべきでしょうかということで，この段階でエビデンスというものが出てきます．「この人の，この問題に対する介入でエビデンスが最も強いものは何か」が検討されます．エビデンスが「あるかないか」ではなくてその強さの問題です．事例検討もちゃんとしたエビデンスですが，エビデンスの強いものと弱いものを考える場合，無作為割付試験などのほうが強いので，「エビデンスから考えると，この場合はこういうアプローチですよね」となって，それを実施していきます．これらが4つのステップになります．

**野村** 4番目に介入をする．その4つのステップで進んでいくということですね．そのあいだに，第1章の論文にはありませんでしたが，インフォームド・コンセントというか，どういうアプローチで治療していきましょうかというやり取りが，どこかの段階で入ってくるということですね．

**堀越**　はい．ただ，アメリカの場合は結構それで進められますが，日本の場合は，「ここではCBTをやります」「ここでは何々をやります」と先に看板が出ていることが多いと思います．イギリスみたいに，看板はなくても公にCBTが主流になっていることもあります．患者さん側に選択肢があるかどうかは，状況によって違うかもしれません．

### ■ 日本の精神療法のウィークポイント

**野村**　日本の話に戻りますが，先生の印象では，日本はステップ2の「問題に気付く」とか—これはアセスメントに関係しますね—介入法に関してはいろいろ情報があふれているけれども，ステップ1の「関係作り」とステップ3の「患者に問題に気付かせる，気付いてもらう」というところに，どうもウィークポイントがあるようだということですね？

**堀越**　そうですね．そこは日本の弱いところのように感じます．たとえば査定に関しては，特に臨床心理学の場合すごくされていると思いますし，裏から表から，いろいろ理解できるのではないかと思います．本当にそういうセミナーや研修会が多いと思いますね．ロールシャッハの実施法とか解釈の仕方の講習会とか，いろいろです．

　ただ，初めに挨拶をして，良い関係作りをするという部分はというと，これはものすごく精神療法にとっては重要なことですが，それほど訓練されているとは思えない．関係作りに長けていれば，その先生と会うことだけでも，ずいぶん治療的効果があると思うのですが．

　コミュニケーションスキルや，相手とラポートを築くというところを，海外の場合は2年ぐらいかけて訓練します．それができない人は次に進めないぐらいなのに，日本の場合は，それを飛ばしてその次，査定から始まっている印象があります．「これは何の問題でしょうか？」という査定から始まって，介入法はいろいろなセミナーや勉強会で練習する．

　海外の場合は，関係作りなどの基礎部分をものすごく練習するので，大学院の精神分析のクラスだと少なくとも2年間のクラスとラボがあって，実際に患者さんがいないとそのクラスは取れない仕組みになっています．

CBTのクラスですと1年間で，毎週そういう基本的な理論を勉強して，なおかつ実際に患者さんを持って実習して，それにスーパービジョンがつくという形で教えてもらっています．日本ではその点が少し手薄になっていると思います．

**野村** ランバート（Michael J. Lambert）の論文を引用されて，4つの大きな要因（**表1-1**，→ p15）の話がありますが，その中でいちばん大事なところが，日本の場合は抜け落ちているのではないかというご指摘ですね．

**堀越** それをどのようにカバーしているのかというと，その人のもともと持っている素の技術や育った環境の中で学んできたことで補っているようです．ですが，それも訓練をすれば断然良くなるし，訓練すべきところではないかと私は思っているということです．

## ラポート作り

### ■ 治療者がちゃんと話す

**野村** ステップ1の「患者との関係（ラポート）作り」のところをもう少し詳しく伺いたいと思います．これが非常に重要であるということは繰り返し語られていて，第1章でも3つの原則を挙げられていますね（→ p23）．

**堀越** ええ．

**野村**「話さなくても何かが伝わる」「人は押されれば押し返すか逃げる」「コミュニケーションにはレベルがある」．この原則を踏まえれば，関係作りがうまく進みやすいということだと思いますが，この原則について，簡単に解説をお願いします．

**堀越** まず，「雄弁は銀，沈黙は金」（沈黙を守るほうが雄弁に語るよりも効果的な場合のこと）と言いますが，黙っていれば本当にそれで良いかというと，そうではないと思います．一般の診療でしたら20～30分しか時間がない中で，患者さん側が黙っているのはよくあることですが，反対に治療者側が黙っていると，それはいろいろな問題を生み出すことになります．ですから，何らかの形でお話をするのは当然ですが，ではいったい何

を話せば良いのか，何を聞いていけば良いのかについて知っておく必要があります．

　治療者と患者さんとの間で言った，言わないという問題はよくありますが，治療者が何も言っていなくても患者さんは勝手に解釈をするし，いろいろなことが「伝わってしまう」ということが，問題の根幹としてあると思います．ですから，何を話すかとか，場を作るとか，関係作りをするとかについてのイニシアティブは，患者さん側ではなくて，治療者側にあるのではないかと私は思っています．

　では，どうやって関係を作るのかというと，家族関係や友人関係とは違い，大袈裟に訓練をする必要はありません．友人関係や，家族・夫婦関係には普段があります．でも1か月に1回しか会わない患者さんの場合，それほどべったりとする必要はないので，簡単なテクニックみたいなものを覚えるだけでもだいぶ対応できるようになると思いますし，それは重要ではないかと思います．

**野村**　そのテクニックとはたとえばどのようなものでしょうか？

**堀越**　まず，「話さなくても何かが伝わる」というのは，こちらが話さなくても患者さんは考えていて，つまり考えるスピードのほうが話すよりも速いので，こちらが話さないでいると患者さんにはいろいろな考えが出てきてしまいます．だからちゃんと話したほうが良い，挨拶をしたほうが良いということです．

　また，「人は押されれば押し返すか逃げる」ということですが，押すというのは，力で押す以外にも，たとえば論破する，大きい態度に出るなどもそうで，何らかの形で相手を押した場合，普通，押された側は逃げるか，押し返してくるかの2つに1つという法則です．押し返してくる場合，どのように押し返してくるかというと，攻撃してくることもあれば，わざと聞こえないふりをしてみたり，表面上は良い顔をしていてもあとで背後から刺すような方法を取ったりする受動攻撃（passive-aggressive）もあります．ですから，良い関係を作るには，まずは押さないようにするところからスタートするしかありません．

押さなかったかどうかという判断はどのようにするかというと，簡単なのは，相手がうなずいたりすることの他に，言葉を見ていくとわかります．患者さんが「そうなんです，そうなんです」と言っていたら，ある程度心が開いたことの証拠になりますし，逆に「そうじゃなくて，そうじゃなくて」と言っていたり，そういう表情をしていたりするのに構わずに押してしまえば，当然患者さんの心は閉まってしまいます．

### ■ まずは「そうなんです」の関係を作る

**野村** ラポートマーカー（rapport marker）という言葉がありますが，これは人によって違うのですか？

**堀越** いえ，ほとんど同じです．日本語を話すのであれば——英語を話す場合でもそうですが——普通は「YES」と「NO」です．もちろん，あと「わからない」「どちらでもない」がありますが．「YES」と言っている場合は，ある程度心を開いています．そうでないと「YES」と言えません．「NO」と言ったら，確実に心は閉じています．そういう言葉をちゃんと聞いていくということです．「YES」は「ON」の関係，「NO」は「OFF」の関係と言えます．

患者さんが，「先生，でも…」と言っているのに，畳み掛けるようにいろいろな話をして，「あなた，こうでしょ？　こうでしょ？」と言っても，患者さんは，心が開いていないから聞いてはいません．それでは自己満足です．とりあえずは1回心を開けさせたほうがやりやすい．患者さんが「この人の話を聞いてみよう」という状態になるまでは，いろいろなことをやらないほうが得策ではないですかということです．

**野村** 「そうなんです」を作ることの意味ですね．

**堀越** 「そうなんです」という関係をまず作って，しかしずっとその関係作りではいけないので，どこかの時点でシフトしなければなりません．

「そうなんです」だけが欲しいのであれば，サポーティブな支持的療法になってしまいますね．その場合は，患者さんは動けない状態にあるが，患者さん本人が自分でどこかに行ってくれるのを待っている方法です．医療現場でそれをやっていたら，おそらく先に進みません．特にCBTのよ

うな問題焦点型の精神療法ではどこかの段階でアクティブな方向に向かわせないと如何ともし難い．もし本人がどちらかの方向に向かって動かないのであれば，質問をしながらどちらかに向かわせるようにします．質問は相手を動かす最高の道具です．

**野村**　「そうなんです」を作るために，共感とか，感情移入的理解とか，まとめるとか，明確化などの技法があるのですね．

**堀越**　そうです．まだ他にも，いろいろな方法があります．

**野村**　共感を例にとれば，患者さんの感じたことや考えたことを，こちらが理解しているという事実を伝えなければいけないのですね．

**堀越**　そうですね．「この先生は私のことを完全にわかっているんだろう」と患者さんが勝手に思いこむのは危ないですね．なぜなら 100％ 本当のことはわからないからです．「あなたは，このように言っているのですね？」とこちらが聞こえたことを相手に伝えることで，「先生は，完全にではないにしてもここまでは理解しているんだ」と相手もわかりますし，お互いにわかる部分を共有できます．ですから，ちゃんと相手に「こう聞こえました」を返すところまでやって初めて共感と言えます．

### ■ 患者さんのレベルでコミュニケーションをとる

**野村**　原則の3つめがコミュニケーションのレベルの問題ですが，会話のレベルが，挨拶に始まって，「アハ体験」まで5段階ある（図1-4，→p35）．患者さんがそれぞれのレベルで話すので，臨床家は，そのレベルに合わせなければいけないということですか？

**堀越**　しなければいけないということはないでしょうけれども，まずは合わせないと，本人は「わかってもらった」という感じがしないということです．たとえば，医療の世界で訓練された方々は，ほとんどの場合，2番目の「事実」とか「数字」の世界に住んでいるのが，ある意味でのプロだと考えていて，専門用語を使ったり，数字で表したりすればするほど専門的になると考えています．ですが，患者さんの多くはそういう世界には住んでいません．

では患者さんはどこにいるかというと,「俺,これで大丈夫なのか?」とか,「俺はこのままじゃ,死んじゃうんじゃないか?」という考えや信条のレベルや,「俺はもうダメだ,絶望だ」「不安だ」「泣きたい」「悲しい」という感情のレベル,どちらかというともっと**図1-4**(→ p35)の左寄りにいます.ですから共感するためには,まず,患者さんがどのレベルにいるかを同定することから始めて,一度そのレベルに行って,そこで話を聞いてあげないと,本人はいつまで経っても「この先生はわかってくれない」と思ってしまうのです.

インフォームド・コンセントなどもそうですが,相手の感情をわからずに「あなたは癌です.3か月で死にます.わかりましたか?」と,事実・真実・数字の世界から話しかけても,相手は「何を言っているんだ」「わかるけれども…あんまりじゃないか」という心境になる.だから,「その状況だったらメチャクチャ怖いですね」「不安ですね」「心配ですね」「悲しいですね」というレベルの理解が先にないと,人はオープンにはなりませんよ,ということです.

**野村** このステップ1の「ラポート形成」というのは,難しいことではあるけれども,日常生活の付き合いをするわけではない,プロフェッショナルな関係だから,工夫して,トレーニングさえ積めばできるようになるはずだということですね.

**堀越** できるはずです.

**野村** ただし,そこの訓練が,日本の場合不充分ではないか.

**堀越** 不充分ではないかと思います.

**野村** それは,医学教育でもおそらく共通して言えることだと思います.診断学は時間をかけて学ぶけれども,医師と患者さんの関係についての教育は,卒前卒後を含めて多いとは言えないと思います.

**堀越** 最近の competency-based medical education(医療人としての必要な能力を修得させるための教育)の機運の高まりの背後に「わかる医師」ではなく「できる医師」作りの必要性が出てきているからだと思います.

## こころの仕組み図について

### ■ 心と現実，2つの世界

**野村** 「ステップ2：『どうされましたか？』―患者の問題に気付く」（→ p38）を読んで，なるほどと思ったのは，「無意識」という精神分析の言葉を使おうと，「自動思考」というCBTの言葉を使おうと，患者さんから見たら「何らかの理由で気付いていない問題を明らかにする作業である」という点では同じだということですね．

**堀越** そういうことです．治療者側は「無意識だ」「自動思考だ」と言うけれども，患者さん側から見るということを覚えないといけません．自動思考という言葉自体も，私は好きではありません．患者さんには「考え方には癖があるんですよ．よく，ポッと出てくる考え方はありませんか？」などと言ったほうがわかりやすいと思いますね．

**野村** 読んでいて確かにそのとおりだなと思いました．ここで「こころの仕組み図」というのが出てくるのですが，簡単に説明してください（図1-5，→ p40）．

**堀越** これはメタファー，例えです．人間の脳は，大脳があって，大脳辺縁系があって，脳幹とか小脳がありますが，頭の構造として，いちばん上に思考の部分，次に感情の部分，そしていちばん下に行動に関する部分があります．それをそのまま，私はここに「心」として引っ張ってきたのです．

　要は，触れることのできない世界を心の世界と呼んで，逆に実際に触れられる世界を現実の世界と呼んでいます．なぜ心の世界と呼ぶかというと，心というのはいろいろなものを含んでいるので便利な言葉で良いなと思っているからです．

　2つの世界のバランス関係において，心の世界が大きくなればなるほど，人間は普段の生活がし難くなってきます．たとえば「世界中の皆が俺のことを悪く言っているんじゃないか」と言っている人がいたとして，「皆って，いったい誰なんだ？」となったときに，「5人しかいないじゃないか」「世界中って言ってるけど，君，友だちいないでしょ」「狭い世界だ

ねえ」と，現実と言っていることの間には結構な隔たりがあったりする．

　つまり，人間は現実の世界と心の世界のバランスを取って生活していて，それが崩れると変な状況に陥って，心が正常に機能しなくなってくるのです．

**野村**　だから，患者さんの世界を大きく現実と心の2つに分けて括ってみるということですね．

**堀越**　そういうことです．ただ，エイズ患者の緩和ケアを手伝ったときに「死んだらどうなるんでしょう？」ということが話題になりました．それも，ある意味では心の世界ですが，もしかすると「神様がいて…」という宗教的世界があるかもしれません．なので，もしもそういう宗教的な世界が密接に絡む状況になったら，もう1つ，「霊の世界」か何かを作る必要があるかもしれません．そうした場合を除けば，一応普通の世界，普通にわれわれが生きて生活している段階では，現実と心との2つに分けています．

## ■ 感情を見れば考えがわかる

**堀越**　現実の世界で何が起こるか，頭の中，つまり心の世界で何が起こるかということに対して，解釈という行為を私たちは行います．考えるということは，もう一人の自分と会話をすることです．「これは大変なことになった」とか，「またこれだ」という感じです．「またこれだ」とは，前にも同じことがあって繰り返しているということですから，当然，そこにはパターンがあります．だから，患者さんの言葉を聞いていて「またこれなんですよ」とか「どうせこうなんです」と言ったときには，「この人は，いつもこういうパターンなんだな」とわかります．その考え方のルールとか，癖というものは，いつもどう考えるか，どう解釈するかということで，その考えによって今度は感情が出てくるのです．

　たとえば「5億円借金しました」という場合に，「俺は死ぬ」と思うぐらいのショックを受ける人と，「なんてことはねぇ」と受け止める人がいます．つまり，出来事は変わらなくても，現実の状況に照らしてどう解釈す

るかによって危険信号（アラーム），感情の出方が違うことになります．この危険信号—警告ランプ—がどういうものかによって，その人が現実をどう捉えているかもわかる．そこで，アーロン・ベック（Aaron T. Beck）が「認知への王道は感情だ」と言っているのです．つまり，感情を見れば，その人がどう考えているかがわかるということです．

**野村** 感情が入口になるという先ほどの話とつながってきますね．

**堀越** アラームというのは目覚ましと同じで，ガンガン鳴っていたら，私たちは不快なので止めにいきます．止めにいく作業というその部分だけを切り取ると，フロイト（Sigmund Freud）の言うディフェンス・メカニズム（defense mechanism）になりますが，それを「こころの仕組み図」に入れ込むと，この対処行動は，大きく分けて3つの形（統制行動，我慢行動，逃避行動）になって現れてきます．

　我慢型とは，コントロールしようとする行動です．何とかその痛みの原因など，現実をコントロールしようと頑張るタイプです．コントロールできる場所とは2か所しかなくて，自分を変えるか，周りを変えるかです．周りを変えるという人は，当然，行きすぎると暴力的になったり，操作的になります．自分を変える人たちは頑張って燃え尽きてしまったり，どこかで諦めるしかない．諦めるとどうなるかというと，反対側の逃避型になります．「辛いことは，もう絶対にやらない」と言って引きこもってしまったり，それでは苦しいからといって何かを飲んだり，薬物を使ったりして，感情的な痛みから解放されようとして，逃避型に移っていく人もいます．

**野村** 図の中には「痛み止め」もありますね．

**堀越** なぜ図の中に痛み止めを作ったかというと，それは逃避型の一部なのですが，薬物を使ったり，快楽主義だったり，過食したり，性的快感を使ったりして感情の苦しさ—警告ランプ—を即時に消すことを1回覚えてしまうと，それが癖になってしまって，それがないと苦しみが落ちなくなってしまう．そうなってしまった場合には依存症になると私は考えています．逃避型ではありますが，薬物に依存する人たちは結構多いので，特

別にちょっと外して作ったのです．

　いまは順番に話していますが，確実にそのような順番にはなっているわけではありません．もしかすると先に感情を感じて，考えてみたらこうなったというように，感情を感じて考え方が変わったり，行動してみて考え方が変わったりと相互作用していますが，一応このように心は動いているのだろうというものです．

　そして，関係というのを外にもってきた理由として，たとえば性格障害とは，私は「関係病」だと思っていて，関係性にすごく現れてくると思いますね．ですから，この「こころの仕組み図」の中で，関係はすごく重要になっていて，それが引き金になることもあれば，そこに症状が出てくることもあると考えて，関係をここにもってきました．

　これを見ると，「こころの仕組み図」とは bio-psycho-social model なのです．要するに，体といろいろなメンタルなことが関係しあって問題を作っている．その対処としてたとえば引き金に介入するのであれば，予防医学だったり，コミュニティ心理学だったりしますし，身体に介入するのであれば薬物療法，リラクセーション，バイオフィードバックなどになる．考え方（認知）へは認知療法・心理教育です．感情の場合は感情焦点療法とか，人間中心療法で，行動へは行動療法，それら3つを合わせてCBTと考えることができます．

　ですから，治療の違いはどこに強調点を置くかの違いであって，問題は必ずどこか1つの部分だけではなくて，いろいろなところに影響して症状が出てくると，私は考えています．

### ■ 患者さんにも問題点がわかりやすい

**野村**　この「こころの仕組み図」の使い方ですが，基本的には臨床家が，患者さんの問題がどこにあるかを理解するために使うのですか？

**堀越**　それだけではなくて，私はこれの中を白紙にして書き込めるものを用意して，患者さんと一緒に使います．特にCBTを実施する場合は，そうして一緒に問題を書き込んでいきます．たとえば，普通のCBTだと5

カラム，3カラムといったカラム法があり，横に並べて書いていきますが，私はそのようなリニア（一方向的に進めるもの）なものは患者さんにとって難しいと感じることが多いです．

　カラム法ではまず出来事を書きますが，患者さんに「何を考えたか？」と聞いても，「そんなこと覚えてないよ」とか，「そのとき何を感じたかわからない」という答えで先に進まないことがあります．この方法（こころの仕組み図）だとリニアではないので，どこでも，考えつくところから書いてもらうことができます．「引き金は何だったんですか？」「殴ったんです」「じゃあ，そのあいだを，どうやって言ったか埋めてみましょう」と，一緒にやる．それは，ある意味の心理教育になっていくと私は考えていて，これを治療や査定にも使っていきます．

　治療に使うのであれば，あるモーメントごとに問題を切り取って，写真を撮るように出来事を書いてきてもらったり，そのときにどう考えて，どういう行動に出たかをたとえば10枚書いてきてもらうと共通点が見えたりする．そうしたら，「ああ，こういうパターンなのですね．じゃあ…」と，ボールペンの色を変えて「このように変えたら，どうなると思いますか？」というように書きこんだりすると，CBTの認知再構成ができる．使い方は様々ですが，問題がどのように起こっていて，実際の症状がどうなっているかを見るだけでも，もちろん使えると思っています．しかし，注意したいのは紙の作業ばかりに集中していると，それが逃避など，生の自分と向きあったり自分に直に応用しなくて良くなってしまう点で，CBTの認知再構成やモニターが，フロイトのディフェンス・メカニズムになってしまうという皮肉も生まれます．そうさせないのが臨床家の腕かもしれません．

**野村**　「こころの仕組み図」のどこかに患者さんの，1つではないかもしれませんが，焦点になる問題があるのだと考える．そういう理解で良いわけですね．

**堀越**　そうですね．患者さんによっては，身体から入ったほうが入りやすかったりします．引き金から入っていくのであれば，予防的に環境をい

じったり，関係をいじっていったりします．また，「考え方を変えましょう」だったら認知療法というように，こちら側が患者さんとの相談の中で決めていくこともあります．もちろん，この図を使わなくても，頭の中で「この人の場合，感情統制ができないので，まず感情から練習していこうか」と考えるときの1つのマップ，戦略マップのように考えています．

　もちろん，これは正確に頭の中の構造はこうなっていると示しているわけではなく，またそのために作っているものでもありません．あくまでもワーキングモデルなので正確ではないですが，このように説明すれば，患者さん側からすればわかりやすいと思いました．重要なのは「患者さんがわかる」ということです．ある意味の心理教育であり，心の中の状態を見るためのX線写真ということです．

**野村**　一緒にシートを埋めていくことで治療者と患者さんが問題をお互いに認識しやすくなるということですね．言葉だけのやりとりよりもズレが生じる可能性が少なくなるという利点もありそうです．

## 問題に気付かせる

### ■「あなただけが変なわけではない」

**野村**　問題をこちら側が把握したところで，ステップ3の「問題を気付かせる」ないしは「共有する」というプロセスへ進むのですね．ここでは，大きく2つの手法が挙げられていて，1つは心理教育，もう1つは質問法です．

**堀越**　患者さんに問題を知らせるためという意味では，そうですね，その2つです．

**野村**　心理教育とは，「あなたはこういう病気なのだ」とか「こういう問題のパターンがあるのだ」ということを提示して，一般化することですね．最近よく使われる言葉で言えばノーマライジング（normalizing）して，特殊なことでも，あなただけが変なわけでもないという形で伝える．これは一般的な問題であって，一般的な解決策があるということを提示していく

のですね．

**堀越** すぐおわかりかと思いますが，これは操作的診断です．つまり，問題は1つだと考えないやり方です．無意識の中で何かが起こっている，とは考えていなくて，実際にいまはどういう症状が起こっているかということを扱います．当然，こころの仕組み図（図1-5, → p40）では「異常」という考え方も疾病モデルの異常と同じではありません．「こうなったら，誰もがそうなりますよ」という考え方なので，異常というのは常でないという意味であり，正常というのは正に常だ，平均的だという意味で言っているだけで，数が多いグループに入っているか，入っていないかという話をしています．

**野村** 価値について論じているわけではないということですね．

### ■ 心理教育―ホームワークは日本人向き？

**野村** 心理教育は，日本でも最近は結構行われています．講義をしたり，プリントを使ったり，ワークしたり，いろいろな方法があり，一長一短だと思いますが，先生が好んで使われている心理教育のやり方とか，これは日本人向きだなと思われるものはありますか？

**堀越** 私は，紙を用いた質問法をよく使っています．つまり，「普通の人はこのようになりますが，あなたの場合はどうですか？」という話をして，患者さん本人が「私はここが違う」とか，「ここは同じです」というように，答えてもらうことで穴を埋めていく．こういう方法が，患者さんとぶつからなくて良いような気がします．

**野村** ワークシートを使うやり方ですね．

**堀越** なぜかというと，お説教みたいに一方的に話すと，相手は「そうじゃない」とは言いにくいので，「あなただとどうでしょうか？」という形で聞けば話しやすいでしょう．

**野村** 患者さんは，ホームワークをちゃんとやってきますか？

**堀越** やってきますね．もちろんホームワークの出し方によりますが．私がとても不思議だったのは，アメリカの場合はすごく言わないとホーム

ワークをやってこなかったり，書いてこいと言っても書いてこなかったりします．皆がそうではないですけれども，日本の患者さんは，自分から書いたものを持ってくることがある．「今日話したいことのリストを持ってきました」と，患者さんから言われる経験が多いです．だから，書くという作業が比較的身についていると思います．繰り返しになりますが，ホームワークの出し方が重要です．できることをやってもらうほうが良いと思います．

それから，特にCBTの考え方としては，先に公式を教えて，その公式にその人を当てはめさせて，実際にそうかどうかを家で，または生活の場で実験してもらい，問題解決策を習慣化してくださいというのが勝負になります．ですからCBTのようにセッションとセッションの間の普段の生活を臨床として使う療法の場合は，ホームワークはなおさら重要になりますね．

**野村** 日本人向きかもしれないですね．

**堀越** その部分に関しては，そう思いますね．あと，褒めたりすると，日本の患者さんは，普段褒めてもらっていないせいか，すごく喜んでやりますね．ですからできないホームワークをやらせていては，褒められませんね．まぁ，実験だと考えてうまくいってもいかなくても何かを学ぶことが大切です．

### ■ 質問法—患者のパターンを気付かせるには？

**野村** 次の質問法についてですが，オープン・クエッション（open question）とクローズド・クエッション（closed question）というのはよく言われることですけれども，さらに中間的な質問方法というのがあります．それがCBTでいうソクラテス式質問だったり，ガイデッド・ディスカバリー（guided discovery）と言われるものだったりして，これを習得するのが難しいという気がします．臨床で中間的な質問方法をやっていく上で，何か参考になることがあれば教えていただけますか．

**堀越** コツみたいなものですね．私は，日本の精神科医の先生たちとこの

2年ぐらい一緒にいろいろと取り組んでいますが，彼らは結構できていると思っています．ただそれを意識的にすれば良いだけだと思います．オープン・クエッションとクローズド・クエッションがあって，クローズドは駄目だとよく考えますが，もちろんそんなことはありません．たとえば相手が非常に混乱しているときにオープン・クエッションをしたらもっと混乱するので，当然「ここはクローズドで聞いてあげれば，はい・いいえで答えやすい」と考えられます．不安症の人たちも，クローズドで聞いてあげたほうが落ち着くときがありますし，発達障害圏の患者さんの場合もある意味で具体的な質問でないとついて来られない場合が多いと思います．それは臨床家のさじ加減だと思います．

　ソクラテス式質問やガイデッド・ディスカバリーは，着地点をどこへ持っていきたいかが，比較的はっきりしている質問法です．たとえば，初回面談ではどちらかというと全体に「どんなことが起こっているのでしょう？」で良いですが，だんだんと焦点を絞っていって，たとえば考え方に持っていきたいとか，感情に持っていきたいということを考えて聞く質問法です．そこでの典型的な質問は，「そのときにあなたは何をお感じになりましたか？」とか，「何か頭に浮かんだことはありませんか？」というものです．これは，きちんと意識して練習しないとトンチンカンなことを聞いてしまうので，私がまず練習させるのは，ヒント・アクセント法という練習法です．

　これは，相手が言ったことで「これはヒントだな」と思うような言葉，具体的には「いつも私はこうなんです」の「いつも何々」とか，「またこれが起こりました」の「また何々」というもので，それを相手にそのまま返す練習です．質問形式まで作ろうとするとなかなか大変なので，まずは引っかかったところだけを取り上げてみる．

　たとえば「いつも私は負け犬なんですよ」という言葉の，「いつも」に引っかかったら「へえ，いつもなんですか」と返したり，「負け犬」という言葉だけを返して，「負け犬なんですか」というようにアクセントになっている言葉だけを拾う方法で，そういう練習から始めると楽だと思いま

す．それができるようになったら今度は，「何が思い浮かぶんですか？」とか，「いつもというのは，100％のうちの何％の話ですか？」という形で，患者本人が，自分で言ったことをもう一歩掘り下げられるような質問をするなど，段々とハードルを上げていくのです．

　結果的に患者さんが，「なんだ，俺ってこんなパターンを持っているんだ」とか，「いつもって言ってるけど，ホントはいつもじゃなかったんだ」ということに気付けるように持っていくという質問のアプローチです．

**野村**　いずれにしても，これに関してはある程度のトレーニングが必要ですね．

**堀越**　ちょっと意識的に行うだけで良いのです．トレーニングと言うとすごく大変なことのようですが，大勢の患者さんを診察している医師であれば経験を積んでいるので，ほんのちょっと考えれば誰でもできると思います．実際に既にできている人もたくさんいると思います．覚えておきたいのは，質問すると，その話題の方向に心が動くということです．ですから心を動かしたいなら，質問を使う方法が常套手段です．

## 介入法の決定

**野村**　最後のステップ 4 の「介入作業」のところですが，「精神療法における介入法の相違点と共通点」(→ p59) というところで，患者さんというのは暗いトンネルに迷い込んでしまった人だと比喩的に表現されています．精神分析であれば入口を探す，人間中心療法，ゲシュタルト療法 (Gestalt therapy) は，ここが何処かを探らせる．CBT であれば出口を探すというような比喩ですね．

**堀越**　すごく大雑把な言い方ですが．

**野村**　この「介入法の相違点」とは，具体的には技法の違いと理解すれば良いですか？

**堀越**　そう思います．

**野村**　そうすると患者の問題，ステップ 1・2・3 を踏まえたところで，ど

のモデルを使って介入していくのが妥当であるかという判断をして，ここは対人関係療法が良いとか，これは CBT が良いとかの判断をしていくということですか？

**堀越** そういうことですね．そこでエビデンスが出てきて，「エビデンスがこうだから，多分この問題にはこれが良いんじゃないか」と進めていきますね．

**野村** そうすると，たとえばパニック障害ならこういうアプローチが良いだろうとか，強迫性障害ならこういうアプローチが良いだろうといったことが，だいたい介入法として決まってくる．そこからは各論になるので，後で伺いたいと思います．

## 変えられるものと変えられないもの

**野村** もう 1 つ質問させてください．結果が変えられる問題と変えられない問題という分け方のところ（→ p57）を読んでいて，結果が変えられるか，変えられないかをこちらが判断できないケースが結構多いのではないかという気がしましたが，どうでしょうか？ もちろん，まず変えられないことはありますよね．たとえば末期癌と診断された方がさらに 10 年生きるのはなかなか難しい．そういう意味で変えられないものはあります．しかし，人の可能性というのはなかなかわかりにくい面があって，不可能だと思っていたことができるようになったり，「この人は社会復帰が難しいだろうな」と思った患者さんが何年もしてから仕事を始める，といったことを長く臨床をしていると経験することがありますよね．

**堀越** 逆もありますね．大丈夫だと思ったのが，ぜんぜん改善しない．

**野村** そのあたりは，仮説として一応考えるということですね？

**堀越** そうですね．変えられる・変えられないということが強調点になってしまっていますが，本当のことを言うと，現場でちゃんとそれに向かい合うか，向かい合わないかのほうが大事です．

CBT であれ，別の療法であれ，問題から逃避している限りは回復はし

ないと思います．そこで問題に向かい合わせるというときに，「これは変えられる問題なのか，変えられない問題なのか」のどちらかに振ると，少なくとも向かい合うことは確かです．変えられないなら考え方を，変えられるなら行動を変えようということで道筋が見えやすいように思います．

　変えられるか，変えられないかは 100% はわからないですが，それを言うと，条理問題・不条理問題も全部わからなくなってしまうんです．たとえば「洪水が起こったのは俺のせいじゃない」と言うけれども，その原因が人間の便利な暮らしが生みだした「地球温暖化」にあるという話になったら，ほんの少しだけど関わっているかもしれない．また犯罪被害でも，「自分がそこに行かなければ問題には巻き込まれなかった」というのは，確かにそうかもしれない．しかし，わかっていてそこへ行ったのでないなら，自分のせいではないと言えるのではないでしょうか．

**野村**　患者さんには，不条理問題を条理問題にしてしまう人もいますね，「自分がこれをしなければ…」とか．虐待などの場合，「自分がこうじゃなければ，虐待を受けなくて済んだ」とか，問題は不条理なのに，条理の問題にしてしまっている．

**堀越**　確かにそういう事例もありますね．それに，変えられるのにやらないという人もいます．同じことですが，たとえば「自分のせいじゃないから，助けてくれ」みたいなね．

　ですから，ここの部分は，私が刑務所の矯正教育に関わっている関係で刑務所に行ったときによく話すことですが，犯罪被害者の方々は不条理問題側にいて，受刑者は条理問題側にいると考えることができると思います．結局，やることははっきりしていて，問題チャートの図（**図 1-7**，→ p57）で言うと下線部になります．条理問題であれ不条理問題であれ，問題を持った人がその四角の部分を実行できるように助けていくのが私たちの仕事だと思います．そしてその内容についていろいろなやり方があるのだと思います．でも，この部分は確かに難しいです．

**野村**　一般に人のせいにする傾向が強い人は，治りにくいという印象がありますね．自責感が強すぎてもいけないですが．

**堀越** そうですね．そういう点でも，こうした分け方は意味があると思います．先ほどの分類に話を戻すと，こういった図式を提示すると「そんなに簡単じゃないだろう」と言われるところがいっぱいありますし，私もそれに同感です．実際に患者さんを診ていたら，そんなにきれいに条理問題・不条理問題と分けられないし，変えられる・変えられないも同じです．それに，向かい合っている・向かい合っていないというのも，そんなにきれいに分けられませんから，そういった点で偉い先生方にいろいろと言われそうだなというのは，もちろんあります（笑）．確かに複雑です．「申し訳ありませんでした」と謝ったからどうなるものでもないので，患者さんには「実際は複雑だねえ」と言って，「さて，じゃあどうしましょうか」と一緒に悩んでいます．

**野村** でも，われわれには何らかの枠組みが必要ですし，その点で非常に参考になると思います．

**堀越** CBTの話をするときには，CBTとはこういう論法になっていて，行動か，認知か，感情かという話をすると思います．その人が現実困難を持っているときには，問題解決策を考えて行動を変えていって…というプロセスです．「現実を受け入れられないから問題が起こっている」とか，「勝手に思い込みをしているから問題が起こる」となったら，認知を変えていこうというのがCBTですから，いままで話したような手法はCBTを行うときには便利だと思います．なぜかというと，「自然法則の中では，大体こういう仕組みになっているものだ」という平均的な話からスタートするからです．まずは，ノーマライズというか，平均値または公式を見せるところから始めて，それに当てはめてもらうという手順ですので，割り切れる公式を見せる必要があると思います．ですので，あくまでも1つの仮説として受け取ってもらえれば良いと思います．

**野村** ありがとうございました．それでは，この先は，具体的な症状や障害を取り上げながら，アプローチの仕方を伺いたいと思います．

# 2. 気分障害へのアプローチ

## うつ病の基礎知識

**野村** ここからは各論に入ります．まずは，うつ病からお話を伺いたいと思います．うつ病は，今日の精神医学の最大のテーマと言って良いでしょう．とにかく患者さんが増えています．厚生労働省の統計では，気分障害に分類される患者数が，この10年間でおよそ3倍になり，100万人を超えています．双極性障害が大幅に増えていることは考えにくいので，いわゆる単極性のうつ病が増えていると思われます．自殺者も3万人を超えて推移していますし，非常に深刻な問題であることは間違いがない．日本だけではなく，WHOもうつ病が大きな影響を与える疾患だと明言しています．

また，新型うつといわれるタイプの患者が増えているという指摘があります．いろいろな亜型が提示されていますが，細かいことはともかくとして，いわゆる内因性うつ病と幾つかの点で大きな違いがありそうです．内因性うつ病の場合，几帳面で勤勉という病前性格の人が，疲弊し消耗してうつ病になる．そうであれば，きちんと休養を取ってもらって投薬することでかなりの程度改善が見込まれます．しかし，新型うつの場合，どうもそういう治療ではうまくいかないことが少なくありません．症状自体は軽症ですが，だからといって決して治りやすいわけではない．新型うつという名称の是非はともかくとしてこれもトピックスの1つです．

うつ病に対して新薬が次々出て，薬物療法が盛んに行われています．新しい薬が開発され，治療の選択肢が増えるのは喜ばしいことですが，一方

で薬だけでは治らない患者さんが多数いることは間違いないので，どのような精神療法的な対応をするかが大きな課題だと感じています．休養を取り服薬するというこれまでの治療法が裏目に出るように感じることもあります．

## うつ病に対する精神療法

### ■ 精神療法の現場をどこにするか

**野村**　まずは先生が考えるデプレッション（depression）という言葉の概念，精神療法の基本のようなところから少し話していただきましょうか．

**堀越**　理論や技法について話す前に，精神療法を行うときに，その現場はどこかということを重要な問題として考えておく必要があります．毎週，たとえば企業の面接室で定期的に 30 分，45 分などの時間があって，そこで精神療法が行われているという場合と，認知行動療法（CBT）のように，面接室だけが精神療法の場所ではなくて，宿題などの形で実際に練習をしたり，ある意味でそれを習慣化させるというように，現場は患者さんの家とか，生活しているところという場合の 2 つがあると思うのです．

**野村**　現場をどこに設定するかを考えるのですね．

**堀越**　はい．精神分析や精神力動療法は，どちらかというと各面接，つまりそれぞれのセッションが勝負になってきます．たとえばうつ病の場合も，うつ病をセッションの中でどう扱っていくかと考えます．

　一方，たとえば CBT のように，短期間でわりと効果が上がっている療法のほとんどは，その場（＝臨床の診療室）で何かをやっているというよりは，宿題などの形で，自分でやってもらい，そこで成果を出し，その結果を次の診察で報告してもらって，改善していく．つまり between session と言って，セッションとセッションの間を使おうというやり方です．時間の枠は 45 分であっても，本当に何かを実施する部分は枠の外に持っていくという考え方です．たとえば全 15 回といっても，実際はそのセッションとセッションの間の 4 日間なり，6 日間なりを足している数な

ので….

**野村** 実際にはかなりの時間をかけているということになるわけですね．

**堀越** ですから，アプローチの仕方もちょっと違ってきています．うつ病についていえば，最近はその人が普段，家でどのように生活しているのかというところから調べていくという考え方が出てきていて，1週間どんなスケジュールで動いているかを書いてきてもらったりします．

　うつ病の人であれば，生活のパターンがある程度できています．「この用紙に書き込んで来てください」と言うと，「宿題は嫌だ」と答える人もいますが，そこが治療者の腕の見せどころです．書くのが嫌なら顔のマークなど簡単な記号に変えてみたり，インターネットを使ったり，何らかの工夫をして，なるべく簡単にその人が何にどのくらい時間を使っているかがわかるように，「週間活動表」などの記録を付けてもらいます．

**野村** 日常生活で，患者さんがどのような暮らし方をしているのかが，まずはポイントになるわけですね．

**堀越** そうですね．うつ病の場合，「いま，どんな考え方をしているのか」「いま，どんな生活をしているのか」を探っていくと結構特徴的な考え方や行動パターンが見えてくると思います．

### ■ うつ病には特徴的なパターンがある

**野村** うつ病の考え方や行動パターンをどのように捉えていますか？

**堀越** 私のモデルでは「考え方」があって，「感情」があって，「行動」があって，「身体」があって…というように意識的に切り分けていくのですが，うつ病の患者さんではそれらの要素のつながりが星座みたいに1つの特徴ある形になって浮かびあがります．

**野村** 全体像としては特徴的なパターンがあるということですね．具体的にはどのようなものですか？

**堀越** たとえばうつの場合，身体がピンピン元気な人はあまりいませんね．ほとんどの場合は身体は疲れやすくなり，反応は鈍くなり，眠りも浅くなるなどの身体症状が出てきます．行動の面では，うつなのに元気だと

いうと普通のうつとは様子が違い，新型うつのような感じになってきます．全般的ではなくて，場面場面で調子が悪いというのも新型うつらしいですね．普通のうつだとどちらかというと引きこもっていってしまうものですが，どんどん外に出て行くということになると，多分うつではなく，何か他の問題があるだろうと考えられます．本来うつの場合には，行動面は明らかに引っ込んでいくものですが，そうやって引きこもっていくと当然関係は孤立していき，孤立すれば感情にも影響が出てきます．感情は，誰かに反射させることでポジティブになります．独りでいて勝手に楽しい，嬉しいなどのポジティブな感情がどんどん湧いてくるということにはなりません．もし部屋で1人で大笑いをしていたり，大騒ぎしているということになれば…．

**野村** これはおかしいということになるでしょうね．

**堀越** 多分マニック（manic）か薬物使用を疑っていくことになると思います．うつであれば普通，回避したり，引っ込み思案になって，人と会わなくなるなど孤立していくので，結果的に感情はどんどんネガティブになっていきます．当然その背後には，そこに導く考え方があります．

**野村** 行動から感情，考え方へと繋がる一定のパターンがあるのですね．

**堀越** うつ病というのは気分障害なので，感情的な落ち込みに加えて，考え方がどちらかというと否定的で過去に向かうという傾向があります．前に向かってはいけないという感じです．不安障害の人たちが，「〜が起こるかもしれない」と言わば前向きに問題を作ってしまうのと対極的です．たとえば未来や置かれた環境について明るく考えてはいないでしょうし，自分についても「自分はダメだ」と考えるものです．

### ■ うつ病の「重症度」の考え方

**野村** うつ病に関する精神療法の適応についてはどのように考えていますか？　症状の重症度と当然関係してくるのかなと思うのですが．

**堀越** 重症度ということでは，まず現実から離れていけばいくほど重症と言えます．先にも言ったように身体もどんどんひどい状況になって動けな

くなっていきますし，回避行動が進めば家から出て来なくなって，俗にいう引きこもり状態になったりもします．つまり，それぞれの部分に出てくる症状がどれだけ重いかでうつ病の重症度も決まります．

　病気だからというよりは，操作的な診断として，その人のいろいろな部分にどういう症状が出てきているか，どれだけ機能しなくなっているかによって重さを判断すると良いと私は考えています．

**野村**　客観的な評価では，どのようなものを使っていますか．

**堀越**　標準化された尺度で，たとえば HAMD-17 とか，構造化面接は GRID-HAMD，それから自記式のものではベックの BDI-Ⅱ，スクリーニングですけど K10 とか K6 です．最近は QIDS や M.I.N.I. も使います．

**野村**　いろいろなやり方がありますよね．

**堀越**　そういう標準化されたテストで見れば，他の人と比べてどれぐらいの程度の症状ですよというのを客観的に見ることができます．客観的な方法の他に，本人の自己申告の SUDs（主観的不快指数）という方法もあります．「いまは，落ち込みは 0 から 100 までのうちどれぐらいですか」と聞いて「90 くらいです」と言えばかなり深刻だとなります．

　こういう客観的な重症度の評価と同時に，「性格的に以前からこういう人なのかもしれない」「きっかけがあってこうなっている」なども大事な点です．「きっかけがないのに，グーッとうつっぽくなってきた」という場合，何か身体的（organic）な原因があるのではないかと考え，女性だったら「何か婦人科系の問題はないのですか」とか，「糖尿病は」「甲状腺は」というものを疑っていきます．また，明らかに何か大切なもの，または人を失ったのなら，それはうつといっても，悲嘆の悲しみになるでしょう．

**野村**　そういうふうに，状況とか，その人の生い立ちなども考えていくのですね．

**堀越**　はい．「明らかにこの人の場合はうつ病というものだ」と考えられる場合と，何かの出来事に対する反応として起こっているものとを区別していきます．それがどのくらい長く続いているかを見て，たとえば 15 年前の出来事をまだ引きずっているとしたら，「これ，何かちょっとおかし

くないですか」という話になる．

**野村** 横断面の評価とは別に，うつが生じてきた要因，背景も重要となる．

**堀越** そういうことです．発育歴，家族歴などですね．

**野村** たとえばICDの診断基準では，うつ病が重いか軽いかというのは，ICDの項目のうち幾つあれば軽い，幾つ以上で重いという考え方をしますよね．けれども，実際の臨床現場では必ずしもそうはならない場合もあるのではないかと感じています．たとえ該当項目は少なくてもすごく深刻で重い，自殺念慮が離れないとか，そういうケースもある気がします．うつ病の患者さんの数が増えて症状も多様化しているので，現場でいろいろな混乱が起きているように感じています．

### ■ 患者さんが助けを求めているか

**野村** 全ての患者さんが積極的な精神療法の対象にはならないでしょうし，ある種の患者さんには精神療法的な介入をするよりは，休養をきちんと取って服薬をしてもらい，支持的な対応にとどめるほうが良いのかもしれない．そのあたりを見極めていくポイントはあるのでしょうか？

**堀越** 先ほどのモデルで考えると，「この人は，うつになるとどういう行動に出てくるか」といったパターンを見極めることで決まると思います．そのパターンが平均的でない形になっていて，一部だけが異様な症状を呈しているとなれば，何か特別な遺伝的なものや身体ベースのものに原因がある，つまりハードの問題であってソフトの問題ではないと考えます．

**野村** 行動にいちばん注目をしていくことになりますか？

**堀越** どれかを重視するというより全体だと思います．要するに，どういうパターンでその人が問題を解決しているのか．たとえば，重いうつでも「助けてください」と言って他人に手を伸ばす人ならおそらく助けられるでしょうが，その人がどんどん孤立するタイプの場合，回復には時間がかかることになります．なぜなら，もともと人は孤立して独りぼっちになるとその分考える，すなわち内側の自分と話すようになり，その自分が明るく励ましてくれる自分ではない場合はネガティブな気分が増えてきます．

うつ病は気分障害ですから，休ませるのは重要なのですが，独りにさせて，自分だけの時間を増やして反復的に自分との対話を増やせば増やすほど気分はどんどん滅入っていって，ポジティブな気持ちが出る可能性が低くなるという悪循環に陥りかねないということです．

**野村** なるほど．いったんそうなってしまった場合にはどうしていますか？

**堀越** 私の場合は，医師に投薬してもらって，とりあえず気分を薬で持ち上げて，ネガティブな気持ちの穴から出て来てもらってから何をするかを考えます．

　だから，その人が苦しんでいながらも，パターンとして他人に手を伸ばしていくパターンがあれば，薬がなくてもうまくいくかもしれません．けれども，往々にしてひどくなっていくケースというのは，孤立していくパターンだと思います．

**野村** それは，うつだからそうなのか，それともそのパターンだからうつなのか….

**堀越** 卵が先か鶏が先か，という問題ですね．私の場合は，認知・感情・行動のパターンを見るのと同時に関係性を見て，重症か重症じゃないかを判断しているということだと思います．

**野村** 1つのポイントとしては，患者さんが援助を求めてきているかどうかですか？

**堀越** それはすごく大きいと思います．

**野村** 外来に来ているわけだから，全く援助を求めていない人はいないはずですが，そうは言っても，受診していながら，いざとなると本当のところは助けをあまり求めない人もいます．積極的に助けを求めることができる人の場合は，精神療法による対応で何とかなっていくのではないかと考えられるということですね？

**堀越** はい．それからもう1つは，その人が助けを求めない理由があると思うのです．たとえば，これまで傷つけられてきたとか，人が信じられないとか，手を伸ばしたけど裏切られてしまったとか，いろいろな理由があります．それから，本人にもわからないようなものに疾病利得などがあり

ます．

　それらは，ある意味でパターン化された問題解決策になるので，その問題解決策を見て，人とつながれるようにするとか，「助けて」と言えるように持っていけるかどうかがすごく重要だと思います．

**野村**　一見助けを求めていないような患者さんに対しても，介入の取っ掛かりはあるということですね．

**堀越**　それができないならば，簡単な方法は使えないと思うので，薬でちょっと気分を持ち上げて，長期間の精神療法をやりながら，他人を信じられない部分などを少しずつ解きほぐしていく必要があるかもしれません．こういう問題は，時間がかかって良いのであれば精神力動療法や関係療法などが適切かもしれません．2人心理学で，内側で起こっている対人関係をいじるということです．しかし，本人がある程度こちらに何かを投げかけたり，「私は良くなりたいのだ」と思っているヒントが見える人，つまり自我がそれだけできている人には，1人心理学のCBT的なアプローチを行うこともあります．

## ■ 短期間のうつ病治療にはCBT

**野村**　重症でないうつ病の場合は，CBTがいちばん使いやすい方法の1つですか？

**堀越**　医療現場の中でいえば，そうかもしれません．なぜかというと，多くは回数が決まっていますし，結果を数値化しやすいですから．それと，コメディカルと医師とのコラボレーションがいちばん大事だと思っています．なぜかというと，うつ病は案外死と隣り合わせになっているので，投薬できることと保護できることが安心材料になります．その人が危ないときに，無理にでも入院させられるのは法律的には医師しかいません．そういう意味でも，医師がいると安心です．

　それに加え，先ほども言いましたが，アメリカでは心理療法自体が，完全に医療の中で行われています．日本では，心理療法は医療の外で行われている感じですね．つまり，医療は医療で，心理療法は心理療法．そうい

う意味でも，日本では医師と心理士は組んで治療にあたるほうが安心だと思います．なぜかというと，繰り返しになりますが，死ぬ・死なないの問題もありますし，やはり本人は苦しいですから，一時的に薬で持ち上げてあげたほうが良い場合もありますね．ただ「休んでいなさい」と言われるのと，薬をもらうのとでは，やはり違いますし，休みながらも何か課題を出すのも良いでしょう．全て自然寛解に任せて，家でゴロゴロしているだけだと，どんどん孤立して，結果的にうつ病が悪化することも多いです．

**野村** うつ病の治療法については，最近アメリカの治療法だけでなく，イギリスのやり方も注目されていますね．特に軽症例については，薬物療法ではなく心理教育とエクササイズが適応だとされています．アメリカとイギリスの違いをどのように考えていますか？

**堀越** それは，保険の違いだと思います．アメリカの場合，全部払ってはくれませんけど，イギリスの場合は，もっと大がかりに何百億円も使ってCBTを行っています．アメリカには，そのような国の制度がありません．

**野村** アメリカでは軽症でも選択的セロトニン再取り込み阻害薬（SSRI）などの薬物療法が第一選択ですが，そのあたりも含めて，その国の医療経済が絡んできているということでしょうか．

**堀越** 確かにそれはあると思います．

**野村** 保険のシステムに合わせて治療の仕方が変わってきてしまうというのは…．

**堀越** それは仕方がないというか，当然だと思います．

**野村** 海外の治療プログラムやガイドラインを参照する際に，その国の保険システムを念頭に置く必要があるということですね．純粋に医学的な理由だけで治療ガイドラインが作られているわけではないのに，日本には海外の方法を妙に理想化する傾向があるような気がします．日本には日本の保険制度に合わせた治療方法があって然るべきだということになる．

**堀越** その通りです．

図 2-2 うつ病初期治療の CBT

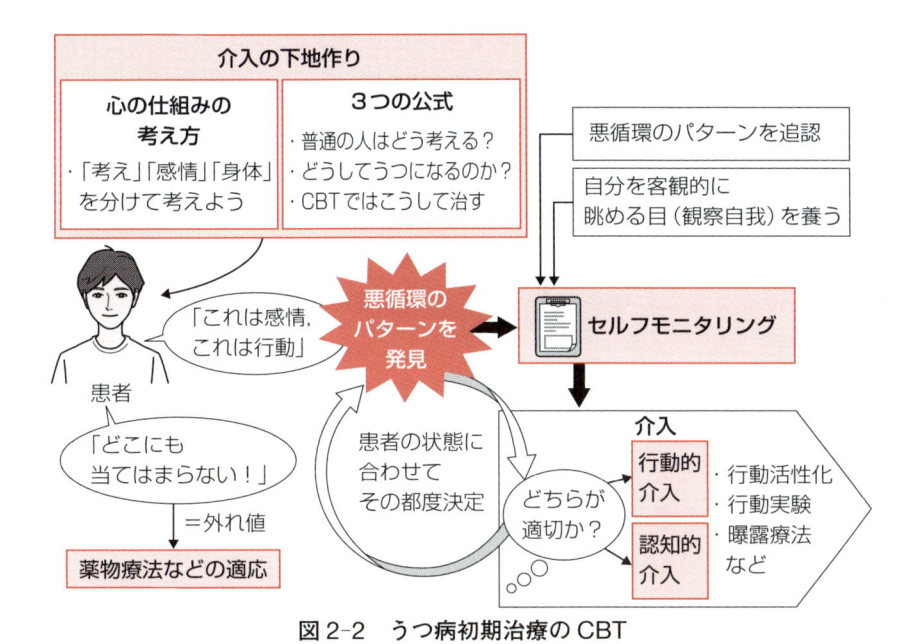

## うつ病へのアプローチ— CBT のポイント（図 2-2）

### ■ 心の構造と 3 つの公式

**野村** うつ病の初期治療の話に入っていきます．まず，うつ病に対する CBT のポイントを挙げてください．

**堀越** CBT と，他の方法の大きな違いは何かというと，CBT は先に手の内を見せてしまう，つまり公式を先に渡してしまうのがポイントです．

やり方としては，心理教育という方法を取ります．お説教にはならないように，なるべく質問などをしながら，一緒に学んでいくところが重要です．「心って，こういう仕組みになっていますよ」ということと，3 つの公式があることを教えます．

まず，心はこういう仕組みになっていますということから学びます．特に CBT の場合に重要なのは心の構造を分けることで，心を「考え方」「感

情」「行動」「身体」とに分けて捉えます．なぜ分けるかというと，「これがこうだと，次にこのように影響される」という形に心の動いていくプロセスを見えるようにするためです．

**野村**　患者さんにも，心の仕組みを知っておいてもらう．

**堀越**　この分けるという作業が，すごく重要です．ところが，初めにもお話ししたとおり，日本の文化では心の構造を分けていないので，いきなりCBTを持ってきてもなかなかうまくいきません．たとえば日本では，普段「感情」という言葉はほとんど使われません．「相手の感情を傷つける」とは言いますが，感情というものが欧米で言う感情とはかなり違っています．気分とか，気持ちという言い方になりますが，日本で気持ちというと，身体の部分もかなり含まれてしまっています．患者さんに「どんな気持ちですか」と聞くと考え方を話し始めたりしますし，「気持ちが悪い」と言ったら「吐きそうだ」という身体的な部分の表現にもなっています．

**野村**　「気分が悪い」というのも同じですね．

**堀越**　まさにそうですね．そういう意味で，CBTをやろうとするときに，モニター用紙とか何とかと言う前に，「人間の心って，こういうふうに分けて考えられるんですよ」という前提を教えるのです．前にも述べたように英語だと，「I feel…」と言った瞬間に感情に，「I think…」と言ったら考えになっていて，普通の生活から分けて考えられている．でも日本はそうじゃないので，そこをきちんと押さえながら，公式をまず教えます．

**野村**　3つの公式があるということでしたね．

**堀越**　そうです．まず，「このように考えると，こんな気分（感情）になりますよね．そうすると，普通はどんな行動に出ますか？」といったことを相手に問いかけながら，ノーマライズしていく．つまり1つ目の公式は，「普通の人はこのようになるんですよ」という平均的な状態についての話です．CBTであれば，CBTのモデルになります．

　2つ目の公式は，「どうやったらうつになるのか」という話です．「考え方がだいたいマイナス思考であったり，独りぼっちであったり，いつも逃避や回避をしていたりすると，どんどん気分がうつになっていきます」と

いう話をして，ごく当たり前の人，ノーマルな人はこのようにうつになりますという公式を伝えます．
　3つ目が，「CBTとはどういうことをするのか？」という公式です．「メガネに色がついていると，世界はその色に見えます．メガネを変えれば良いですよね」というような話をしながら，「こうやれば良くなりますよ」とこれら3つの公式を渡します．

**野村**　まずはこちらの手の内を見せて，うつ病というのはこういう病気であって，こういうかたちで治していくのだということを共有するのですね．

**堀越**　はい．「あなたは気分が落ち込んでうつと言われる状況になっていますが，果たしてあなたの状況はこの公式にあてはまるかどうか，一緒に考えましょう」と言って，「どうですか，気分は？」「何か罪悪感があります」「ああ，罪悪感ですね．それは感情というより考えに近いですね．どう考えると罪悪感が強くなっていますか．じゃあ，この考えのところに入れましょう」と，問題の発生の仕組みを図式化して見えるようにします．ケース・フォーミュレーションという作業です．

　こうやって「これは感情でこれは行動」などと分ける作業をしていくと，普通の人は大体どこかにあてはまるもので，悪循環のパターンが見えてきます．時々とんでもなくあてはまらない人がいますが，その人の問題は明らかに"外れ値"なので，「精神科医に会って，お薬をもらってください」ということになります．

## ■ セルフモニタリングはCBTの要

**堀越**　認知行動モデルの枠組みにあてはまる人であれば，大体は同じ方法で良くなりますので，「あなたが，普段の生活の中で，これと同じように動いているかどうかを見てみましょう」と，モニター用紙を渡して，「1週間，モニターしてください」となります．

**野村**　セルフモニタリングはCBTの1つの要ですね．

**堀越**　そうですね．うつが本当に話し合ったような状況で作られているかどうか，問題となるパターンがそこにあるのかどうかを，普段の生活の中

で紙に書いたりしながら考えてもらいます．つまり，外在化して見えるようにするということです．それは同時に，自分がパターンにはまっていることに気付いてもらうことと，どういうところでどう悪循環のパターンにはまっていくのかを知って，自分を第三者的に眺める観察自我を無理やりに作ることになります．精神力動療法では1年くらいの長い時間がかかるようなことですが，平均的な公式を見せてから，自分がその公式に当てはまるかどうかを紙に書かせることで，自分を観察するもう1人の自分を無理に作っているという感じです．子どもの場合，よくやるのは問題に名前を付けることです．たとえば「うつちゃん」だとか，強迫性障害（OCD）だと「Oちゃん」とかにして，「今週のあなたのOちゃん，どうでしたか」と聞くのです．するとその瞬間に，患者さんは自分のOCDを，もう1人の自分の目で眺めるという作業をします．

**野村** そうやって，わざと自分を第三者的に見るという作業をさせるのですね．

**堀越** 問題となるパターンに気付く，観察自我を作るという2つがモニターの役割です．モニターを一緒に見ながら，うつになる材料が本当にあるのかどうかを確認するのです．「よく見ると，いつも逃げてる感じだけどどうでしょう？　逃避しないためにはどうしたら良いでしょう？」などと話し合って，行動活性化という行動的な介入を始めます．

**野村** モニターしつつ次の段階に進む．

## ■ 行動への介入―実験的態度で

**堀越** 行動活性化といっても，「うつで仕事に行けないんです」と言う人に，「1回で良いから，今週仕事に行きましょう」と言っても，そんなことはできるわけがないので，小さな行動を活性化させることから始めます．たとえば，「いままでにやったことがないことを，ちょっとやってみよう」とすごく簡単なことを課題にします．「いつものコーラを，違う銘柄のコーラに変えてみよう」と言って「気分はどうだった？　あまり変わらなかった？」などということから個人の行動実験を始めます．これは，行動活性

化の延長線上にある行動的な介入なのですが，テーラーメイドで個人的に作るので個人実験と言う場合もあります．

　ほとんどの人は，そういう実験的な態度がありません．うつになると，白か黒かで「俺はダメだ…」と極端に考えます．「ダメかもしれないし，ダメじゃないかもしれない」という現実的な考え方を作らなければならないので，実験をしてもらう．

**野村**　実験ですか？

**堀越**　どういう意味かというと，失敗をしても良いということです．失敗することで何が障害かがわかりますし，うまくいったら「ああ，これは良いです．成功ですよ」となり，どちらに転んでも何かを学べます．それを確認してから，個人実験を始めます．たとえば「10秒間空を眺めるとどうだったか」「新しいくつ下をはいてみる」とか，女の人なら「髪の毛の色を変えてみる」「口紅の色を変えてみる」といった簡単なものから始めます．まずはちょっと行動を動かしてみて，気分が変わったという喜びと達成感を測っていく．それを書いていくと，「ああ，ここは上がった．ここは下がった」という推移が見えてきます．気分が動いたらだんだん重いものに移行します．

**野村**　ここでもモニターが重要になりますね．

**堀越**　はい．どういうときに上がって，どういうときに下がったかを実験しながら，やがて回避している物や逃避している責任などに向き合わせるようにしていきます．ここまで来ると曝露療法になります．たとえば，うつの上にパニックになっている人がいたら，パニックを引き起こすと思われるもの，たとえばそれが電車なら，電車にだんだん乗れるようにしていく．特に身体的な不調がないのであれば，「1日外に出られるようにしていこうか」みたいな感じで曝露していくことになります．

**野村**　段階的に課題を設定するということですね．行動活性化のやり方にもいろいろ工夫が必要になる．その際，実験的態度というか，実際に自分でやって試してみようという感覚を患者さんに持ってもらうのが大切だということですね．

**堀越** 行動をまず動かしていくわけですが，そこで具体的内容はいろいろと選択してもらうことになります．引きこもっている場合は，いきなり行動から動かすのはなかなか難しいと思います．「じゃあ，考え方から変えていきましょう」ということになります．

### ■ 認知から入るか，行動から入るか

**堀越** まずパラダイムとして，行動を変える・考えを変えるの2つの選択肢があるので，行動が駄目なら考え，考えが駄目なら行動で対応します．どちらを先にするかは，CBTの場合は患者さんに合わせて「どっちが良いですか」と聞きながら進めます．

**野村** 患者さんの状態に合わせてやり方を変えていく．

**堀越** そういうことになります．考え方はどうやって変えていくかというと，普通，感情を見て，その感情の裏にどういう考え方があるのかを見ていきます．ほとんどの人は，うつになると何かを失っていますので「悲しみ」などが出てきます．感情がわかればその裏側にどんな考えが浮かぶかが大体わかります．そこで，実際にどんな考えが浮かんだのかを，モニター用紙などの記録紙を使って「こういう出来事が起こったら，どんな考えが浮かんだか」と次の1週間記録してもらいます．

**野村** うつになるパターンを見つけているわけですね．

**堀越** その次に「いつもこうなっちゃう」とか「いつもこうしている」ということに対して，「違うことをやるとどうなるでしょうか」とか「本当にそれってそうなのか？」ということに挑戦したりすることで，新しい考え方を身に付けてもらう．考え方が変われば，当然気分や感情が変わります．そして考え方の変化が本当に気分を変えるものになったのかどうかを確認します．

**野村** 認知から介入するか，行動から介入するか，というのも重要なポイントですね．

**堀越** 重症例には，最近の論文や，効果研究を見る限りにおいて，行動から始めたほうが良いという結果が出ています．しかし，いきなりヘビーな

ことをやらせるわけではなくて，本当に簡単なことから始めます．私の場合，新しいカツラにしてみるとか，新しい洋服を買うとか，いままで行ってなかったレストランに行ってみるとか，そういうことから始めています．

**野村** この選択肢を間違えるとうまくいかないし，患者さんにも負担をかけることになりますね．重症の場合は，認知から入るのはなかなか難しくて，行動をちょっと変えていくほうがやりやすいということですね．

**堀越** そうです．特に，かなり重症で，頭が全く働かない人に，無理に認知作業をやらせてもぜんぜん乗ってきません．

**野村** そこで認知再構成という方向なのか，行動活性化という方向なのか，ということになるわけですね．その意味では，感情-思考-行動というのが分けられていて，どこが参っているかが明確でないといけない．精神医学でいう「抑うつ気分」と「制止」の区分に近いのだと思います．

### ■ 面接のコツ──感情と思考を丁寧に分ける

**野村** ちょっと話題を戻します．日本人の場合，第一段階での問題としては，感情，思考，行動を分けなければいけないけれども，それが苦手だというお話でした．うつ病の患者さんの場合，特にそれがいっそう混沌としてくる面が，OCDなどに比べてより強いのではないかという気がします．

**堀越** そうですね．

**野村** そうしたことを踏まえて，うつ病の患者さんに面接する際に工夫していることがありますか？

**堀越** 私は確実に確認をします．患者さんから話を聞いたら，私から「ああ，そういうふうに感じたんですね」「そういうふうに考えたんですね」「そういうふうな行動に出たわけですか」みたいに，レーベル（label）する作業をしますね．初めのうちは特に明示します．

**野村** 言葉を使ってですか？　こう感じたとか，こう考えたとか．

**堀越** そうです．感情というのはそれほどたくさんないですから．「嬉しい」は，うつ病の患者さんにはあまりないので，ネガティブな主な感情は「頭にくる，怒っている」「寂しい」や「悲しい」あとは「不安」や「恐れ」だ

と考えて,「ああ,それって悲しいということですよね」などと初めはものすごく共感的に言葉を返します.この3つが混ざり合っていろいろな感情ができると考えます.

　共感的にやるというのは,「あなたはいま悲しみを感じているんですね」ということを相手に確認していくことなのですが,同時に「こちらにそれは聞こえました」と相手に教えてもいるのです.良い関係作りのためにも必要なので,まずは共感を伝えながら,「ここが感情なのだ」ということを明らかにします.感情は一言で言える言葉で,考えというのは文章になるものだと定義して,「このように考えると悲しいですね」というように,言葉を使ってそれを明確にしていくようにします.そうでないと,日本語を話す日本人はCBTのパラダイムに乗り難いと思います.

**野村**　治療者側も,そこをクリアにしておくべきですね.

**堀越**　感情なのか,思考なのかをクリアにしながら,それを患者さんと共有していく作業が初めのうちは大事になります.

**野村**　日本人の場合,治療する側も混沌としている場合が結構あるかもしれませんから,そこが非常に大事だということですね.

**堀越**　そうです.混沌として闇の中にあるものを明るみに出す作業です.

**野村**　感情と思考を丁寧に分けた上で,それらがどう影響し合って自分の気分や,感情が落ちていくかを,患者さんと治療者の共同作業で確認していくのが,次の段階になるのですね.

**堀越**　そうですね.私はいろいろな例えを使っています.「ここに梅干しがあると思って,それをイメージしてみてください.すごく酸っぱい梅干しです.さて,いま,どうなりましたか?」「このあたりに唾がでました」「面白いですね.だって,梅干しはここにはないでしょう? ないけど,そうなりますよね.それって,考えたら身体に反応が出るということですよね.それと全く同じで,考えるだけで身体の反応が出るわけですから,気持ちがすさんでしまったりするだけで,悲しくなったり,なんとなく足が外へ向かなくなったり,内にこもっていくということがあっても不思議ではないと思いませんか」みたいな例で,相手が「ああ,そういうことか」

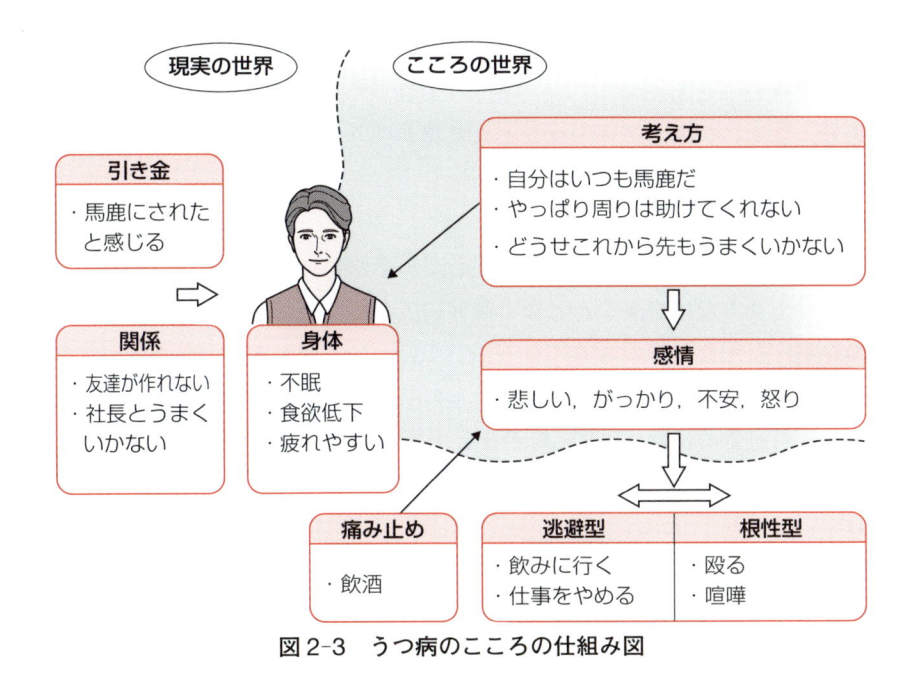

## 図 2-3 うつ病のこころの仕組み図

**現実の世界**
- 引き金：馬鹿にされたと感じる
- 関係：友達が作れない／社長とうまくいかない
- 身体：不眠／食欲低下／疲れやすい
- 痛み止め：飲酒

**こころの世界**
- 考え方：自分はいつも馬鹿だ／やっぱり周りは助けてくれない／どうせこれから先もうまくいかない
- 感情：悲しい，がっかり，不安，怒り
- 逃避型：飲みに行く／仕事をやめる
- 根性型：殴る／喧嘩

---

という話をたくさん作って持っています．

**野村** そうやって，心の仕組みを理解してから，介入していくわけですね．

**堀越** 私がCBTを実施する場合には，用紙，特に「こころの仕組み図」（図2-3）を使って，そこに症状などを落とし込んでいきます．そこにきちんと書き込む練習を何度もして，埋めることができるようになれば，患者さん本人が，「この前こういうことがあったんですけど，こういうふうになりました」と，自分で関係性がちゃんとわかるようになっていきます．そうするとすごく楽です．しかし，ここで大事なのが，自分で理解して応用できるという点で，単に作業をこなすだけだと，逃避を手伝っていることになりかねません．自分への応用が大切です．

### ■ 認知への介入―患者さんと治療者の共同作業で

**野村** 認知に関する介入ですが，日本の場合，CBTそのものがベックの

本の翻訳〔「認知療法―精神療法の新しい発展」(岩崎学術出版社)〕から入ってきたこともあって，うつ病のCBT，ベックのうつ病の三徴，自動思考，認知の歪み，スキーマなどの言葉が独り歩きしているきらいがあるのですが，その点はどうでしょうか．

**堀越** 独り歩きしています．

**野村** 認知の歪みや自動思考を同定して，それにいかに働きかけるか．そういうやり方だけが，なんとなく業界に広まっていて，具体的にどうやるのかが，なかなか皆のものになっていないという面があるのかなという気がします．先生の場合は，オリジナルのワークシートを使ってされるのですね．教科書的には，思考記録表などがあって，ああいうものを使うのが，最も一般的なやり方だという認識があるように思うのですが，そうとも限らないのでしょうか．

**堀越** そうですね．私の場合は，「こころの仕組み図」を主に使います．心の世界と現実の世界があって，何らかの引き金が引かれると，その考えに反応して感情が出てきます．その感情はアラーム（alarm）ですから，そのアラームを止めるための行動が起きます．それは逃避的なものになるか，コントロール（統制）しようとするか，あとはどちらにも動けずにずっと頑張って助けを待っている（我慢）か．もっとひどくなると瞬時に効く心の痛み止め，つまり薬物やアルコールなどを使うようになって，関係は孤立していきます．というように仕組み図を一緒に埋めていく作業をすると，その患者さんの1つのパターンみたいなものを，ある意味でX線写真のように見せられるわけです．「あなたの心のX線写真は，こんな感じですよね」と．

**野村** 前項にも話題に出ましたが，思考記録表のようなリニアな形式のものは使いにくいという印象があるのですね．そこで「こころの仕組み図」が考案された．

**堀越** そういうことです．たとえば，「いつも，ここがこのようになっていますね．これをこう変えると，どうなるでしょう？」と，仕組み図の上に，4色ボールペンで色を変えたりしてドンドン書いていきます．「この

考え方をどのように変えたら，気分は変わるでしょうか」と，紙の上でいろいろとやったりもします．

　1つのねらいとしては，こうやって一緒に取り組むことで，うつの人と私が向かい合っているのではなくて，私とあなたで症状に向かっているという構造になります．患者さん自身が自分のうつと向かい合うようにする．問題に向かい合う形を作っていくわけです．

**野村**　言ってみれば，全て患者さんの外側にあるということですね．

**堀越**　そういうことです．外在化する．「一緒にそれを見ていきましょう」とやります．CBTの場合は共同作業を強調しますが，「あなたと私で一緒に共同作業をやりましょう」といくら言っても現実的にどうするかがはっきりしないと難しいと思います．一緒にワークするのであればやりやすいので，私は紙に書く方法を使っています．私はいつもたくさんのスケッチブックを用意していて，毎回診療にスケッチブックを持って行き，そこにマーカーなどで書いて，それを切ってあげたりもします．要は，向かい合って「あなたの問題は…」というよりも，一緒に「あなたの問題は…」と2人で問題を見るというスタンスです．

**野村**　そういう形のほうが扱いやすいわけですね．

**堀越**　扱いやすいし，ぶつからない．向かい合えばぶつかりやすいです．

### ■ こころの仕組み図はこんなに便利

**野村**　思考記録表は，必ずしもCBTの絶対的な方法ではないわけですね．

**堀越**　確かに普通はカラム式の用紙を使います．典型的なカラム法の用紙では，幾つかのカラムに書き込んでもらいます．まず出来事（引き金），その隣に感情があり，その横に考え方があり，いちばん右に行動があるというスタイルです．

**野村**　図2-4はよく見るタイプの思考記録表ですね．

**堀越**　はい．7カラム，4カラムと色々な種類がありますが（図2-5），これは出来事から順番に書いていくリニアなモデルで，左から始まって右に流れていきます．私の経験から言えることとして，患者さんに「書いてき

| 引き金 | 感情 | 考え方 | 行動 |
|---|---|---|---|
| 大切な何かを失う（愛する人，夢，仕事，将来など） | 悲しい，せつない | どうせ〜駄目に違いない | 引きこもり |
| 何か大切なものが無いことに気付く | 不安，いらいら | 自分は駄目に違いない | 痛み止め行動 飲酒，過食など |
| 自分を傷つける | 自分への怒り | 何をやっても自分の将来は良くならない | 自傷行動 |
| 他人に傷つけられる | 他人への怒り | 現状は改善しない | 依存的になる |
| 大きな失敗をしてしまった | 失望 | 自分が許せない | 退行する |
| | 無気力，空しい | 他人が許せない | 回避行動 |
| 騙されたり期待外れだったり | 罪悪感，自責の念 | 悪い方ばかりに考える | 言いわけ |

図 2-4　うつのカラム法

て」と言って渡しても，案外「これが書けなかった」「これが書けなかった」となることが多いです．

　それに対して，「こころの仕組み図」はどこからでもスタートできます．たとえば「友だちと喧嘩をしました」とか，何らかの出来事が引き金だとすると，その時に考えたことからでも，殴ったなど行動からでも，どこからでも書けるところから書いていけます．もちろん，「何となく悲しいのです」を受けて感情から始め，その前に何かありましたか？　何をしましたか？　と埋めていくこともできます．そのほうが順番に書いていくよりやりやすいという経験から，私の場合は「こころの仕組み図」を使っています．仕組み図を横に引きのばせばリニアなカラム式の思考記録表になりますね．

**野村**　「こころの仕組み図」のほうが使いやすそうですね．

**堀越**　使いやすいと思います．私の場合は，仕組み図の心の部分の上の方から，考える部分の大脳があって，感じる感情脳（大脳辺縁系）があって，

## 2. 気分障害へのアプローチ　133

| モニター用紙（4カラム方式） | | | | 用紙No. |
|---|---|---|---|---|
| 日付 | 出来事 | 気持ち | 考えたこと | 何をしたか |
| | | | | |

MEMO

図2-5　カラム法（モニター用紙）

行動を起こす脳幹があって，みたいに脳の部位を当てはめた図にしてみました．もちろん解剖図ではないので正確に当てはまるものではないですが，シンボリックで良いかなと思っています．それに，自分がアメリカで医療モデルの中で仕事をしていたので，そのほうが使いやすかったです．よくある思考記録表のようなリニアなモデルは，私の場合，実際に患者さんにやってもらうとすごく使い難かったです．

**野村**　私も，あまりうまくいった経験がありません．

**堀越**　「こころの仕組み図」を100枚とかやると，まあちょっと大げさですが，患者さんのほうがうまく書けるようになるくらいです．まあ，100枚もやると，逆に答えがわかってしまって，他人事になってしまうかもしれないので要注意ですが．

　それと思考記録表を用いないもう1つの理由は，「歪んだ認知」という表現がどうも好きになれないからです．「あなたの認知は歪んでいます」と言われて嬉しい人はいないと思います．そういう言葉は使わないようにして，「あなたの考え方の癖はどうでしょうか」というような表現を使います．

**野村** これはどの患者さんにも同じものを使うのですね.

**堀越** 同じです．私はほとんどの患者さんにこの仕組み図を使っています．30分とかの短い時間では，「これをやってください」「今度はこちらをやってください」と次々に違う紙を出すのは，時間的にも大変です．なので私は先ほども言った通りいつも4色ボールペンかマーカーを持っていて，「ここを，変えてみると」と色を変えてそこに書き込んでみる．線を引いたりして，もし患者さんが「僕は，世界で1番不幸な男なんだ」と考えの部分に書いていたら，「1番というのを，10番にしてみるとどうか」と，「考えをこう変えてみると，気分はどう？」ということを聞き，その答えをまた違う色で書き込んでみるといった作業を一緒にするのです．

**野村** 患者さんの症状などで一部が変わるだけですね．

**堀越** そうです．こんな具合に全部のワークをこの1枚の紙の上でやっていける．「だったら，ここはどうなの？」「友だちはどうなの？」と，ペンの色を変えながら，全部この仕組み図の上に書いて，セッションが終わったらその紙を渡すようにする．自宅での復習にも使えます．こうすると，時間を結構短縮できます．

　いろいろな用紙があると，いちいち「これは何だっけ？」と時間がかかるし，患者さんもかなりの量の紙を持つことになります．だから，ほとんどこの仕組み図でやっています．

**野村** こういうモデルを使うならば，いわゆる新型うつであろうと内因性うつ病と言われたうつ病であろうと，使うものは同じですね．

**堀越** 同じです．たとえば，行動のところなら「休みになると元気になる」「月曜日になると逃避行動が出る」などと書くだけです．たとえば一般的なうつ病の人だったら逃避行動に偏りがちになります．介入は「じゃあ，どこから手をつけたら良いでしょうね」と一緒に考えていきます．

**野村** ここまでくれば，第1章で述べられている認知への働きかけと行動への働きかけをどう組み合わせるかという話になってきますね．

# 子どものうつ病

## ■ 年齢によってアプローチの仕方が異なる

**野村** もう少しうつ病の各論的なところを話したいと思います．まず子どものうつ病についてです．日本ではこの10年ぐらい特に関心が高まっていて，いわゆる児童―小学生年代―あるいはそれ以下の年代でも多いのではないかということが話題になっています．子どものうつ病の場合，先生からみた診断というのも当然あるかと思いますが，まず見分けるところでポイントのようなものはありますか？

**堀越** 子どもの場合は，必ずしも大人と同じではないと考えています．特に大人のうつの場合はほとんど罪悪感とか，悲しいとか，身体的にエネルギーレベルが落ちてくるといった感覚で捉えられますが，子どもの場合はそうなっていない場合や，逆の場合もあるようです．うつにより落ち着かなくなってきたり，かえってイライラ感が生じてきたりという場合もあるので，落ち込んだ感じで即うつと判断されるケースばかりではないと思います．子どもは単に大人を小さくしたものではないと言いますね．

**野村** うつ病を疑った場合，精神療法的なアプローチとしては，さしあたってはどういうことを考えたら良いでしょうか？

**堀越** まず，その子どもの年齢がすごく重要です．たとえば，その子が5歳より上であれば，それなりにいろいろと話すことができ，理解していると思います．年齢によっては認知というか，考えがしっかりしていることもあります．しかし，大人には質問を繰り返して考えさせることが有益でも，年齢によっては考えさせずに具体的な指示を出したほうが良い場合もあります．私がいちばん重視するのは，感情のレベルです．感情には種類がたくさんあります．大人になれば，1つひとつの感情に名前が付いてきて，いまは怒っている，悲しんでいるなどがはっきりとわかるようになりますが，子どもの場合は，はっきり名前が付けられないほど何かわからないイライラ感情だったり，困惑だったり，不安であったりという形で出てくるので，そうしたアンビバレントな感情に名前を付ける作業が重要で

す．そうすることでまずは子どもとつながることから始めます．

**野村** 言葉で自分の気持ちを表現することがどうしてもできないので，行動とか，表情とか，そういうところからもうつを疑ってアプローチしていかなければいけませんよね．

**堀越** そうですね．家庭の中で，親が感情を受け入れたり名前を付けることをできないと，子どもは，お母さんが怒っているんだか悲しんでいるんだかよくわからないみたいなことになりがちです．ですので子どもの場合は，まず家族構成と家族の中でどのように扱われているかとか，またその子どもがどう反応しているかを知ることが最初です．本人に会うのはそれから…と進めていくと思います．

あと，子どもの場合は1人で来院することはまずないので，子どもについて親が何を言っているか，その親の話はすごく重要です．親の話をよく聞いて，子どもがどういうときにどういう反応をしているか，そしてそれに対して親がどう反応しているかなどを，あわせて聞いていきます．

### ■7～8歳であれば精神療法は成立する

**野村** 個人差があるとは思いますが，子どもに対して1対1の精神療法が成立する年齢というのは，だいたい幾つぐらいだとお考えですか？ これはうつ病だけじゃないかもしれないけれども．

**堀越** 多分7～8歳だと思います．たとえば3歳だと，普通，OCDとは診断しないですよね．だいたい5歳以下は診断し難いはずです．たとえば，大人はああだこうだと訴えますが，子どもの場合は言いませんので，子どもの自己申告というものはあまりあてになりません．そこで，特に5歳以下の場合は遊びの場面などにおける行動を観察することになります．

行動と，その行動に対しての感情が，怒るところでないところで怒ったり，当然怒るはずのところで怒らないなど，食い違えば食い違うほどおかしいわけです．大人の場合だと，ある程度感情のレギュレーション（regulation）ができますが，小さければ小さいほどそれができないので，そのあたりを見ていくことになります．

**野村** 7〜8歳でも，言葉を介した精神療法が成立しますか？

**堀越** やり方次第ですが成立すると思います．

**野村** 日本の臨床心理学や精神療法の考え方だと，7〜8歳だと，むしろ遊戯療法（プレイセラピー）が主流で，言葉による面接が可能なのは中学生ぐらいになってからという感じがありますが，それについてはいかがですか？

**堀越** それはかなり違うと思います．日本の場合，子どもに対してはほとんどプレイセラピーしかやりませんね．欧米は，必ずプレイセラピーと行動調整（behavioral modification）ができるようにセラピストを訓練します．

プレイセラピーでは，遊戯（遊び）を通していろいろな働きかけをしたり，何かの査定をしたりしますが，行動調整は行動療法です．報酬，たとえば何かをやるとお菓子をあげたりしながら，行動を調整する，つまり変化させていきます．これは，子どもがそんなに大きくなくても可能です．「これをやったらキャンディをあげるよ」ということに対して，10何歳にならなくても，「いま自分は良くしてもらった」とわかるはずなので，行動調整はもっと歳の若い子どもからできると思います．

**野村** それは，うつ病に適応できますか？

**堀越** うつ病ということに関していうと，欧米の場合は絵を描いたりとか，いろいろなことをすると思います．日本でもプレイセラピーと行動調整の両方ができると良いですね．

## 思春期のうつ病

### ■ 保護者をどう関わらせるか

**野村** あまり小さい子どもが実際に診察に来ることは少ないと思うので，もうちょっと年齢を上げて話をしましょう．思春期あたりのうつ病というのもかなりあると思うのですがいかがでしょうか．

**堀越** ああ，それはかなりあると思います．

**野村** 思春期・青年期の患者さんが来た場合，私が迷うことがあるのは，

年齢や症状にもよりますが，目の前の患者さんだけで治療していくのか，あるいは家族に対して何らかの介入をしていくのかということです．

**堀越** 難しいですね．

**野村** 特に家族と患者さんが対立している場合，患者さんは家族が治療に入ってくるのを拒むとか，嫌がる場合があります．そうはいっても，未成年の場合，責任の問題もあるので，全く保護者に連絡しないというわけにいかないケースもあります．こういうケースは患者さんだけでやっていくとか，こういうケースは家族をどうしても巻き込んで，家族全体を治療の対象として見なければいけないとか，その見極めのポイントみたいなものは，何かありますか？

**堀越** 私は結構本人に聞きますね．たとえば，本人が「お母さんには言わないでくれ」と言うのに，それをお母さんに言ってしまったら，治療関係が成り立たなくなってしまうおそれがあります．「お母さんに，このことを言っても大丈夫？」と聞いて「イヤだ」と言われたら，何についてなら言っても良いかを尋ねます．当然母親と一緒に来るわけですから，何も喋らなかったということも，何もしなかったということもできません．何かを言わないといけないので，「言って良いことと，言ってはいけないことを教えて」と聞きます．そうすれば，当然それで彼または彼女が「表に出して良いよ」という問題と「出してはダメ」という問題を選べるのです．

**野村** 保護者にもできるだけ責任を取ってもらえるし，治療関係も維持できるわけですね．

**堀越** それに，それを保証するだけでかなり治療的なやりとりになるでしょう．もし本人がはっきり言えないなら聞きます，「こういうことを言っても大丈夫かな？」と．それで，「大丈夫じゃない」と言ったら，当然次に聞くのは「大丈夫じゃない理由は何なのかな？」です．「怖いのかな？　もちろん言わないよ．言わないけど，言われると思うとどうなるの？」「怖い」「何が怖い？」「多分，お母さんは怒る」などと，やりとりの中で，その家庭ではどういうふうに情報が扱われているか，自分の弱い部分がどのように扱われているかが，かなりわかってきます．ですから，親を巻き込む

かどうかを考えること自体が，既にすごく良い治療的な，診断的なことになると思います．

**野村**　医師の立場から言うと，未成年の場合は，やっぱり親御さんにちゃんと治療を受けていると言ってもらわないと，責任を取りきれないというのがあります．

**堀越**　子どもだけで生きているということはあり得ませんよね．絶対に親は子どもの生活の中に既に入っていると思うので，言う・言わないは別として，親をどのように関わらせるかというのは，ある意味では，最も重要な問題だと思っています．

**野村**　それはどうしても必要だと思います．ただ，成人した大学生が特に悩ましいのですが，やはり依存している以上，「親には治療を受けていることを話してください」と私は言っています．そこへ親御さんに来てもらったときに，どこまで話して，どこから話さないかというのは，患者さん本人とのやりとりによって決まってくるということですね．

**堀越**　そうです．

**野村**　この点は悩ましくはありますが，やり方次第で治療的に働くこともあるのだと思います．

## ■ その人がどういう発達過程を経てきたか

**野村**　思春期の患者さんを見るときのポイントは，どういうところでしょうか．

**堀越**　多分，年齢が下がっていけばいくほど発達的な見方が必要だと思います．生まれてから20歳になるまでとか，ある程度大人になるまでのあいだに，「普通はこういうところを通って大人になりますよ」という発達上のマイルストーンのようなものがあると思いますが，それをきちんと踏んでいない，またはそこに行き着いていないことが原因で，何らかの症状として問題が出てくると考えます．

**野村**　不登校や引きこもりはもちろんですが，非行やリストカットなどの行動化の背後にうつが隠れている場合もあるように思います．

**堀越**　そういう面でいうと，他人とどんな関係性をもっているか―たとえば孤立するなど―によって，うつになりやすさが違ってくると思います．まず感情面で見ていくと，独りぼっちで嬉しくなっている人はまずいません．もしいるとしたら，もっとシリアスな問題，違う種類の病気だと思いますね．普通，独りぼっちになったらうつになっていきます．やはり，関係性というものがすごく関係しています．だから，若ければ若いほどというわけではないですが，成長過程の場合は，かなり発達的な見方がポイントになります．

**野村**　日本でも，いろいろな流派が知られていますよね．

**堀越**　たとえばボウルビィ（John Bowlby）が言うように，人間がいちばん初めにもつ関係性/愛着を重視したり，お母さんと子どもはくっついて生まれて出てきますのでそこからだんだん離れていくという作業を重視したり，それがマーラー（Margaret S. Mahler）たちが「分離と個別化」（separation-individuation）と呼ぶ，大人という独立した1人の人間になる過程です．それをどのように踏むかによって，心の成長具合も決まってきます．なので，その過程でその人物がどういう道筋をたどったかを知ることが重要だと思います．

## ■ 対象関係論でみる発達過程

**野村**　先生がモデルにしている考え方はありますか？

**堀越**　私は，対象関係論がしっくりきます．まず初めに，人は関係に対して「YES」と言う．つまり関係を作りたい，つながりたい，1つになりたいと思っています．赤ちゃんは全く無防備なので，いちばん初めはお母さんにしがみついて生きていくしかない．自分では全くコントロールできないので，全部他人にやってもらうというところから始まっていきます．関係性について言えば，無条件で愛されるところから人生を始めるというのが，人間の1つの姿です．大人になるとその比率がだんだん逆転してくるということだと思います．

　よく，「愛されたいのだったらまず人を愛しなさい」と言う人がいます

が，心理学的にはそれは間違っていて，「愛されたいのだったら愛されなさい」というところが始まりになります．親が大きく愛してくれたというところがスタートポイントとなって，その土台の上に関係が作られていく．人生の土台となる，母との関係の中で初めて味わうべき大きな愛情を味わわなかった人は，DSM-Ⅳで言えば性格障害のクラスター A，奇妙なグループにあたる人たちで，統合失調症様（schizophreniform disorder）とか，スキゾイド（schizoid）といった，関係を持たなくても平気というグループになってくると，私は考えています．その理由は母親の問題もあるかもしれませんが，子どもや環境が原因の場合もあります．

**野村** エリクソン（Erik H. Erikson）の言う，基本的信頼感ですね．

**堀越** そうです．そして，次に「NO」と言うことを練習する．いちばん典型的なのは反抗期です．自分と親とは別の存在なのだということに気付き始める頃に，それが起こってきて，何でも NO と言うことによって，自分と親とは別の存在だと意識するようになる．この自分から NO と言うことができない，他人の NO が受け容れられない人たちというのは，自分が思うように人が動いてくれないと怒ったり，他人が NO と言うと傷ついたりする．いろいろな意味で，自分に対する NO を言わせないようにしがちです．

　性格障害の2番目のグループは，NO がわからない，つまり相手と自分との境目がない人たちです．これがひどくなってくると，自分が思うように愛してほしいとさらに自他境界線がぼやけてくるので，ナルシスティックな人（自己愛性パーソナリティ障害）や，ボーダーラインの人たち（境界性パーソナリティ障害），演技性の人たち（演技性パーソナリティ障害），自分のほうに目を向けてくれるのが当たり前だと思う人たちになります．

**野村** DSM-Ⅳではクラスター B にあたる．

**堀越** もう少し年齢が上がるとだいたい良いと悪いの違いがわかり，解決できるような時期になると思うのですが，ここで良いと悪いがうまく解決できていないと完璧主義になったり，理想論をいつも誰かに押しつけて「理想に合わないから」とがっかりしたり，自分に理想を押しつけてがっ

かりするといったことになります．
　その次が，大人になるかどうかの問題です．責任を取れるかどうかということがポイントになります．大人として，自分で考えて，自分で決定して，自分で取り掛かることができるか，できないか．この段階でうまくいかない人たちが，自分で決定できなくなったり，傷つかないように執拗に確かめたり，リスクを取れないという問題を抱えることになる．依存的なパーソナリティ障害のグループになります．

**野村**　最後がクラスターCに対応するわけですね．

**堀越**　そうです．前にも述べましたが，3つのグループの性格障害は，私は「関係病」だと考えています．それぞれにうつっぽい症状というのが当然ありますが，なぜそうなるかというと，たとえば善悪のところに問題を持っている人なら相手に，または自分に完璧を求めるからとか，親がそうしてきたことに対してNOが言えないからうつになる．そういう感じで見ていますね．

　もちろん何か脳の器質的な疾患が疑われる場合は別ですが，そういうものが見つからないなら，関係性をすごく大事に見ていきます．

**野村**　思春期の場合は，関係性と，パーソナリティの問題と，そのあたりを絡めながら見ていくということですね．

**堀越**　そういうことですね．

## うつ病への発達心理学の視点

### ■ 4つの「心の筋肉」

**野村**　精神分析的な発達論については日本でもマーラー（Margaret S. Mahler），カーンバーグ（Otto F. Kernberg），エリクソンなどの理論が有名ですが，先生が拠って立つ枠組は対象関係論の考え方だということでした．対象関係論といっても細かくいうと幾つかありますが，何かお勧めというか，自分はこういう考えが馴染みやすいというものはありますか？

**堀越**　アルティア・ホーナー（Althea J. Horner）という人が本を何冊か出

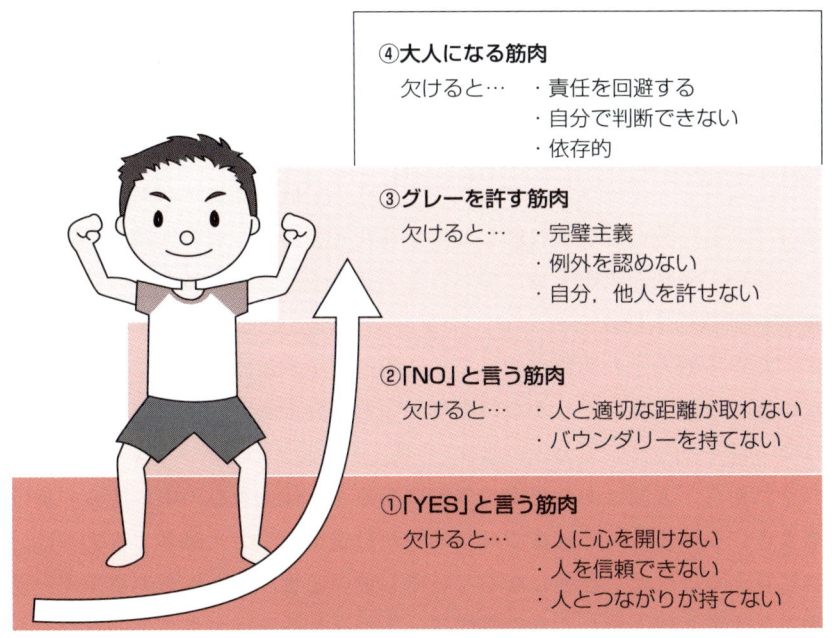

## 図2-6 4つの関係筋肉

**④大人になる筋肉**
欠けると… ・責任を回避する
・自分で判断できない
・依存的

**③グレーを許す筋肉**
欠けると… ・完璧主義
・例外を認めない
・自分,他人を許せない

**②「NO」と言う筋肉**
欠けると… ・人と適切な距離が取れない
・バウンダリーを持てない

**①「YES」と言う筋肉**
欠けると… ・人に心を開けない
・人を信頼できない
・人とつながりが持てない

していますが,私はホーナーの臨床的な考え方が親しみやすいと感じています.あとは,対象関係論というよりはネオフロディアンですが,ローレンス・ヘッジス(Lawrence E. Hedges)です.私はこの先生にしばらくついて指導していただきました.

**野村** 日本には,あまり紹介されていないでしょうか?

**堀越** 2人とも紹介されていないですね.すごく簡単に言うと,私が子どもと実際に会うとき,性格障害と思しき症例などには,4本の関係筋肉―心の筋肉のことを考えながら接しています(図2-6).

**野村** 筋肉ですか?

**堀越** もちろん例えですが,心の筋肉です.たとえば関係に対してYESが言えるのか,関係の中で相手との距離がどうなのかといったことを適切に行うのに必要な筋肉です.心の筋肉が育っていないと,上にいろいろな

関係を乗せていくのは難しいのです.

**野村** 4つの関係筋肉の話をもう少し詳しく説明していただけますか？

**堀越** 1つ目は，関係に対してYESと言う—つまり関係を作りたいと思える，または作れる筋肉です．たとえば，誰かとの間に関係を作ろうということに対してオープンかどうかです．ここで既にクローズドになってしまっている，特に近い人に対してもそうだとすると，その人はつながることについて深刻な問題を持っていると言えます．普通，私たちの精神エネルギーは他の人間からもらう，つまり関係の中から来るものだと思います．だから他人との関係が切れている人は，エネルギーがすぐ切れる，または細々と使っていくしかないので，当然活動の範囲も狭くなり，どこかうつっぽくなっていくと思います．

それから，人間はある程度の年齢になると，他人を心の中に持って歩けるようになります．それまでは，幼児が母親を探して大騒ぎするように，目に見えなければ，存在しなくなってしまいます．他人からエネルギーが来るとすると他人をたくさん心に持っていられる人はエネルギーをたくさん持っていることになります．つまり，われわれは精神エネルギーを貯蔵しておく電池を持っているとすると，生まれつき容量が大きい電池を持っている人，すぐに空になる人，すぐ充電できる人，なかなか充電できない人などいろいろな人がいます．とにかく人間というのは孤立したらどんどんエネルギーが枯渇してうつになっていくと考えていますので，うつの人であれば裏側に「孤立している」という状況がある，つまり誰かとお互いに思いやりを持って接する関係がないのだと考えます．

**野村** それが1つ目の筋肉ですね．これがないと，他人とつながれない．

**堀越** 2つ目の筋肉が未発達な人は，他人と適切な距離感を持てません．ですので嫌な関係を持ってしまうことが多いです．子どもの頃に適切な距離を習っていないので，「NOと言うのはいけないことだ」と思ったり，逆に他人のNOが受け取れないので自分の思うようにすべきだと思ったりします．親が曖昧なNOを言っていたり，NOはいつもNOではなくて親の気分で意味が変わったりしたことを育ちの中で覚えたのかもしれません．

良い関係ならばお互いのNOを聞きあえるはずなので.

**野村** 2つ目は, 他人と適切な距離を保つ筋肉ですね.

**堀越** 3番目が, 善悪とかルールをどのように理解しているかに関係する筋肉です. 善悪というのは, ある程度認知が発達してこないと区別できません. 子どもの頃は快か不快か, つまり親に怒られるか, 怒られないかで覚えます. モラルディベロップメント（moral development）の考え方では, ほとんどの人はだいたい10歳ぐらい, つまり, 死がわかる時期ぐらいになると良い悪いがわかります. 子どものときに, 親はあまりグレーは教えません. たとえば「こういう人は駄目」「こういう人は良い」と, 白か黒かで教えていることが多いのです. この段階で躓いた人は, 40歳になっても同じことをやってしまいます. 「人生, 白か黒かにならない部分, つまりグレーってあるよね」「例外もありますね」ということを認められないので, 何でも白か黒かにしたい. つまり完璧主義です. それを自分に当てはめると, 自分がいつも良いか悪いかのどちらかなので, 自分がいつも「悪い」となればうつになります. 人に対してもいつも良いか悪いかで判断して, グレー, 要するに許すことができない. 許すというのも1つの愛情ですから, 許すことができない人たちは, 裁判官のようにいつも上から判決を下すのです. 「おまえは, 良いか, 悪いか」ということばかりやっていて, 許すという感覚がないと愛情が育たない. その点が問題になってくる.

**野村** 3番目は, グレーを許容する筋肉ですね.

**堀越** 最後が, 大人になるかどうか, つまり責任を取れるか, 取れないかという問題に関係する筋肉です. 取れない人たちはどうなるかというと, 責任転嫁をする. 1つの理由は怖いからです. 責任を取る, 取らないでひどい目に遭ってきている場合は, なるべく自分で責任を取りたくないから, 人に任せたりする. だから, リスクを取って, 自分で判断して, 自分で決めて, 「私はそれでいきますよ」とできるのが大人ですが, それは怖いからできない. すると, 大人になりきれないのでいつも依存的になっていって, いつまで経っても親から離れられない. 以上が4つの筋肉から出てくる大まかな問題です.

### ■ 治療選択―発達過程でのつまずきに合わせて考える

**野村** 子どもや青年の治療では，対象関係論の枠組みというのが治療者側には必要になるわけですね．そこでアセスメントしながら，どのレベルでつまずきが起こっているのかを，評価しながら関わることになる．

**堀越** そうですね．子どもや青年は人格形成がまだ変化している途上です．大人になってしまうと止まってしまうので，人格もできあがったところからからスタートしていますが，若い人は変化しているので，どのあたりで突っかかってしまったのかと考えます．

**野村** 繰り返しになりますが，大事なところだと思うので，もう一度話をまとめさせてください．関係筋というのは4つのステージないしは構造から成っていて，第1段階がYESの段階．人に対して開かれているとか，人を信頼できるとか，つながれるかどうかということですね．

**堀越** アタッチメントとか愛着のことです．

**野村** そこでつまずいている人たちについては，ラポートを作ることがとりわけ重要になる．

**堀越** はい．安全な関係を経験させることです．

**野村** それが治療の中心になるのですね．

**堀越** そうです．

**野村** 2つ目の段階が，NOが言えるという段階で，人との距離を取るとか，バウンダリー（boundary）をきちんと持つことに関わる段階ですね．バウンダリーがきちんと持てない人というのが，境界性パーソナリティ障害や自己愛性パーソナリティ障害を発展させやすいのではないかということですね．

**堀越** はい．そういう傾向があるのではないかということです．

**野村** そういう患者さんたちに対しては，治療のセッションで，小さなNOを積み重ねていって，少しずつNOを受け容れることを練習していくのが，基本的なテーマになる．

**堀越** そうですね．それとレギュレーションです．NOがわからない人たちの多くは怒りの感情がすごいので，その怒りのレギュレーション，感情

の統制，モディフィケーションと言うか，感情をちゃんと受け容れ，自分で調整できるようになることが課題になります．感情調整がすごく重要になります．

**野村** そのあとの段階が good と bad の段階で，善悪を見極めるということですね．これが行きすぎると完璧主義的な考えとか，強迫的な考えになってしまいやすい．グレーゾーンがなくなって，他者を許すことができなくなり，やはり良い関係が結べない．

**堀越** それに自分も許さないから，非常にうつになりやすい．

**野村** 攻撃的になったりもしやすい．

**堀越** はい．突発的にですね．

**野村** ここでのつまずきとは，認知レベルの問題なので，認知療法の良い適用になるのではないかということですね．

**堀越** そうですね．「ちゃんと YES が言えて人とはつながれるが，人が許せない」ということであれば認知療法で良いと思います．その場合は認知レベルを改良すれば良くなると思うのですが，もしその人自身が全く誰ともつながれないというスタート地点だったら，前に戻って，まずつながるところから改善していかないといけない．これは長期戦です．

**野村** この4つの段階とは，基本的に積み重ねていく考え方ですよね．

**堀越** 発達的な考えです．

**野村** そういう考え方の最後の段階が，大人になるかどうかということですね．これは責任ということと関係しているので，ここでつまずいている人に対しては，むしろ行動療法的に，小さな責任をきちんと取ってもらうことを積み上げていくような治療をする．

**堀越** そういうことです．さらに言うなら，問題解決法を持っていないからその一歩が出せないと思うので，そこの整備から始めます．「どういう解決法をやりましょうか」と一緒に考えていく感じです．ソーシャルな問題解決法が大事な部分になると思います．結構社会的には機能しているのに対人恐怖だという場合などはこのあたりの問題かもしれませんね．

**野村** たとえば，エリクソンの発達モデルはエピジェネティック

(epigenetic)で，下から積み上げていかない限り，上には充分に到達できないとされますが，この4段階も基本的には同じ発想と考えて良いのでしょうか．

**堀越** 同じ発想ですが，ミミック（mimic）といって人間には真似をすることができます．なので，その段階が実は空洞であってもそれっぽく見せることはできるようになる．ミミックして，人真似をしているだけという場合は，内容はないのですが外からはそういうふうに見えています．そういう人は，中が空洞なので壊れやすいし，周りからは何か変だ．つじつまが合わないと思われるようになります．本人はバレていることに気付けないことが多いですが．

**野村** なるほど．それはよく見ないとわからない．

**堀越** セラピーをやっていく中で「ああ，この人は真似をしているだけなんだ」とわかってきます．仮面という形で捉えることもできます．

**野村** 自我同一性の研究で，早期完了群（foreclosure）という考え方がありますが，それと似ていますね．

## 高齢者のうつ病

**野村** 高齢者のうつ病というのも1つのトピックスです．これはなかなか難しいと思いますが，高齢者のうつ病も，特に薬物療法を行いにくいケースは，ある意味で子ども・思春期の患者さんの治療と似ている面があるように思います．

**堀越** 似ています．

**野村** 脳器質性の疾患の除外診断が前提にはなりますが，関係性を軸に考えていくしかない場合がある．この4段階で何が重点になるかを考えて治療を進めていくと，関わりを作りやすいのではないかと思うのですが．

**堀越** そう思います．特に，仕事を生活の中心として生きてこられた人たちは，ある意味でいうと，これらの関係性を持てなくても仕事を通して生きてこられてしまった．しかし，仕事がなくなった場合に何が残るかとい

うと，関係性しか残りません．そのときに「誰ともつながっていない」ということに愕然として，だんだん寂しくなっていくでしょう．つながりが持てている人は，独りで住んでいても心の中に誰かを内在化（内面化，internalize）させていますから，関係性をポータブルに持ち歩くことができますが，初めから関係性に弱さを持つ人たちは独りになると空っぽになりますから，盛んにお酒を飲むといったことで，その空っぽなのを癒していかなければならないとなります．重要なのは心に誰を住まわせているかです．誰も住んでいなければ寂しいでしょうね．

**野村** 関係性という観点の大事さが良くわかりますね．子どもや青年の治療では特に大切になりますが，成人の場合もそういう観点を持っていることが欠かせないのですね．

**堀越** そういうことだと思います．

## 双極性障害などに対する精神療法の位置付け

**野村** 双極性障害についてはどうでしょうか．

**堀越** これは私の考え方のバイアスかもしれませんが，統合失調症と双極性障害は脳の器質的な問題ではないかと思うので，医師が診療にあたるべきだと考えています．その他にも，たとえば喘息の人の不安症とか，糖尿病の人のうつとか，女性の更年期障害みたいなものに関して言うと，かなり身体面の要因が大きいと私は思います．それについてはやはり，私は医師とのコラボレーションが良いと思います．医師が身体的な問題，ある意味の苦痛を，心理士は心の側，苦悩を担当して，全体的に少し生きやすくする手伝い―QOLを上げるお手伝いということでしょうか―をしていきます．

**野村** 少なくとも鑑別をきちんとやって，チームでのアプローチが必要ですね．

**堀越** 絶対そうだと思います．「頑張れ，頑張れ」とお尻を叩いたり，シートをいくら書いてもらっても，完全に身体面の障害からきている問題であ

るなら，よく話の出来る精神科医がいて協力し合えなければ仕方がないと思います．

**野村** 双極性障害と統合失調症に対しても CBT のテキストが翻訳されたりしていますが，先生としてはいまのところ慎重に考えているわけですね．

**堀越** 慎重というか，多分レギュレーションはやれるけれど，それで治ることはないと思います．治るというのは，統合失調症だった人が，まったく妄想がなくなるという意味です．薬で抑えられることはあるかもしれませんが，全て精神療法で可能だということではないと思います．

**野村** 精神療法の目標というか，位置付けが違ってくる．

**堀越** どちらかというと，マネジメントという位置づけだろうと思います．そうではなくて精神療法のみで治せると主張する人もいると思いますが，そういう人はかなりすごい人だと思います．自分は，経験上，そういった魔法のようなことはあまり経験したことがないですね．明らかに人がいないのに話が聞こえているような人に対して CBT を行って，それが完全に治りましたというのは，あまり見たことがありません．薬物療法もそうですが，精神療法も万能ではないということです．

## 3. パニック障害，強迫性障害，恐怖症へのアプローチ

### パニック障害の基礎知識

**野村** 次に，パニック障害を取り上げたいと思います．パニック発作は，かつては不安発作という概念で精神分析の影響下に心理学的に解釈されていました．近年は，パニック発作自体は生物学的な要因で，つまり心理的な要因とは直接関係なく起こるという考え方が一般的になっています．ただ，発作を経験することとパニック障害になることは同じではなく，病気になっていくプロセスには心理的な要因が関与しています．治療については，薬物療法も有効であるし，精神療法も相当に有効であることが，だいたいのコンセンサスになってきています．

**堀越** はい，そう思います．

**野村** 薬物療法で治りにくい方も，薬を飲みたくないという方もいます．また，妊婦や授乳中の方など，服薬しにくい患者さんもいます．

**堀越** そうですね．

**野村** パニック障害については，精神療法，特にCBTがかなり有効だと思います．まず，発作がまさに起きそうな，ないしは起きている患者さんに対して，治療者が教えられることから説明していただけますか．

**堀越** パニック発作は，こころの仕組み図（図1-5，→p40）で言えば，体の部分を中心に発症している問題だと思います．身体は，自分を守るためにいろいろな仕組みを持っています．まず免疫という仕組みがあって，外から来た病原菌などの悪いものを撃退しますが（図2-7），外から来る危険はそれだけではありません．病気だけではなく事故などでは，その際身体

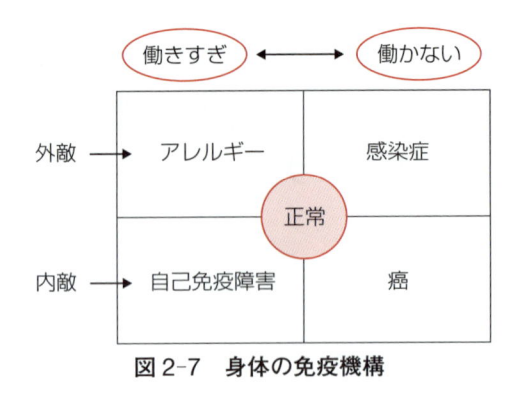

図2-7　身体の免疫機構

|  | 働きすぎ ↔ 働かない |  |
|---|---|---|
| 外敵 → | アレルギー | 感染症 |
| 内敵 → | 自己免疫障害 | 癌 |

中央：正常

図2-8　心の免疫機構

|  | 働きすぎ ↔ 働かない |  |
|---|---|---|
| 外敵 → | 乱暴者 いじめっこになる | いじめられる |
| 内敵 → | 完璧主義 | うつ状態 自責の念 |

中央：正常

は「ヒヤリ」としたり「ハット」したりして，とっさに身を避けるように反応します．こうした反射的に自分を防衛する仕組みをストレス反応（stress response）と呼びますが，これにまずウォルター・キャノン（Walter B. Cannon）が注目して，それがストレス研究の土台になっています．ある意味で，心にも免疫機構があると考えるとわかりやすいと思います．心を守る仕組みが働きすぎたり，働かなかったりすることで，いろいろな症状が出てきます．敵も外からだけでなく，内側からの声も敵になります（図2-8）．

## パニック障害に対する精神療法

### ■ 呼吸がおかしくなったら息を止めてみる

**野村** 治療にあたっては，ストレス反応の仕組みに注目していくことになりますか．

**堀越** はい．CBT では，パニック発作を，このストレス反応の暴走だと考えています．たとえば空気が薄くなると，身体はそれに反応して，体内の pH が変化します．何か危険なことが起こっていると察知するのです．この察知する作業の裏には「認知」があり，「危険だ，危ない」という解釈のもとに危険信号が出てくると，身体がそれに対してストレス反応を起こして自分を守ろうと次々に対策を講じてくる．たとえば，筋肉の硬直とか，心拍数の上昇です．要するに，戦ったり逃げたりするには活発に動けるように酸素やブドウ糖を身体に供給しなければなりませんので，心臓は血液を一生懸命送らなければならないし，呼吸は荒く，たくさん酸素を吸わなければならなくなる．こうした一連の反応は，極端に活性化されるとパニック発作と重なります．

**野村** パニック発作に対する CBT の目的はそれを解消していくことですね．

**堀越** そうですね．100% そうだとは言えないかもしれませんが，その異常な，過敏に働いてしまうストレス反応をコントロールしてリセットすることが目的になります．パニック発作が起こりそうになると呼吸が荒くなってきたりしますが，呼吸は，救急の ABC（Air, Blood, Circulation）で言えば，いちばん初めの Air（空気）ですから，人間は呼吸を妨げられるとパニックになります．なぜなら息が吸えないと死んでしまう，このことが最も怖いことなのです．息が吸えなくなるのは怖いので，必死に吸おうとする．吐かなければ吸えないので吐こうとする．

**野村** この作業を必死にやっていると，だんだん過呼吸になる．

**堀越** ですから，パニック発作を起こす患者さんに対して私がいちばん初めに言うのは，「呼吸がおかしくなったら息を止める」ことです．なぜな

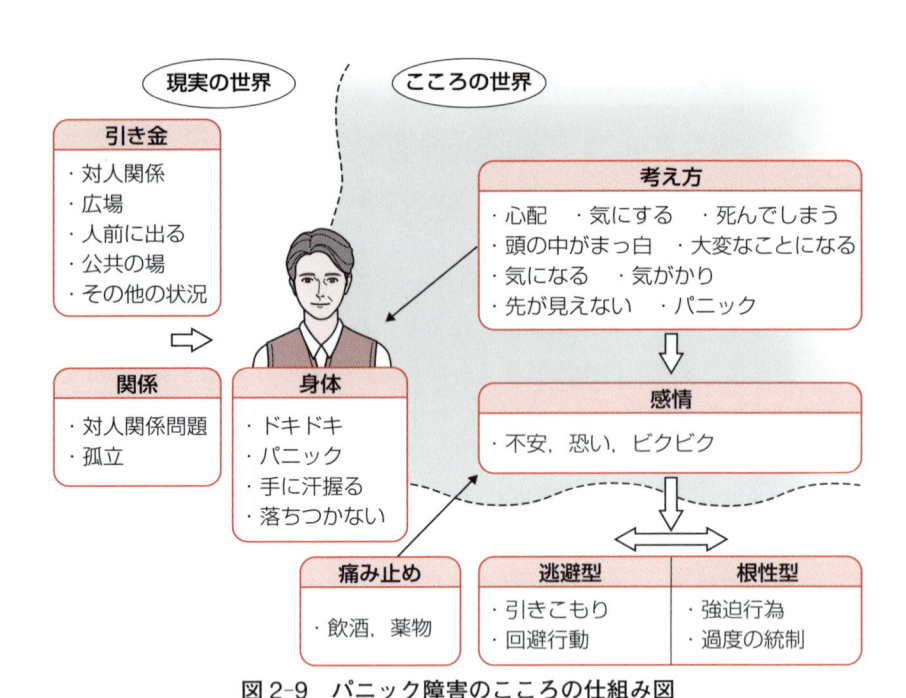

図2-9 パニック障害のこころの仕組み図

ら，息を止めていれば二酸化炭素が出ていかないので，少なくとも過呼吸になることだけは止められる．初めから深呼吸をしてみましょうと言っても，パニックになっていると深呼吸はなかなか難しいものです．

**野村** まず，息を止めるという方法を覚えてもらうのですね．

**堀越** はい．パニックに対する介入では，どのようにパニック発作が発生するのかについて図などを使ってきちんと教えます（図2-9）．心理教育です．患者にその理解がない段階でパニック発作に対する介入を行うことは難しいと思います．

### ■ パニックのコントロール―リラックスさせる

**堀越** 結構荒療治を行えそうな人に対しては，自分でパニックを作り出すことをやらせたりします．かわいそうなのであまりやりませんが，これま

でに1～2人に対して行ったことがあります．自分でわざと呼吸を荒くして，パニック発作を作ってみる．自分で作れるものは自分でコントロールできるようになりますから，簡単に良くなります．

**野村** たいていの人にとっては，辛すぎる治療ですね．一般的には？

**堀越** 荒療治ができない場合は，身体がパニック反応を起こし難いように訓練をしていきます．ほとんどの場合は，まずは呼吸法のリラクセーションを教えておきます．ストレス反応に関係する身体反応の中で唯一，意識的にコントロールできる部分は呼吸です．意識的に心臓をドキドキしないようにするのも冷や汗を止めるのも難しいですが，呼吸は自分で速くも遅くもできます．つまり，パニックとは自分でコントロールできず暴走することなので，コントロールできるところからスタートするという意味もあります．さらに，ゆっくり呼吸すると身体はリラックスしますので，呼吸法の練習をさせます．そうすることで身体がリラックスすれば，危機状態と勘違いして反応し難くなるというわけです．私たち人間は緊張するかリラックスするかのどちらかですので，身体がリラックスしていれば，精神も緊張し難くなるという利点もあります．

**野村** まずはリラックスすることが第一になる．

**堀越** そうですね．

### ■パニック障害に対する3つの介入

**堀越** パニック障害の場合は，①身体に対する介入，②考えに対する介入，③行動に対する介入の3つを行っています（**表2-3**）．まず①身体に対しては，異常にすぐに反応しないようにするために，リラックスさせることを覚えさせます．先ほども言った通り，まずは呼吸法の練習です．呼吸ができるようになるのがいちばん最初です．また，筋肉リラクセーションやイメージ法などによるリラクセーションも加えることがあります．患者さんには呼吸法が苦手な人もいますので，まず筋肉をほぐしてからでないと呼吸に進めない場合もあるのです．

**野村** 呼吸を核として，リラクセーションを覚えてもらう．

**表2-3 パニック障害への3つの介入**

1. **身体に対する介入**—リラックスを覚える
   呼吸法，筋肉リラクセーション，イメージ法など

2. **考えに対する介入**—極端な考えを緩和する
   例：「パニック発作で死んでしまうかもしれない」
   →「パニックは不快だが，死ぬことはない」
   →「パニックと向きあおう」

3. **行動に対する介入**—対象から回避しないように自信をつける
   曝露療法：小さな一歩から段階を踏んですすめる

**堀越** そうです．その次に②考え方を変える作業をします．ほとんどのパニックの人たちは，「このままでは大変なことになる」とか「死んでしまう」という極端な考え方をしているので，いちばん大切なことは，「パニックにならないようにしよう」という考えを捨てさせることです．つまり，"パニック発作で死ぬ人はいない"と教えます．パニックは自分を守るための防衛機能の暴走で，この発作で病院に行った人たちには何の異常も見られません．ですから，「パニックは怖くて不快ですけれども，パニックで死ぬことはない．だから，パニックに向かい合いましょう」「パニックから何かを学びましょう」という姿勢で教えていきます．考え方への介入はこんな感じです．

**野村** なるほど．最後に，③行動への介入はどうでしょうか．

**堀越** パニック障害の人の特徴は，回避をすることです．パニック障害になると，たとえば電車が怖いので避けて乗らない．中には「もう20年乗っていません」という人もいます．「じゃあ，実際に乗ってみて，どうなるかやってみましょう．乗ってパニックになっても，呼吸法をやれば大丈夫ですよ」「3分，5分，10分と待っていると，絶対に治まりますよ」といったことを教育して，だんだんと電車に乗せるという，曝露療法と呼ばれる手法を用います．いきなり電車には乗れませんので，非常に小さな一歩から始めます．「時刻表を見てみましょう」とか，「駅まで行ってみよう」というところから始め，ホームまで行く，中に乗ってすぐ降りる，一駅だけ

乗ってみるという具合に順番にやっていきます．

　このような手順でやると，うまくいくことが多いです．段階を踏んで進め，つまずいたらその前の段階に戻ってやり直して，自信がついたら次に進みます．こういうことをするには，心理士などコーチとして働く人がいないと難しいですね．

**野村**　パニック発作の患者さんの治療には幾つかのポイントがあると思いますが，まず発作が起きたときに，「こう対処すれば治まりますよ」という安心感を与えてあげることが大事ですね．その1つは，「息を止めちゃいなさい」．それから呼吸法を教えておいて，ゆっくりした呼吸をすればこんなふうになることをわかってもらうことで，ほとんどの患者さんはいざというときも安心できるのですね．

**堀越**　「パニックは治ります」というよりも，パニックになっても大丈夫だからパニックと直面しましょうということです．結果的には良くなるのですが．

## パニック障害と薬物療法

### ■ 安易な薬物療法が治療を難しくする

**堀越**　ただ，安易な薬物療法を受けてきた人は治りにくいと思います．どういう経過で精神療法を受けるに至ったかがすごく重要で，中には既に抗不安薬を頓服薬として頻繁に使っている人もいます．危ないと思ったらすぐに服用したり，初めから予防的に抗不安薬を使用していたりする人たちの治療は非常に難しいです．パニックに対する耐性も身体の筋肉と同様に，訓練して築いていくものだと思います．筋肉痛を経験し，気が付いたら筋肉モリモリになっているという感じです．パニック発作と向かいあい，結果的にストレス反応のリセットが完了して，簡単なことに過敏に反応しなくなるということですね．筋肉痛なしに筋肉がつくことはありませんから．

**野村**　日本の場合，つい最近まで高力価のベンゾジアゼピン系抗不安薬を

定期的にあるいは頓服薬として処方するという治療が一般的でした．それに対しては反省もありますが，便利なので，ベンゾジアゼピン系抗不安薬を渡しておいて，「発作が起きそうになったら飲みなさい」と言っている医師が多いと思うのです．

**堀越** 対症療法ですね．薬がいけないとは思いませんし，薬にはその活躍場所があるとは思います．パニック発作で苦しむ患者さんの多くは抗不安薬を服用していますし，それが安全を保証するものになっている場合もあります．その安全を捨てろというのはなかなか酷で，多くの患者さんはそれはできないと言います．お守りのようなものです．

**野村** 薬の存在はむしろ治療を難しくしますか？

**堀越** 難しくしますね．しかし，既に薬の効力をある程度知ってしまった患者さんにそれを捨てろといっても無理なので，まず精神科医との相談です．あんまり無理をして，患者さんが来なくなることもありますから．

**野村** どういう意味で難しくするのでしょうか？

**堀越** パニック発作は，身体が「危ない」と解釈して自分を守るためにストレス反応を起こしている状態です．だから「別に危なくないのだ」ということを身体に教えれば，過敏反応は収まり元に戻ります．それを，自分の力で戻すのではなく，薬の力で戻してしまうと，薬の効力で元に戻っているだけで，頭は「危ないからこうなっている」という状態のまま切り替わらないということです．

**野村** 学習し直さなければならない部分を，薬が駄目にしてしまうかもしれないということですね．

**堀越** 海外で，こういう行動医学的な治療を行う理由は，ベンゾジアゼピンをあまり使わないからかもしれませんね．米国では，不安障害に対しての薬物療法は選択的セロトニン再取り込み阻害薬（SSRI），セロトニン・ノルアドレナリン再取り込み阻害薬（SNRI）が主です．それに対して日本では，対症療法がまだ多いのではないかと思います．「不安が出てきたらこれを飲みなさい」とモグラ叩きのような状態になっていて，身体をリセットするという概念はないかもしれません．

**野村** 精神療法的には，できるだけ早くベンゾジアゼピンの頓服という対応を止めてもらって，精神療法にシフトすることが望ましいというわけですね．

**堀越** 原則的にはそうですが，実際はなかなかそうもいかないことが多いです．これまでに薬を飲んでいない人は，比較的簡単に精神療法の軌道に乗せやすいです．「お薬は嫌です」という人もいますから，その場合は簡単です．でも，既に薬を飲んでいる人たちには「お守り」代わりに薬を持っていてもらいます．

**野村** そういう治療法に理解のある精神科医であれば，話し合いながら介入をしてもらったり，患者さんに「頓服薬は出してもらっても結構ですが，量を減らしてもらうと良いですね」とアドバイスできそうです．

**堀越** この間，パニックで電車に乗れない患者さんが新幹線で岡山まで行きました．その時，1回も頓服の抗不安薬を使わなかったのですが，一応薬は持っていきました．「何かあったときには飲めば良いけれど，飲まないでいられればもっと良い」ということですね．それが精神的な慰めというかお守りになる．もともと，精神的な慰めのために使っているものなので，飲まなくても良い，飲まないほうがなお良いという説明をします．ただ，依存的にベンゾジアゼピンを使っている人は，そのあたりが，つまり薬を抜いてしまうことが非常に難しいと思います．

**野村** 不安発作がパニック発作に名称が変わり，発症に生物学的な要因が重視されるようになった背景には，抗うつ薬の効果が確かめられたことがあると言われています．現代ではSSRIがパニック障害の第一選択ですが，SSRIなどの併用は抗不安薬の場合とは意味合いが違っています．パニック発作を止めるというより，発作の予防や全般的な不安・緊張感を低下させ二次的に生じてきやすい抑うつ症状を軽くするという目的で使用されることが多い．

**堀越** そうでしょうね．

**野村** 抗うつ薬の場合は，抗不安薬に比べて，精神療法と対立してしまう可能性は低いと考えて良いのですね．

表2-4 パニックに対する8つの問題思考とその代替案

| パニックに対する問題思考 | その思考に対する代替案 |
|---|---|
| 1. パニックのことは誰にも知られてはならない | パニックになることは恥ずかしいことではないし，誰にでも起こりうる |
| 2. パニックの症状を避けなければならない | 症状に向き合って対処するスキルを身につけていきたい |
| 3. パニックは悪い，そして自分の敵だ | パニックから学べることがあるに違いない．学べることは何だろう |
| 4. たった今，リラックスしなければならない | ソワソワしていたからといって誰が迷惑するわけでもなく別に問題ではない |
| 5. いつもパニックから自分を守らなければならない | いつも自分を不安から守る必要はない 不安は自分を守るためのものだ |
| 6. パニックは，自分に課せられた試験だ | これは，練習，訓練，対処するスキルをつける訓練だ |
| 7. 絶対にパニックにならないという確証がほしい | 「もしかしたら」「かもしれない」に慣れるようにしよう |
| 8. この方法で絶対にパニックが治るはずだ | これはうまくいかなくても大丈夫，次の方法があるさ |

(Wilson RR：Don't Panic-Taking Control of Anxiety Attacks. HarperCollins, 1996, pp240-253 をもとに作成)

**堀越** SSRIやSNRIとCBTの併用はよく行われています．

### ■ 抗不安薬だけに頼らない治療を

**野村** 話をもとに戻しますが，全般的な不安感や予期不安に対しては，心理教育を徹底することになる．

**堀越** はい．「パニック障害に対する8つの問題思考とその代替案」のリスト（表2-4）みたいなものがいくつもあって，それらを徹底的に理解してもらいます．たとえば，パニックが起こるリスクのある物事を避けるのではなく，あえてそれらに向かい合うことを促します．繰り返しになりますが，一番重要なのは，「パニック発作にならないようにしよう」とか，「パニック発作を治そう」などとは言わないことです．パニックは来るかもしれないけれど，「来ても大丈夫．なぜかというとそれに備えているし，そ

れでおかしくなることはないから」というところに着地しないと，結果的には良くはなりません．

**野村** パニック発作を起こさないよう起こさないよう振る舞うのではなく，たとえ起きても大丈夫だというところを着地点にするわけですね．それも薬によってではなく，自分の力でコントロールできるという感覚を養うのが大切になる．

**堀越** 実際に，「小さいパニック発作が起こります」という人がいたとします．「でも，それで死ぬことはないでしょう？ それを十分味わってみましょう」「自分で，パニックをもっと悪くしてみましょう」という感じです．苦しみに立ち向かっていくのですから，日本ではこうした精神療法は患者さんに人気がないですよ．痛み止めとしてすぐに抗不安薬を出してもらって楽になるほうが良いのですから．ですがそれは心の痛みに対する対症療法ですから，ある意味で薬が治しているだけ，つまり身体のリセットは後回しになっているのです．

**野村** ただ，最近は日本でもすぐに薬に頼ることに対する批判がだんだんと出てきているので，こういう治療法が広がっていけば，患者さんの側からもニーズが出てくると思います．私の経験だと，妊娠中や授乳中の患者さんで，絶対に薬は飲みたくないという人がいて，こういう方法に切り替えて成功した例もあります．今後，こういう治療法が求められていくのではないかという気がします．

**堀越** パニック障害については，その病態に身体的な部分がかなり関わってきますので，患者さんにパニックの仕組みを理解してもらってから，身体的に，認知的に，そして行動的に介入するとわりとうまくいくと思います．うまくいかないとしたら，多分，不安や不快感と戦わずに他のもので楽にしているということです．

**野村** 医師も抗不安薬だけに頼らずに治療しようとしなくてはいけない．パニック障害に抗不安薬を使用する場合，両刃の剣だという認識が必要ですね．実際，パニック発作が止まらない患者さんに対し，どんどん抗不安薬を増量していって，ほとんど酩酊状態のようになってしまった患者さん

や用量依存の状態から抜け出すのに長い時間を要した患者さんを少なからず知っています．薬物療法以外の選択肢があれば，こういうことにはならないと思います．薬が両刃の剣であるのはパニック障害の場合だけではないでしょうけれど．

**堀越** はい．

**野村** それに心理教育の徹底と回避行動の治療．回避行動に関しては，脱感作というか，行動療法的にアプローチしていく．

**堀越** 回避している限り良くなりません．

**野村** 支持は必要だけれど，医師が回避を助けてはいけないということですね．

## 強迫性障害の基礎知識

**野村** この話の延長で強迫性障害（obsessive compulsive disorder；OCD）に話を移しましょう．

**堀越** OCDも，全部この流れの中で語れます．たとえばOCDだと，「考え方」が勝手にやってくる．強迫性障害ですから，強迫的にいろいろな考えやイメージが出てきます．「人を殺すかもしれない」とか「女の子にいたずらするかもしれない」とかいう考えが出てきてしまいます．出てくると，そこには不快感というか，「やってしまうかもしれない」という不安が生じます．この不快感や不安を楽にするためには，たとえば楽になるまで何度も確認をするとか，そういう思いや感情を生み出すような場所には一切行かなくなるとか，気が済むまで手を洗うといった行動パターンになるのです（図2-10）．

OCDへの対応についてですが，この強迫的な考えをいきなり変えるのはほとんど無理です．勝手に出てきてしまうので，おそらく脳に問題があってのことかと思います．不安も不快感も，こういう状況なので当然のことながら簡単に変えることはできません．これを変えようとすると，薬で感じなくするしかないので，結局「痛み止め」を使っていることになり

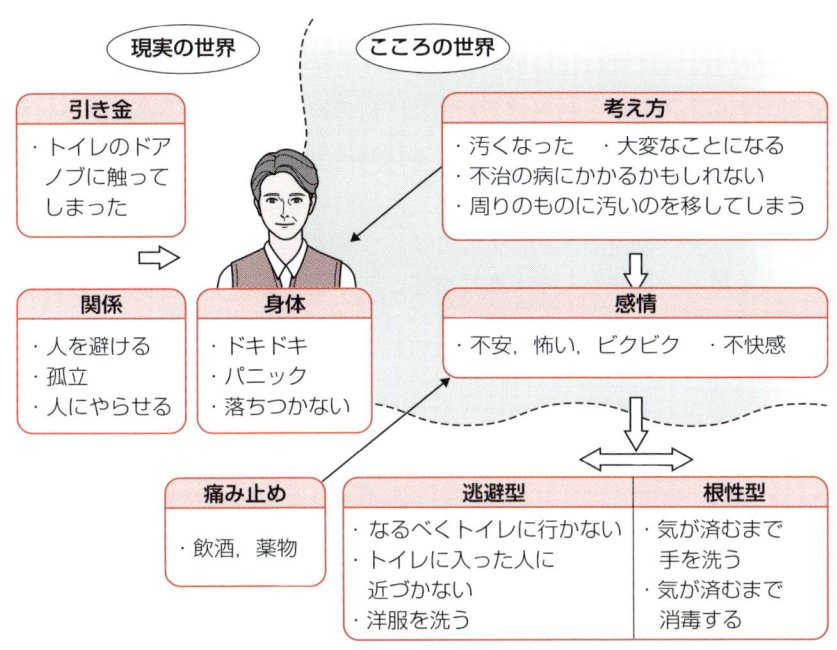

## 図 2-10 強迫性障害のこころの仕組み図

**現実の世界**

引き金
・トイレのドアノブに触ってしまった

関係
・人を避ける
・孤立
・人にやらせる

身体
・ドキドキ
・パニック
・落ちつかない

痛み止め
・飲酒，薬物

**こころの世界**

考え方
・汚くなった　・大変なことになる
・不治の病にかかるかもしれない
・周りのものに汚いのを移してしまう

感情
・不安，怖い，ビクビク　・不快感

逃避型
・なるべくトイレに行かない
・トイレに入った人に近づかない
・洋服を洗う

根性型
・気が済むまで手を洗う
・気が済むまで消毒する

---

ますが，それでは OCD は良くならない．なぜかというと，良くするためには「他の何か」を変えなければいけないからです．痛み，つまり，不安や不快感を感じないようにするだけでは根本は変わりません．

不安のアラームが鳴らないようにする，ある意味で薬はそういう仕事をしています．それによって不安にならないようになります．しかし，不安にならなくなったからといって，危険に感じて不安を生み出す仕組みはなくなっていないので，またしばらくすると同じことが起こります．

## 強迫性障害に対する精神療法

### ■「儀式」に頼らず不安に耐える力をつける

**野村**　たとえば CBT のやり方では，OCD の治療方針はどうなりますか．

**堀越** まず，引き金に反応して「大変なことが起こりそう」といった考えが出てきます．それに伴い不快感情が発生します．これを不快感情と呼びます．その不快感情を和らげるために，何らかの行動を行います．それを儀式と呼びます．その儀式をすると不快感情を抑えられるとなると，儀式をしないと不快感や不安が収まらないと思い込み，それが習慣化します．このように OCD はできあがりますので，治療はそうしてできあがったサイクルを壊し，儀式なしでも楽になることを覚えてもらいます．

**野村** 具体的には，どこから介入していくことになりますか．

**堀越** 考えの部分か行動の部分になります．感情はいちばん変わり難く，いちばん変えやすいのは行動でしょうから「じゃあ，この儀式をやめてみましょう」となります．儀式をしないのですから，もともとの「大変だ」と「不快感」が増大します．しかし，儀式をやらないと不快感情がなくならないというのは学習した思い込みで，儀式をやらないと身体が自然に不安を抑えていくようになってきます．

**野村** ある意味で自然治癒力に任せられるようにリセットしていくわけですね．

**堀越** そうですね．儀式で不快感情をなくさずに，曝露させて，本来あるべき姿で，自然に不快感が落ちていくようにするのです．ターゲットは自分の中の不快感で，その不快感を持ち上げるために儀式（反応）を抑制するということで，曝露反応抑制法（曝露療法）と呼ばれます．もちろん，楽なことではありませんので，患者さんと良いチームが作れていないと患者さんは一緒にやりません．要するに，楽にする方法（＝儀式や薬）を使わなくすれば，体が勝手に，不快感・不安を落としていきます．

**野村** OCD の患者さんの場合，強迫行為や儀式的な行為は，やめろと言われれば短時間はやめられるわけですね．ただし，やめると不安感や不快感が非常に強くなってきて，耐えきれなくなって，またその儀式に戻ってしまうというのが一般的なパターンです．だから，いかに段階的に儀式を減らして，不安に耐えられるようになっていってもらうかが治療の根本だという考え方ですね．

| 不安の程度 | なし | 軽度 | 中程度 | 重度 | 最高 |
|---|---|---|---|---|---|
| 点 | 0　　10 | 20　　30 | 40　　50　　60 | 70　　80 | 90　　100 |

図2-11　SUDs（主観的不快指数）

**堀越**　その通りです．よく，ばい菌とか糞尿がつくと恐れている患者さんに，その人が，ばい菌がついていると思うもの，たとえば便器に触らせることを行いますが，この場合ターゲットとしているのは便器とかばい菌それ自体ではなくて，「自分の不安」に曝露させているのです．ばい菌や便器は不快感覚や感情を持ち上げるための道具にすぎなくて，極端に言うと別に何でもいいのです．

**野村**　不快感に曝露させることで，不快感または不安感に慣れるようにしていく．

**堀越**　そうです．ここで確実にやらなければいけないのは，自分の不快感がどう推移をするかをモニターさせ，記録させていくという作業です．それがないと，ただの系統的脱感作になってしまいます．なので，主観的不快指数（サッズ，subjective units of discomfort scale；SUDs）という方法を使って，いまの不安や不快感の度合いはどれぐらいかを同定してもらい，時間を測りながら追いかけていきます（図2-11）．表や用紙を作って，30分ごととか1時間ごととかに自己申告してもらって記録します．

### ■ 80％ルール─強めの曝露からスタートする

**堀越**　SUDsは0が苦痛，つまり不快感や不安がない状態として，0〜100で表してもらうと，便器に触ったすぐ直後などは，不快感がマックスに近い90とかになるはずです．そして，90のままいると苦しいので，普通，OCDの患者さんは，ここで儀式をして楽になろうとします．気が済むまで手洗いをしていると，手洗いで気分が楽になると学習してしまい，執拗な手洗い行為がSUDsを下げているような気になりますが，本当は手洗いをしなくても，不安感は絶対に下がります．

**野村**　永遠に不安感が続くということは身体的にもあり得ませんね．

**堀越** OCD患者さんの場合，普通の人が10分で済むところを30分くらいかかるかもしれませんが，何もせずに不安感にずっと付き合わせて，次第にこれが下がってくるのを体験させます．自然に不安や不快感が落ち着くのを待つのです．そしてそれをモニターさせて，推移を記録させて後できちんと確認できるようにします．

**野村** 具体的には，強迫行為とか，儀式的な行為を少しずつ減らしたり，いろいろなバリエーションで変化させたりしてみて，それに対する不快感の動きを探って，モニターしていくという作業の繰り返しになるのですね．

**堀越** はい．そこですごく重要なのは，たとえば曝露の対象が不安感 (SUDs) 10～20の低いものであると，果たして強迫行為，つまり儀式をやめたからといって効いているのかどうかがわかりません．したがってわりとSUDsが高い，80ぐらいまで上がるものからスタートしないと，良くならないということです．

**野村** すると，不安が弱いものからではなくて，むしろ強いものから始めるのですね？

**堀越** 強いといっても，100からはとてもできない．しかし，わりと強めのものから始めます．あまり，低い所からスタートすると効かないのです．

**野村** その患者さんにとって，結構辛いものから？

**堀越** 辛いものから始めます．普通は80％ルールと言って，その患者が80％ぐらいできなさそうだと思う最高に厳しい課題から始めると早く良くなります．ある意味のフラッディング (flooding) かもしれませんね．しかし，一番に避けたいタフな課題をいきなりやらせるのは至難の業ですから，そこは治療関係の良さによるというか，ラポート作りが上手くいっていないと，患者さんはまず乗ってきてくれません．「一緒にOCDと戦いましょう」という気分にならないといけない．

**野村** それがコツなのですね．

**堀越** 動機づけが上手くいけばキツイのから始めたいところですね．やわらかいのからやっていると，あまり良くならない．そこが臨床家の腕の見せどころです．キツイのに慣れるためにはキツイままでいなければなりま

せん．したがって，OCDの治療ではリラクセーションは教えません．

## ■ 系統的脱感作と曝露療法の違い

**野村** 一般的には，スモールステップで行うものなのでしょうか？

**堀越** それは系統的脱感作ですね．要するに，触れられないものにちょっとずつ近づいていって，「触れられました」という，特定の何かに触ることが目的になっています．

**野村** 曝露療法と系統的脱感作とは考え方がかなり違うということですね．

**堀越** 系統的脱感作は，刺激に慣れるようにするものです．要するに，便器や扉に「これに触っても大丈夫になりました」というのがゴールです．CBTの曝露療法というのは，臨床現場では同様に便器や扉に触っているのですが，その目的は不快感や不安を作ることとその不安に慣れることになります．

**野村** 系統的脱感作も，行動療法の1つですよね？

**堀越** そうです．

**野村** OCDの場合は系統的脱感作は適さないということでしょうか．どこが違うのでしょう．

**堀越** SUDsです．自分がいまどういう状況になっているかをモニターさせて，自分の不安がどのように推移するか，つまり不安，あるいは不快感と戦わせる点です．

**野村** 先生の経験だと，OCDに関しては曝露療法のほうが治療効果は良いですか？

**堀越** かなり良いです．重症なケースばかりやってきたからかもしれないのですが，自分の経験では系統的脱感作で良くなった人はいません．ごく軽いものは良くなるかもしれませんが，普通，系統的脱感作でやると，他の不安対象がまた出てきてしまいます．たとえばAが触れなかった人が，だんだん慣れていって触れるようになったとして，「良かったですね」と安心していると，次の週に「先生，今度はBが触れなくなりました」となります．それでまた脱感作をして「Bが触れるようになりましたね」とな

ると，次にまた「今度はCが触れなくなりました」という具合です．
**野村** 根本的にはあまり効果がない．
**堀越** つまりは，何に触れるかに関係なく，不安や不快感が出てきたら，それ自体に対して曝露していくことが重要なのです．たとえば，「今度はこれができなくなりました」というときにも，「前と同じやり方でやれば良い」と本人が応用していくことができるように導く．同じやり方を応用しながら，自分で不快感をやっつけられるようになることが目的です．つまり，良くなる方法を覚えてもらい，あとは自分で練習して良くなってもらうということです．引き金となる刺激に慣れるだけでは，次々と新しい引き金が出てきてとても追いつけなくなります．
**野村** なるほど．
**堀越** OCDに対して系統的脱感作をやっている人は多いですが，個人的な経験からもあまり良くなっていませんし，効果研究の結果も同じことを示しています．
**野村** じゃあ，わりと最初に思い切ったこと，患者に80％ぐらいの不安を与えるようなことをやる？
**堀越** はい．不安や不快感が上がっていないと効きません．

## ■ 曝露療法に対する臨床家の不安を取り除くには？

**野村** 私も含めて，曝露療法のトレーニング経験なり，臨床経験が少ない臨床家は，曝露させることが怖いのですよ．なぜ怖いかというと，それが患者さんに大きなダメージを与えてしまうのではないかという不安感が，こちらにも湧くからです．
**堀越** 確かにそれはあるかもしれませんね．
**野村** 実際は，80％の曝露が適切に与えられれば，そんなにカタストロフィというか，破壊的なことは起きないのでしょうか？それともやはりそれなりの準備が必要になるのでしょうか？
**堀越** すごく準備が必要だと思います．何の準備かというと，介入する側（治療者）が治療効果を信じているかという態度の面です．先生のほうが

不安になってしまったら，多分できません．「便器に触っても死なないのだよ」ということを，こちらが確信していて，「そんなことでどうこうなることはないよ」という態度がないのだったら，患者さんは，「もしかしたらなるかもしれない，先生だってビビっているのに」と思う．ですから，一緒に触ったり，「私が触ってみせるよ」とお手本を見せるくらいでないといけません．まあ，不快感を持ち上げれば良いので，必ずしも便器に触る必要はないのですが．

**野村** 便器を触りたいとは思いませんが，治療の役に立つなら嫌ではないし，私自身がそれで不安や恐怖を感じることはないでしょうね．しかし，患者さんが触ったから死ぬことはないとわかっていても，便器に触るという強烈な体験をしたことで，外来から帰ったあと，ものすごい混乱に陥るのではないかとか，すごく落ち込むのじゃないかとか，そういう不安感が治療者側に起きるのではないかと思うのです．だから曝露療法は行われにくくて，スモールステップ的に系統的脱感作でやっていこうというアプローチが取られやすいというのが，実際ではないかという気がします．

**堀越** 無理もないことだと思います．ですから，ものすごく重要なのは，良い関係作りです．私の患者さんは，自分で言うのは何ですけど，「先生だからやる」「先生が一緒にやってくれるから，やります」と言ってくれます．なぜかというと，何事にも100％はありませんが，私は患者さんと一緒に取り組んだ体験上，とりあえずはこの方法でいけると思っているというか，治療効果を信じているからです．やった人が実際に良くなっていますから，単に本を読んだことを話しているわけでもありませんし，信仰でもないと思います．効果といってもあくまでも，患者さんの持ってきた主訴に対する改善という点でですが．たとえば，自分が耐えられないような不安を経験させたからといって，それで統合失調症になったという記録はありません．初めから統合失調症だった場合はもちろん別です．そのあたりの研究も最近かなり進んでいますし，追跡調査の結果でも良くなった患者さんは良くなったままの割合が高いです．

**野村** ラポートができていれば，80％の不安を与えるような曝露をして

も，そんなに破壊的になった経験は，先生にはないということですね？

**堀越** ありませんね．本当にOCDの場合はですが．他の病気の場合はその保証の限りではありません．

**野村** その経験がない臨床家がやるためには，トレーニングを受けて臨床経験を積むしかないですね．

**堀越** もちろんそうです．患者さんにとっては，曝露療法をやって平気かというと，とんでもないことで，大変辛いことだと思います．ものすごく大変なことは重々承知の上で，「これって大変なことだけど，一緒にやっていきましょう」という態度でやります．

　80％の課題が無理だったら，もうちょっと下から始めようかとなるかもしれませんが，10〜20％の課題からやるくらいなら，やらないほうが良いと思います．辛いだけで効果が見えないと嫌になってしまいますし．

**野村** 逆効果になる．

**堀越** そうです．ちょっと厳しいかなあたりから始めたいところです．

## ■ 強迫性障害は家族が巻きこまれることが多い

**野村** 曝露療法をやったときのセッションの終わり方みたいなものが結構大事なのかなという気がしますが，いかがでしょうか？

**堀越** そうですね．終わり方は，宿題がどれくらいできているかの確認です．目標設定をして，その目標に到達した段階で終結です．目標は普通，ヒエラルキー（階層）を作って，80％ぐらいできないところからスタートして最も難しいほうに向かって進めていき，ある程度満足する目標を達成したら終わりです．しかし，病院ではできるが家ではできないというのでは，まだ習慣化されていないのかもしれませんので，この時点では終われません．ただ非現実的な目標でないことが重要です．全く手を洗わないのはいきすぎです．普通の人も，食前・トイレのあとには手をサッと洗いますし，毎日糞尿に触っている人はいません．

**野村** 具体的には，どのようなところを目標にするのでしょうか．

**堀越** たとえば，入院患者さんの場合だと，1日に2〜3時間曝露療法を

やってもらえます．ひどい言い方ですが，逃げていかないように監視していますから，治療計画をびっしりとできます．けれども，家ではそうはいきません．そこで家族の協力がいる．普通だと親と一緒に来てもらいます．または，一緒に住んでいる他者ですね．子どもや重篤な OCD 患者さんは，自分ひとりでは来られないことが多く，ほとんど親と一緒に来院したり，配偶者と来たりします．そうしたら一緒に来た人物と話し合いをして，「このように治療をやっていきますから，協力してください」と合意を得て，患者さんにも「良いですね？」と確認を取ります．

**野村** かなり慎重にやるのですね．

**堀越** なぜかというと，OCD の場合はわりと親や身近な人が巻き込まれていることが多く，意識的でなくても治療の邪魔をすることが多いのです．OCD 患者さんが，家族全員に「皆，外出から帰ったら汚いからすぐ風呂へ入れ」と OCD の儀式を強要して，それに準じて家族が全員風呂に入ってしまったりすることもあって，間接的に患者さんの OCD 行動を請け負っていたりします．そうなると，本人といくら頑張っても家に戻ると家族全体で OCD の儀式をしているということが起こります．そこで，そのような OCD を助長するような患者さんからの指示には従わないというように家族と協力してやっていかないと，かなり治療は難しいですね．しかし，それが患者さんの知らないところで急に始まると「自分はみんなに拒まれた」ということになりかねませんので，患者さんも了解の上で，「治療者の指示で家族は言うことには従いません」という全員のコンセンサスを取ることが必要です．

**野村** 確かに同じ強迫症状でも家族を巻き込むかどうかでずいぶん意味合いが違ってきます．

**堀越** 話を戻しますが，病院のようなコントロールされているところでできても，家ではできないのであれば問題は解決されていないと思われるので，宿題の出来と目標の達成具合で判断します．

　それと，宿題については，かなり不安が上がるものを家でもできるようにします．そして，とにかく「練習しましょう」という姿勢でやります．

その人が便器に触る課題に合意したのだったら，「家で便器に触れますか？」と聞いて，もし「それは100だから，とても無理だ」と言われたら，「SUDsがそれよりも少し下の行為は何でしょう」と探り，少しステップを落とします．

**野村** 重症のOCDが慢性化している患者さんの場合，曝露療法を導入できるようになるまでかなり時間がかかるという印象があります．疲弊しているし，無力感に苛まれている．これはやむを得ない面があると思います．治療者は根気よく士気を鼓舞するというか，とにかく治療者が諦めないことが大切だと感じています．あまり無理を強いると負担だとは思いますが．OCDに関しては，薬物療法の選択肢も広がってきていますし，CBTと併せて治療すればもっと楽になる患者さんが増えるのではないかと期待しています．

**堀越** 同感です．曝露療法はどうも…という方には，認知的な介入も使えますが，行動を変えればおのずと認知は変わるものです．OCDの患者さんは，考えたことが即行動したことになってしまうところがあります．思考-行為混乱（Thought-Action Fusion；TAF）と言いますが，TAFへの認知再構成も場合によっては有効です．

## 恐怖症に対する精神療法

### ■ 恐怖症にはスモールステップ

**野村** たとえば，強迫とは違いますけれど，非常に強い対人恐怖の症状の場合だと，曝露というのは選択肢になりますか？

**堀越** 人によってだと思います．OCDよりも認知的な介入を増やすかもしれません．しかし，最終的には，他人と向き合わなければなりませんので結果的には曝露ということになります．

**野村** OCDに関しては，曝露がファーストチョイスになるけれども，恐怖症（phobia）については，ケースバイケースになってくるのでしょうか？

**堀越** 恐怖症というと，怖いものがはっきりしていますので，その場合は

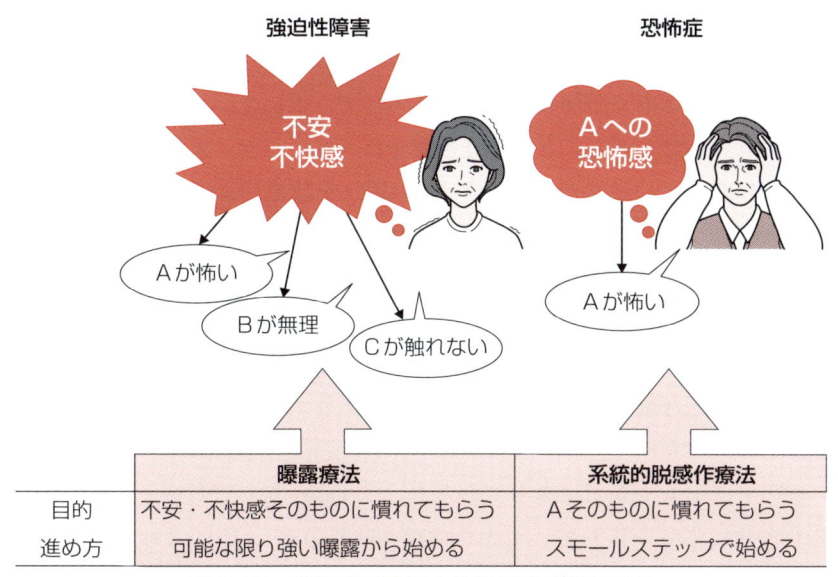

## 3. パニック障害，強迫性障害，恐怖症へのアプローチ

|  | 曝露療法 | 系統的脱感作療法 |
|---|---|---|
| 目的 | 不安・不快感そのものに慣れてもらう | Aそのものに慣れてもらう |
| 進め方 | 可能な限り強い曝露から始める | スモールステップで始める |

図2-12 疾患の特徴による治療法の使い分け

系統的脱感作ですね．または，前にも言ったフラッディングです．

**野村** 恐怖症の場合はむしろ系統的脱感作になる．

**堀越** そうです．恐怖症というのは，たとえば「蛇が怖いです」という場合，蛇にだんだん近づいていけて，蛇さえやっつければOKですよね．また「高いところが怖いです」という場合，「さあ，高いところに上りましょう」といって順番に高いところへ行けば良いので，これは系統的脱感作でいけると思います．一方，OCDの場合は，起こるかもしれないことが怖いので，恐れていることは実際には起こってはいません．だからどうするかというと，先ほど述べたように「起こるかもしれない」という不快感や不安と戦わせる．恐怖症の場合は明確な対象がありますので，それは徐々にその対象に対して平気になるようにしていきます（図2-12）．

**野村** そもそも系統的脱感作は，恐怖症の場合に適用になる．たとえば対人恐怖とか会食恐怖に関しては，いきなり強い曝露をするのではなく，ス

モールステップでやっていく．

**堀越** はい．

**野村** たとえば不安階層表を書いてもらって，進めていくのですね．

**堀越** はい．ですから，どういう不安を持っているかによって，微妙に変えていかないといけません．たとえばOCDを治療しようと思うと，前述の通り，リラクセーションを教えては駄目です．なぜかというと，いつも不安になったときに儀式をして楽になるという意味で手を洗っている人が，呼吸法を練習すると呼吸法が新しい儀式になってしまうわけです．「危ない」と思ったら，一生懸命呼吸法をやるというように，結局，それが儀式になって，今度は呼吸法なしには楽にならないと思い込むという仕組みです．

なので，何もやらずに座っているだけで「うーん，苦しい」と思いながらも自然に不安が落ちていくのを体験させるのが，OCDに対する曝露療法です．

**野村** なるほど．

## ■ 不安の性質を見極めて対応を組み立てる

**堀越** でも，たとえば抜毛癖（trichotillomania）の場合は，抜くことで快感を覚えています．OCDは基本的に強迫行為，儀式に対して「やりたくないのにやらざるをえない」「わかっちゃいるけど止められない」と思っています．抜毛癖は，抜くことでリラックスしているので，他のリラックス方法を教えておかないと，どんどん抜いて，つるっ禿になってしまうので，その場合はリラクセーション法を代わりに教えます．ですから，患者さんに合わせてリラクセーションを使うか，使わないかを決めます．

**野村** そのあたりの障害というのは，根底にあるのは不安ですよね．

**堀越** そう．不安と不快感です．

**野村** 不安なのだけれども，その現れ方によって不安の取り除き方とか，代償の与え方が微妙に変わってくるのですね．

**堀越** そうですね．心的外傷後ストレス障害（PTSD）の場合は，当然リラ

クセーションを教えておかないと，曝露させてリラックスできなかったら大変なことになります．

**野村** OCD の場合は，むしろ何もしないで不安に耐える．

**堀越** そう．不安が自然に落ちていくことを覚えさせる．自分で，何もしないで不安が落ちていくということを経験させます．OCD の場合は対象が 1 つだけということはほとんどなくて，必ず何個かあって，どんどん出てきます．しかし，裏側にあるのは常に不安，不快感ですから，不快感をやっつけて，不快感に慣れてしまえば，何が出てきても大丈夫．そうなるのが OCD です．

**野村** 恐怖症の場合は，1 つの明確な対象についての対策を考える．

**堀越** そうです．たとえば，「蛇が出てくるんじゃないか」といって怖がっていますから，「じゃあ，蛇を触ってみたらいいんじゃない？」と対応します．その結果，「蛇，怖くないじゃん」となれば大丈夫ということなので，系統的に脱感作していきます．

　だから，患者さんの話を聞きながら，この人の不安はどういうことなのかを探るのが重要です．たとえば，パニック発作と空間恐怖が混ざっている場合があります．パニック発作がいつも電車で出るという場合は，電車の中という恐怖に対して系統的に脱感作していきます．徐々に電車に乗れるまでにして，乗った段階でどうするかというと，パニック発作に対してそのままでいても大丈夫だというのを味わわせる．ですから，2 段階になります．

**野村** どんな不安なのかをよく聞いて，それで組み立てていくことが大事になる．

**堀越** そうです．でも，根本は全部同じで，部分的に少しずつ違うだけです．対人恐怖でも同じです．たとえば，人はみんな怖いのか，それとも誰かが怖いのか．誰かが怖いのであれば，系統的に脱感作していけば良い．皆が怖いとなったら，どうしてそうなのかを聞きます．そしてたとえば「自分が傷つけられるんじゃないか」という不安であったら，考え方を変えるとか，行動を変えるとか，逃げないようにしようとか，どこを変える

かを決めます．

　不安をそのまま楽にしようとなると，薬を使ってしまいます．薬を使わないとしたら，これを受け入れることをするしかないので，「これが出たら間違ったアラームなんですよ．逃げないようにしましょう」と心理教育をするか，または考え方を変えるか，行動を変えるしかない，となります．

**野村**　逃げないようにしようというときには，やはり治療者との関係がすごく大事ですね．

**堀越**　ものすごく大事です．ですから，CBTなどをやる前に徹底的にやっておかなければいけないのは，患者さんとの良い関係作りです．ある意味でいうと，それは精神力動療法的なところかもしれません．もしそれができなかったら，いろいろな課題を一緒にやることが難しいので．たとえば，「これをやってください」と用紙を出したとしても「何で私がこんなことをやらなきゃいけないの？」という反応になってしまう．

　だから，私の場合は，患者さんと良い治療関係を築くことを優先します．一緒にやりましょうという感じで，どこかに希望を持たせてあげる．何かを一緒にやろうと思ったら，大前提として良い関係がないと無理です．

　ついでに，全般性不安障害（generalized anxiety disorder；GAD）についても触れておきます．GADは結構うつ病と重なっていることが多いと言われています．いろいろなことが心配で，そのうちに心配することが心配になる，いわゆるメタ認知について介入します．心配しすぎて害になるとか，心配しているから守られているということになるので，心配している内容と，心配についての心配の両面に介入する必要があります．GADの場合はこのように，心配，つまり認知への介入が強調されます．たとえば，心配の内容については，心配していることが本当に起こる証拠はあるのかを探してもらう，心配についての心配ならば，心配することのメリットとデメリットを考えてもらったりし，現実的な考えに修正するという感じです．もちろん，同じ不安障害の仲間ですので，曝露的な介入を実施しますが，その他の部分の強調点が変わってきます．GADに対する介入は認知への介入が強調され，パニックは身体が強調され，社会恐怖は関係が

表 2-5 不安障害への介入法のまとめ

| 障害名 | 主な介入 | 内容 |
|---|---|---|
| パニック障害 | 身体介入：呼吸法など<br>行動介入：段階的曝露 | ステップ1：心理教育<br>ステップ2：身体への介入（リラクセーション）<br>ステップ3：行動への介入（回避している状況などへの段階的曝露） |
| 強迫性障害 | 行動介入：曝露反応妨害<br>認知介入：TAFへの介入 | ステップ1：心理教育<br>ステップ2：行動への介入（曝露反応妨害法）不安・不快感への曝露と習慣化<br>場合によっては認知的な介入，特に「思考-行為混乱」（TAF）へ介入は有効 |
| 社交不安障害（社会恐怖） | 認知介入：認知再現<br>行動介入：段階曝露<br>関係介入：コミュニケーションスキルなど | ステップ1：心理教育<br>ステップ2：行動への介入（段階的曝露）<br>ステップ3：社会的訓練（アサーション・SST）<br>社交の絡む状況への曝露を中心に実施する |
| 全般性不安障害 | 認知介入：認知再構成<br>行動介入：段階曝露 | ステップ1：心理教育<br>ステップ2：認知への介入（心配自体と心配することへの心配について扱う）<br>ステップ3：行動（段階的曝露） |

強調されます．このあたりの共通点と違いを表にまとめるとわかりやすいかもしれません（**表 2-5**）．

# 4. PTSD，心身症，失感情症へのアプローチ

## PTSD の基礎知識

**野村** 次に，心的外傷後ストレス障害（posttraumatic stress disorder；PTSD）についてですが，日本でも近年関心が急速に高まっています．1995 年の阪神淡路大震災や地下鉄サリン事件の影響が大きかったと思います．最近では，2011 年 3 月の東日本大震災，原発事故などもありました．犯罪被害者や虐待を受けた人の支援にも関心が集まっています．

　DSM-Ⅳの A 基準を満たすような激烈な外傷体験をした場合，多くの人が急性ストレス障害になる．その多くは 1 か月ほどで症状が軽くなっていきますが，中には長期にわたってフラッシュバックなどの症状が続く人がいる．この場合，PTSD として診断されるわけですが，PTSD の患者さんの多くは支持的に対応していくことで数か月から数年でやはり軽快していくとされています．しかし，中には長期間，フラッシュバックに苛まれたり，外出や人と会うことができにくくなったりして社会生活に大きな支障をきたす人もいます．こういう患者さんには体系的な介入が必要となることがあると思います．

## PTSD に対する精神療法

### ■ 持続エクスポージャー療法

**野村** PTSD に関しては，幾つか体系化された治療法があって，それが日本でも紹介されていますけれども，その概略をまずレクチャーしていただ

## 4. PTSD，心身症，失感情症へのアプローチ 179

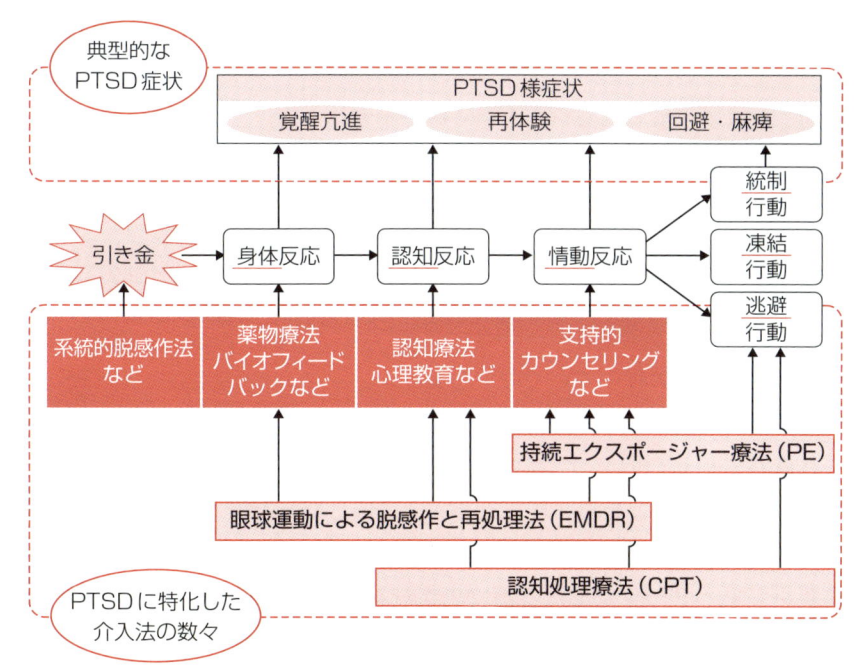

**図 2-13 PTSD と 3 つの介入**

〔堀越勝：PTSD に対する特別な心理療法．小西聖子（編）：犯罪被害者のメンタルヘルス．p231, 図 12・3, 誠信書房, 2008 より一部改変〕

ければと思います．

**堀越** ここでは 3 つ，取り上げたいと思います（**図 2-13**）．まず，持続エクスポージャー療法（prolonged exposure；PE）があります．フォア（Edna B. Foa）などの考えで曝露療法の一種ですが，不安システムの考え方の応用で治療していくものです．われわれは，一度ひどい目に遭うと，それがまた起こるのではないかという感情のアラームが鳴るようになります．これを不安システムと呼びますが，気配がしただけで「あ，またあの出来事が起こるのではないか」と不安システムが作動してアラームが鳴る，つまり不安が出てくるようになるのです．

不安とは，まだ危険が起こったわけではないけれども，起こるかもしれ

ないと事前に教える感情です．起こってしまったら不安とは違う感情が生じることが多い．

**野村** 起こるかもしれない，というので不安になる．

**堀越** 年中不安だと年中アラームが鳴っているので，すごく気になってしまいます．そして1回その不安のアラームが鳴るシステムができてしまうと，つまらないことにも反応してしまうようになります．そこで，そのアラームをリセットする1つの方法が，曝露療法だと考えたら良いと思います．

**野村** どのように行っていくのでしょうか．

**堀越** その外傷体験などの場面について話しながら，もう1回その体験をやり直して折り合いをつけていくことで，「実際にはそれはいま起こっていない」ということを再体験させます．原因となった出来事は過去の出来事ですからその現場には戻れないので，イマジネーションの中で行うことが多いです．PTSDにおける不安アラームは false alarm（間違いのアラーム）だとわからせるために，逆にその状況を作って，それに慣れさせる．つまり不安に慣れさせるわけです．アラームに何度も曝すことで，「いまは何も起こっていない．起こっていないのに間違ってアラームが鳴っているのだ」ということに気付かせ，慣れさせていく方法です．

　大切なのは，その体験に慣れていくのではなく，間違って出てくる不安アラームに慣れるということです．起こった出来事というのは変えられないもので，何回もそれを言うことでだんだん風化させるということをやっているのではなく，それを思い出したときにアラームが鳴る，その不安に慣れてくれば身体などが過敏に反応しなくなるという点を目指しています．ですから，不安や不快感への挑戦になります．

**野村** PEは，幾つかの施設で熱心に取り組まれていますね．私も録画を見せてもらう機会がありました．

### ■ EMDRと認知処理療法

**堀越** この他にEMDR（eye movement desensitization and reprocessing）

という技法があります．これは簡単に言うと，身体のいろいろな部分に棲みつくというか，へばりついている記憶を処理し直そうとする方法です．記憶を再処理して，新しくポジティブなものを代わりに植えつけていこうとするもので，ある意味で統合的にできあがっている技法だと思います．どことなく認知療法に似ていますが，眼球運動を使うことで処理されていない記憶とか，感覚を新しいものに植え変えていく点が独特です．

**野村** EMDR も熱心に取り入れているグループがありますね．

**堀越** 3つ目に，日本ではあまり紹介されていませんが，欧米では効果があるとされているものに認知処理療法（cognitive processing therapy；CPT）があります．欧米では，CPT と PE について先ほど述べた長期間曝露の効果における比較がなされており，この2つがメインになっています．特に米国では，veterans hospital（VA）という退役軍人（veteran）のための病院が至る所にありますが，ここで PTSD の治療に使われている方法の1つです．バーロウ（David H. Barlow）という著名な心理学者の著した「Clinical Handbook of Psychological Disorders」[1] という，アメリカで広く使われている解説書でも PTSD 治療については CPT が紹介されています．

**野村** どのような理論ですか．

**堀越** PE は不安システムですが，CPT は情報処理理論と邦訳されている理論に基づいています．要するに，私たちが普段生活している中で，いろいろな情報をどう処理しているかという切り口です．非常に簡単に言ってしまうと，PTSD は処理し切れない問題があってそれが未処理のままの状態であると考えています．たとえば大きすぎる問題が起こったとします．いままでに見たこともないような大津波がきました．それをどう理解して良いかわからない状態は，プロセスできない，つまり処理できないということです．処理できなかった情報は滞ってしまう．処理できずに引っかかったままのところをスタック・ポイント（stuck point）と呼びます．stuck というのは引っかかっているということで，point はその部分のことです．引っかかった未処理の部分を持っていて，それをそのままにして

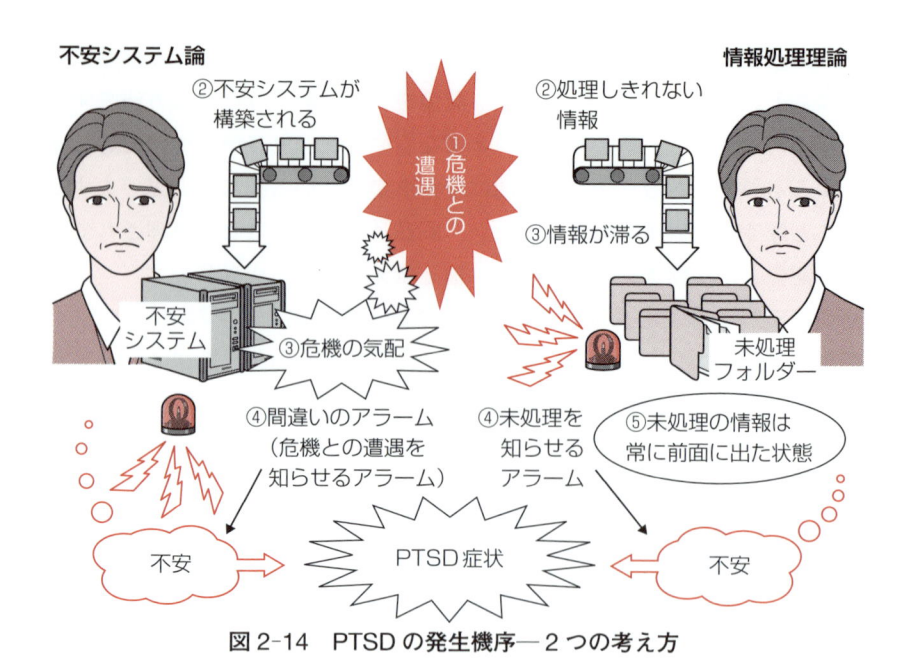

図2-14 PTSDの発生機序―2つの考え方

おくと，いつもそこから未処理であることを知らせる信号が出てくることになります．つまり未完了の仕事（unfinished business）です．完了していない仕事は，いつも前に出てきます．その現象がPTSDだと考えるとわかりやすいと思います（図2-14）．

**野村** 理論だけではなく，技法の面でもPEとはだいぶ違うようですね．

**堀越** PEの場合は，自分でその出来事について話すのですが，CPTの場合は筆記を使って書いていきます．書いていくと，当然，書きづらい部分があります．たとえば，「私が夜道を歩いていたら，後ろから誰かがいきなり襲ってきて…」と書いていると，急に書けなくなったり，書くのが辛くなったり，筆が滞る部分があります．その部分が処理できない引っかかった部分になるので，そこに下線などの印を付けていきます．そうして，印を付けていくと，紙を見るだけで，その人の引っかかったポイントが1枚の紙上に形をもって浮かびあがるので星座を見るようにわかりま

**表2-6　5つの認知的な問題**

1. 力を失うこと（power）
2. 安全性が損なわれること（safety）
3. コントロールを失うこと（control）
4. 人と親密になれなくなること（intimacy）
5. 自分自身の尊厳が低められること（esteem）

〔Resick PA, Schnicke M：Cognitive Processing Therapy for Rape Victims：A Treatment Manual（Interpersonal Violence：The Practice Series）. Sage Publication, 1993より作成〕

す．心の中の状態・滞りが見えるという意味でX線写真みたいなものです．

**野村**　その人が書いた体験談を見ていくと，その部分のどこがいちばん苦しいところなのか，引っかかっているところなのかがわかるのですね．

**堀越**　そしてPTSDに関する認知については，5つの認知的な問題点があることを報告した先行研究[2]に基づいて見ていきます（**表2-6**）．それらは，①力を失うこと（power），②安全性が損なわれること（safety），③コントロールを失うこと（control），④人と親密になれなくなること（intimacy），⑤自分自身の尊厳が低められること（esteem）です．面談を通して書いたものや，ワークの中でどうも腑に落ちないということで引っかかっている部分を同定して5つに分類し，それぞれに対して認知療法を行って処理し，引っかかりを外していくやり方です．CPTの特徴の1つは，悲嘆を含めて扱うことです．これはたとえば，大切な人を失った時などに生ずる感情です．

　治療効果としては，PEもCPTもほとんど変わらないぐらい良いのですが，CPTの場合はかなり訓練されたセラピストがやらないと難しいかもしれません．もちろんPEを行う場合も正式な訓練を受ける必要があります．

### ■3つをどのように使い分けていくか？

**野村**　この3つの治療法（**表2-7**）は，PTSDのタイプとか，患者さんのタ

表 2-7　PTSD の 3 つの治療法

| | PE<br>(持続エクスポージャー療法) | EMDR<br>(眼球運動による脱感作と再処理法) | CPT<br>(認知処理療法) |
|---|---|---|---|
| 理論 | 感情処理理論<br>(不安システム理論) | 独特な認知的，身体的な情報処理理論 | 情報処理理論<br>社会認知理論 |
| 方略 | 曝露療法，リラクセーションなど | 眼球運動による脱感作<br>リラクセーション，植え込みなど | 筆記による曝露<br>認知再構成など |
| 目的 | 回避しているトラウマ体験に曝露療法を通して向き合い，習慣化した不適当な不安反応システムをリセットし，誤った不安反応を起こさないようにする． | 外傷的な体験による強い感情や解離によって不完全となっている情報処理を，刺激によって再活性化する．眼球運動を用いた脱感作や認知の植え込みなどで情報の再処理を行う． | 回避などのために情報処理ができないことから生じた認知的な引っかかり点（スタックポイント）に対し，認知療法や筆記による曝露を通して情報の再処理をさせ，スタックポイントから解放する． |
| メリット | ・認知的な介入を必要としない．<br>・無作為割り付け試験などの実証的な効果研究によって，その効果が広く認められている． | ・眼球運動など治療者側主導で実施するためコントロールできる部分が多い．<br>・統合的なアプローチである． | ・自分のペースで筆記による曝露ができる．<br>・紙の上で未処理な部分を同定しやすい．<br>・悲嘆や特定の認知への介入．<br>・カップルやグループにも応用可． |
| デメリット | ・自分が避けていることに向かい合うため，曝露療法を実施することを拒む患者がいる．<br>・対個人に限定している． | ・特殊なスキルを身に付ける必要がある<br>・対個人に限定している． | ・認知療法の手法などにある程度，精通する必要がある．<br>・宿題など課題が多いため，患者が認知作業に慣れていることが望まれる． |

イプによって，何か適応の違いがあるでしょうか．

**堀越**　あるようです．ただし，CPT は効くけど PE が効かない人とか，PE は良いけれど CPT はイヤだという人がいたりするので，アメリカでは同じ施設でどちらも選べるようになっていたり，片方を試して，ダメならもう片方に変えることもあるようです．

　CPT では，かなり認知的な作業になるので，それはイヤだという人は

います．それから，CPTの良いところは，グループでできるところです．もちろん，治療中にプライベートで書いたものを皆に見せるということはしません．それをしてしまうと，二次災害（secondary PTSD），つまり他人の話を聞いてまたPTSDになってしまうことがあるので，トラウマグループ内では，一切自分の経験の詳細については話しません．グループでCPTを行う場合は，体験によって尊厳が損なわれた話とか，安全性の話をしていくことになります．カップルとか，グループで使えるという面では，CPTはすごく良いと思われています．

**野村** それぞれに長所があるので，使い分けをしていくことが必要だと．

**堀越** 先ほど話したように，認知的な作業があまり得意じゃないとか，そういうことはやりたくないという人にはPEがお勧めです．PEがあまりにも厳しく辛いとなれば，CPTは自分で書いていく分，自分でコントロールできるのでこちらを選びます．自分で行う筆記作業の中で不快であったり，思い出せない部分に出会ったら，そこに線を引いておきます．そこで書けなくなれば，1日置いておいても別にかまいません．患者さん自身によるコントロールがより効くという点では，CPTのほうが安全性は高いように感じられるということで，「CPTのほうが良い」と言う人もいます．しかし，CPTでも，書いた物を音読するという方法で曝露していきますので，曝露が治療の重要な部分であることには変わりません．人によって治療法を使い分けることができるのは患者さんにとっては良いことだと思います．

**野村** こういった技法はかなり本格的で時間がかかるので，精神科の外来レベルでやるのは，どれもちょっと難しいですね．CPTを外来で細々とつなげることは可能ですか．

**堀越** 可能だとは思います．

**野村** PEは難しいですよね．時間をかなり必要とするので．

**堀越** 時間の問題だけでなく，PEの場合，ただ曝露しているというわけではなくて，たとえばリラクセーションの練習をしたり，いろいろと付随した治療ステップがあります．それらも全部マスターしてから始めない

と，患者さんがどうなるかわからないところがあるのでそういう準備は必要です．CPT の場合も同様で，治療者側が何をしているかを充分理解していないと，患者さんが動揺したときなど，何をしたら良いかわからなくなるといった問題があります．どちらにもきちんとした訓練が必要であることに変わりはありません．

**野村**　外来でこれを毎回やることが可能かというと，その精神科医が，CPT なら CPT，PE なら PE のトレーニングをきちんと受けていることが条件になる．

**堀越**　見よう見まねでは如何ともし難いと思います．それに確かに時間がかかります．10〜15 分でやるのは難しいです．ですから，チームで治療にあたり，医師は薬の管理をして，心理士が PE や CPT をやるというのはよくあるパターンです．

**野村**　薬物療法との併用は差し支えないですね．

**堀越**　CPT に関しては全く問題ありません．PE も問題ないと思います．もちろん限度はありますが．

**野村**　外来で適用するとなると，チームアプローチをしていくのがいちばん現実的な方法になりますね．

### ■ PTSD の診断を巡る議論とその回答

**野村**　ちょっと治療から離れますが，PTSD の診断を巡っては，いろいろ議論になることがあります．

**堀越**　難しい面がありますね．

**野村**　裁判とか，労災の認定などの場面では，PTSD かどうかという診断が非常に重要ですが，臨床上は PTSD の診断基準を満たすか，満たさないかということにこだわりすぎるよりは，外傷体験があって，それに引き続いて精神症状が出ている，フラッシュバックを中心とした症状が出ている症候群と考えたほうが良い気が私はしています．そうでないと，これは PTSD なのか，違うのかという果てしなく不毛な診断論議をするばかりになってしまう．

**堀越** 確かにそうです．

**野村** 臨床上は，PTSD の基準を満たそうが，満たすまいが，あまり重大な区別はないように思います．PTSD の診断基準の A 基準を満たさないトラウマティックな体験でも，フラッシュバックを中心とした PTSD 的な症状を持つ患者さんはたくさんいます．賠償や補償に関わらない臨床場面では，あまり診断にこだわらないほうが良いのではないかと思っていますが，先生はどうですか．

**堀越** それで良いと思います．

**野村** 日本の医療の場では，PTSD と診断がつくかつかないかで保険適用上の違いは生じないので，診断名にとらわれず PE とか，CPT 的な手法を導入するというのは，十分考えられますね．

**堀越** はい．普通，診断にあたり議論になるのは，トラウマと呼べるようなすごい経験が本当にあったのかどうか，たとえば家庭の中で繰り返し暴力を受けていたことはどうだとかそういう点ですが，それはそれとします．

普段の臨床の場で重要なポイントは，たとえばトラウマ的なことを体験した人が，現実にフラッシュバックなどの再体験をしていたり，過覚醒などの症状を経験したりすることです．具体的には 3 種類ほどあり，たとえばそのことを思い出してしまったり，イメージが急に出てきて不安定になってしまうなどの症状があること，これを再体験と呼びます．もう 1 つは過覚醒といって，状況に過敏に反応していること．最後が逃避，または回避症状です．トラウマ体験のために，その体験と関連する場所に行けなくなったり，それに関することは全部避けるようになったりすることです．症状が揃っていれば，PTSD と呼ばなくても同じような方法で改善すると思います．

**野村** PTSD に関連する症状が長期間出ていて，生活に支障があったり苦痛が強ければ PE，CPT，EMDR などの技法が適応になると考えれば良い．

**堀越** いまのところ PTSD の治療法としてはその 3 つが知られていますが，PE にしても，CPT にしても，忌まわしい思い出に曝露させるアプローチです．つまり，逃げないように直面させるというのがミソです．直面さ

せる方法が紙に書くことだったり，認知療法だったり，「お話をしてください．その悲しい思い出に一緒に付き合いましょう」だったり，「記憶を植え変えましょう」だったりしますが，いずれにしても，その逃げているもの，回避しているものに向かい合いましょうという点では同じことです．

**野村** どの技法を選択しても，逃げずに直面させることが目的となる．

**堀越** そういうことです．厳密にPTSDかどうかということはさておき，再体験，過覚醒，回避という3つに近い症状が出ているのであれば，どうしたら良いか．逃げている限り，回避している限り良くはならないので，とにかく患者さんを問題に向かい合わせることをやっていく．そうすることで結果的に治療効果が上がります．その点ではどの技法も同じです．逃げずに直面させることにエビデンスがあることだけは確かです．「家で休んでいなさい」と言って，PTSDが良くなっているケースはあまり聞きませんね．その嫌な思い出，忌まわしい体験に対して，何らかの形で向かい合わせることで良くなるのです．じゃあどうすれば向かい合えるか，その方法はいろいろありますよというだけです．

### ■ 曝露は目的ではなく，手段である

**野村** PEというのは非常に特殊な曝露療法の1つですね？

**堀越** 特殊というよりむしろ，典型的な曝露療法です．生(なま)の曝露療法みたいな感じです．「曝露療法というとPE」という位置づけになっていますが，曝露療法にもいろいろあり，前にも述べましたがたとえば強迫性障害（OCD）の曝露療法とPEとは，ちょっと違う部分があります．OCDの場合はリラクセーションをしてはいけませんが，PEの場合はリラクセーションをちゃんと覚えて，自分の身体を落ち着かせる方法を学んでおかなければいけません．このように，少し枝葉の部分で違うところはあります．しかしどの曝露療法でも大事なことは，嫌だと思うこと，避けていることに向かい合うことそれ自体ではなくて，向かい合ったことによって出てくる不快感とか，不安に慣れていくということなのです．

**野村** そちらが本当に重要な部分で，向き合うこと自体は手段にすぎない．

**堀越** そうです．ただ思い出に曝露させれば良いというわけではありません．そこでいま自分はどのくらいの不安度，不快感があるかを自分でモニターさせなかったら，系統的脱感作になってしまいます．きちんと曝露させているというのは，本人が「ああ，私はいま，これぐらいの不安と闘っている」ということを意識している状態です．だからそれを聞いていく．そのツールとしては，前項「強迫性障害に対する精神療法」でも述べた主観的不快指数（SUDs，図 2-11，→ p165）が代表的です．つまり，「いま，あなたの不快感は 1 〜 10 で言うといくつぐらいですか」と聞いて，「いま 8 です」と自己申告してもらって，その推移が自分でわかるようにモニターさせていく方法です．それが下がっていくことを，本人が認められるようにしてあげないといけません．忌まわしい思い出にぶつかることで不安や不快感は絶対に上がりますが，それがやがて下がっていくこと，どうすれば下がっていくのかということを体験させないのであれば，曝露療法にはなっていないと言えます．

**野村** モニターさせる，という点で明確な区別がある．

**堀越** 系統的脱感作と曝露療法がごっちゃになってしまっている場合がしばしばありますが，系統的脱感作では SUDs は使いません．不安や不快感を自己申告してもらう必要はなくて，刺激に対して慣れるだけです．

**野村** 一口に曝露療法といっても，その目的によってやり方が微妙に違いますね．理論を基本から理解しておく必要がありますね．

**堀越** そういうことだと思います．

## 心身症の基礎知識

**野村** 日本には，昔から心身症という概念があります．これは身体症状が中心だけれども，診断と治療に心理的な要因を考慮すべき病態という定義が一般的です．DSM や ICD には心身症というカテゴリーはないので，いわゆる身体表現性障害（somatoform disorder）が主としてそれに対応すると思います．痛みとか身体の不調，あるいは自律神経症状など，いろいろ

な身体症状がありますが，身体科でいろいろ検索を受けても何も出てこない．「これはストレスじゃないですか」とか「心療内科に行ったらどうですか」と言われて，診療を受けに来る患者さんはかなりいます．

そういう患者さんに対して，どのように対応するか．もちろん，背景にたとえばうつ病が認められる場合にはうつ病に準じた治療をしますが，診断がはっきりつく例ばかりではないので，いろいろな身体症状に対してどのように対処していくかというケースは，外来診療で大きな比重を占めています．

## 心身症に対する精神療法

### ■ 身体化する日本人

**野村** まずは一般論として，内科的，外科的な検索は一応済んでいて，これはどうも心理的な要因が中心だと考えられたときに，身体症状を呈しやすい患者さんの特徴とか，そういう患者さんへの対応の基本などを話していただければと思います．

**堀越** わかりました．最初に，私の米国での経験を少し話させてください．私がカリフォルニア州（ロングビーチ）でクリニカル・サイコロジストとして仕事に就いた時，雇用の理由は英語と日本語を話すことができるからでした．日本語を話すスタッフがいれば，米国にたくさんいる日本人が来るだろうということだったのです．ところが実際は，日本人はぜんぜん来ず，米国人の患者さんばかりでした．時々日本人の患者さんが来ることがあったのですが，自分から来ることはほとんどなくて，内科の問題があるとか，眠れないとか，お腹が痛いなどの何らかの身体症状が出ているのに原因がわからない人や，俗にいうストレスの問題だという人ばかりが送られてきました．先生が仰ったように精神的な問題が身体の問題として出てきている，そういう理由で来る日本人の方が多かったのです．

**野村** 身体化する日本人が多かった．

**堀越** そうです．そこで私は，なぜそうなのだろうと考えて，行動医学を

勉強したいと思いボストンに行きました．そういう経緯があるので，この身体化問題は，私にとってすごく興味のあるところで，実際にケンブリッジ病院での所属は行動医学でした．慢性疼痛や腰痛，不眠，線維筋痛症候群（fibromyalgia syndrome），過敏性腸症候群（irritable bowel syndrome；IBS）などに対する薬以外の方法での介入をかなり行いました．そういうバックグラウンドがあって話しています．

### ■ 心身症のメカニズム仮説

**野村** なぜ，そういう問題が起こってくるのでしょうね．

**堀越** 1つの考え方としてストレス反応があります．キャノン（Walter B. Canon）が言っている fight or flight response，逃げるか，闘うかという反応です．猫が出会い頭に犬と鉢合わせになったら，フーッと言って毛を逆立てる現象と同じで，自分を守るため，要するに適応するために持っているもので，免疫とは違う意味で人間が自分の身体を守るための機能，防衛機構です．その自分を守る機能がバックファイア（backfire）する，働きすぎてしまう，過敏に反応しすぎるということから，パニック発作などが起こったりするという考え方です．

**野村** その中でも特に，どうやって身体化してくるかということになるとどうなるのでしょうか？

**堀越** 私のモデルでは，心のいろいろな部分がそれぞれいろいろな働きをしていますが，どこかがうまく働かなかったら他の形になって出てくることがあります．よくあるのは感情を自分で同定できないことです．転換性障害（conversion disorder）の人によく見られますが，自分が何を感じているかわからないということです．自分はいま，こう感じているのだということを指差すことができなくて，それがストレス反応のような，違う形で身体に出てきたりすることがありうるのではないかと思います．たとえば筋肉が緊張して，それで血管が縮むので末端から冷えてくるということが起こったり，睡眠が浅くなったり，入眠できないといったことが起こり，その延長上で身体のどこかが痛くなったり，お腹の調子が悪くなった

りすることが起こると考えます.

**野村** そう考えていくと，原因不明とはいうものの，原因はある．防衛機構が働きすぎたり，逆に働かない場合，違うものがアラームを鳴らし始めるということもあるのではないかと．

**堀越** その1つが，身体的な症状だということだと思います．

**野村** ストレスが加わった場合に，精神症状を示す人もいれば，身体症状という形で出てくる人もいるわけですよね．

**堀越** ええ．簡単に言えば，食べてなくても梅干しを見れば唾が出てくるのと似て，考えただけで身体反応は起こりうるということです．

## ■ 自分の心がわからない人・自分の身体がわからない人

**野村** いまの先生のお話は，身体症状を示しやすい人というのは感情を同定することが苦手な人に多いのではないかということかと思います．失感情症（alexithymia）という概念がありますけれども，ああいったイメージの患者さんが多いわけですか？

**堀越** 多いと思います．

**野村** そうすると，治療もそのあたりから始まっていくのですか？

**堀越** または，自分に何が起こっているかに気付くところから始めてもらうことになりますね．

たとえば転換性障害の人には，話をして仕組み図に書いてきてもらうと感情の部分が書けない人がいる．感情の部分に全部のことが入っていて，私が「それは悲しいんでしょうか？ 怒っているんでしょうか？ 寂しいんでしょうか？ どれか1つだけにしてください」と言って次週までの宿題に出しても，必ず感情じゃなくて考えが書いてある．「やっぱりこうなってしまっている」とか「やっぱり痛い」と書いてあるのです．

**野村** 苦手なんですね．

**堀越** 何度言っても，これがわからない．だから，まず感情と考えを分ける作業をします．認知というのは考え，つまり文章になるような言葉で，感情というのはアラームである．これは「怒り」「怖い」「不安」「寂しい」か

「嬉しい」「喜び」かに大まかに分けられて，あとはそれがいろいろ混ざった形になっています．そこでとにかく，いま何を感じているのかというのを同定する作業をしていきます．

**野村** 自分の感情をモニターできないと治療が先に進まない．

**堀越** それから同じように，自分の身体に何が起こっているかを同定できない人も，結構多いのです．たとえばすごく緊張している人は，「リラクセーションをやりましょう」と言っても通じません．なぜかというと，リラックスという概念が通じないほど，普段から緊張していて，ベースラインが緊張から始まっているからです．そういう人に対してどうするかというと，逆に「もっと緊張しましょう」と言います．もっと緊張させて，力を抜いたときに，その落差で「ああ，これがリラクセーションなんだ」とわかる．普段から身体的な自分の反応がわかっていなくてベースラインが高い状態のままだとすると，リラックスさせようとしても無理なので，わざとそれを強調することで気付かせるという作業をする必要があります．まずは，そういったところからスタートします．

**野村** そういう逆説的なアプローチは練習しないと私には怖いですね．

**堀越** 慣れてくると大丈夫ですよ．

### ■ 苦しいのは心か，それとも身体か

**野村** いずれにしろ，自分の感情，気持ちの状態に気付くか，あるいは体の状態に気付くか，そのどちらかから始めるという理解で良いですね．

**堀越** そういう感じになります．

**野村** どちらから始めるかというのは，どちらでも良いのですか？　それとも何か選択の基準があるのでしょうか？

**堀越** 相手によると思います．入ってきたときに，「先生，痛くてしょうがない」という慢性疼痛の人であれば，「痛い」という感覚はわかっている．だとすれば，別にいまからわざわざ身体のことをやる必要はないので，考えか，感情かをみていくことになります．

　慢性疼痛の場合は，「痛い」という１つの言葉の中に，いろいろな要素

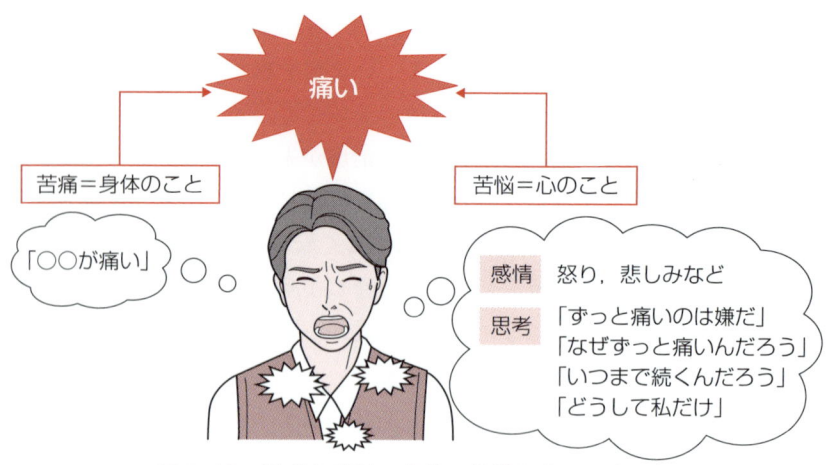

**図2-15 思考と感情，身体の状態を分けてもらう**

があると考えます．どういうことかというと，「痛い」というのは，身体のこともあるけれど，心も痛いというのもあるかもしれない．つまり「痛い」の中に苦痛と苦悩とがあるわけです．「私，いつまでも痛いのはイヤだ」とか「なぜいつまでも痛いんだろう」「これはいつまで続くんだろう」「なんで私ばかり痛いんだろう」と言い始めると，これは悩んでいるので苦悩となる．「痛い」という感覚（苦痛）に，そういった考えや感情の要素（苦悩）をプラスしたもの全体を「痛み」として訴えていると考えます．その2つを分ける作業をしていきます（図2-15）．

**野村** 苦痛と苦悩を分ける？

**堀越** 分けます．苦悩とは考えなので，認知療法などで比較的問題は解決します．そちらが軽くなることによって，苦痛だけになってくれば，「前に比べてずいぶん改善された」という現象が起こるので，患者さんは少し楽になります．

考え方が変われば，当然行動が変わりますから，いままでは痛くて家から出られなかったのが，少し活発に動くことができるようになったり，「痛いけど，ちょっと頑張ってリハビリをやってみようか」ということになっ

て，ある意味の相乗効果が生まれ，ちょっと改善されるということです．

**野村** そうすると，身体症状を中心とする患者さんの場合にまず行うのは，思考と感情，それから身体の状態というものを分けていくという作業ですね？

**堀越** そうです．それが一緒になって混沌とすればするほど，本人もどこから手をつけたら良いかわからない痛みとなって，その痛みをシビアに感じます．心も痛い，体も痛い，考えも痛いとなる．

たとえば線維筋痛症候群など，そもそも身体に何か問題がある場合があります．当然，痛いのですが，もし「これは一生治らないんじゃないか」「なんで私だけ…？」と考えているとすると，その部分をちょっと緩和させてあげたり，その部分のことで泣いてみたり，きちんと「これは悲しいことなんだ」あるいは「自分だけじゃなくて他にも苦しい人もいる」と話したりすることで，身体も楽になることが起こる可能性が高いです．感情を吐露する―カタルシスということかもしれませんけれども―表現ができたり，感情が動かないよりは動いたほうが良いので，まず思考と感情面を整理して解消することができればその「動く」ことに繋がります．

**野村** 日本の心身医学には伝統的に，心身一如，つまり心と身体が分けられないことを強調する立場がありますが，先生が実践してきた行動医学は，対極的な立場をとっているという印象があります．

**堀越** 心と身体が分けられないのは確かですが，治療者まで混沌としてしまうと治療の糸口が見い出せなくなると思います．

**野村** 心身一如を強調する立場は，しばしば東洋思想に依拠した，少なからず精神性を強調した精神療法論を展開していたように思います．それは相応の意義があるとは思いますが，治療者の価値観を押しつけることになってはまずいですね．

**堀越** 患者さんが何を望むかによって，アプローチの仕方が変わっていくべきでしょう．

**野村** 身体表現性障害と転換性障害はDSM-Ⅳでは別のカテゴリーになっていますが，いずれにせよ，いわゆる身体がらみの症状に関する一般的な

対応は，まずそれを明細化していくことになる．
**堀越** そうですね．

### ■ ケースによるアプローチの考え方

**野村** もう少し先に進むと，やはり下位分類によって，多少アプローチが違うのでしょうか？ すなわち身体化障害や疼痛性障害，転換性障害によって，それぞれの特殊なアプローチがあると考えたほうが良いでしょうか？ それとも，いまの区分けを根気良くやっていけば，だんだん良くなっていくと考えられるでしょうか？

**堀越** そこはおそらく扱うものによって少しずつ違うと思います．たとえば慢性疼痛では，当然，「痛い」という訴えがあるので，その痛みへの対応策が必要です．緊張していれば当然痛くなるでしょうから，緊張しないようにリラクセーションをやる．リラクセーションではどんなことができるのかを教える．動きたくないと言ったら，動かなくてもコントロールできるのは呼吸なのでそこから始めます．それも駄目ならマインド（心）は動かせますので，どうやってマインドを動かすか考える．

**野村** とにかく，動かせるところから動かしていく．

**堀越** 動くというのは，私たちが生きている証拠だと思います．たとえば山に行って人が横たわっているのを見たら，最初に私たちは「この人は動いているかどうか」を知ろうとしますね．それで，動いてなかったら「死んでるんじゃないか？」と考えます．人は生きている限りどこかしらを動かしているものだと考えると，身体が痛くなったりして動かなくなれば，内側が動くことになり，マインドがどんどん動き始めてきます．マインドが動けば動くほど，「なんで私ばかりこんなふうになっていくんだ」とか，「もしこうなったらどうするんだ」とか，不安がたくさん出てきます．それが出てきておかしいと考えるのではなく，それを認めて，きちんとカテゴリーに分けたり，ちゃんと表現したりできるようになれば，内側に溜めておくより，ある程度は楽になると考えます．

**野村** やはり不安に向き合ってもらうことですね．手法としては，やはり

ケースバイケースになりますか．

**堀越** たとえば睡眠に対してと，慢性疼痛に対してでは，実際の手法がかなり変わってきます．ただ，1つ絶対にやることがあります．それは本当にそれが問題なのかどうかを探ることです．たとえばある人が痩せたいと言うときに，まず，体重計に乗ってもらう．30 kg の人がもっと痩せなきゃと言っているのと，150 kg の人が痩せたいと言っているのとではかなり意味が違います．

**野村** 介入する対象が違ってきますね．

**堀越** 「この人の問題はどれぐらいなのか」からスタートして，「確かに痩せなきゃいけませんね」「確かに眠れていませんね」となれば，当然，それに対する個別の介入法があると思います．夜眠れないのであれば，昼間に寝ないようにしていなければ睡眠は改善しません．そのためには，「じゃあ，どのように寝ているんでしょう？」と睡眠記録みたいなものを付けてもらう，ということが始まる．

■ **症状に対して距離をとる**

**堀越** どの用紙を使うかといった枝葉のことは，やり方によってかなり違うと思いますね．ただ，やっていることはどれもこれも似ていて，自分が気付かないでいろいろ起こっている内側のこと，ある意味無意識で起こっていることを，意識下に持ってくるという作業です．それを意識下に持ってこられればコントロールできる可能性がありますけれど，野放しにしておいて，何だかわからないことが始まって，「自分ではコントロールできない」と思えば思うほど苦しい．

**野村** それを無意識と言ったり，自動思考と言ったりするけれど，中味はある意味で同じだということでしたね．

**堀越** そうです．私がよく行うのは，痛みに名前を付けてみることです．そうすることによって痛みを外在化して「一緒に痛みに対抗していきましょう」という方向に持っていきます．これは子どもに対してよく使う方法なのですが，わりとうまくいきます．痛みに名前を付けたり，症状に名

前を付けたりして，それを認知して，患者さんと一緒にちょっと距離をもって眺める．

　この距離をもって眺めるという作業は，最近流行っているマインドフルネス（mindfulness）という考え方と近いと思いますが，昔から誰もがやっていたことで，さほど新しいことではありません．まずは，距離を持って自分を眺められるようになると，どっぷり浸かっているよりも手を出しやすくなるということですね．

**野村**　私は医師になった頃に distanzieren という言葉を習いました．セルフモニターというより広い意味ですが，主に患者さんとの心理的距離を意識して使われていました．いずれにせよ，いろいろなものと距離をとるという意味合いがあると思います．

**堀越**　自分の考え方に距離を持つというのか，自分の身体症状に距離を持つというのか，ちょっと離れて自分を眺めるという作業をするために，たとえば用紙を用意してその上に「ここでは何が起こっているんでしょうか」と書いてみるのですよね．

## ■ 頻度の高い心身症—歯の痛みを例に

**野村**　全部を扱うのはなかなか難しいので，わりと頻度が高いものを例にとって教えてほしいと思います．たとえば，舌や歯の痛みを訴えてくる患者さんがいますね．抗うつ薬で良くなる患者さんもいますが，薬があまり効かない患者さんも多い．いまのお話からすると，まず認知＝思考の部分と，感情＝気持ちの部分と，身体の状態を明細化していくという作業が第一で，不安をやわらげる作業をしていって，痛みに関しては，痛みを外在化してどうやってマネジメントするかという方法を一緒に考える．大枠としてはそういうやり方になりますね．

**堀越**　だいたいそのような感じです．身体に介入する方法で，もし薬物療法が使えないのであれば，普通緊張すれば身体は痛くなりますから，リラックスの方向へ持っていく．たとえば自律訓練法です．その延長上には催眠もあって，すごくリラックスできる状態を意図的に作ってトランス状

態にして，そこでいろいろなサジェスチョンを与えていくこともできます．これは不思議でマジカルなことではなくて，要するにリラックスしたところで意図的にイマジネーションを使って，自分で自分の身体をコントロールする方法を覚えさせるだけのことです．それを外から手助けしていく技法です．バイオフィードバックも筋電図や脳波を使って外在化の作業をしていると考えることができます．たまに，リラックスすると痛い場合もあります．たとえば，片頭痛などです．そういう場合も，本人のベースラインがリラックスしていないことからその現象が起こることが多いと言えます．

**野村** 痛みの話題に戻りますが，痛みはバイオフィードバックには乗りにくい印象があります．主観的なものなので，なかなか対応しにくい．たとえば歯の痛みを訴える患者さんに対する具体的な技法というと，どういうアプローチをしますか？

**堀越** 歯の痛みといっても，顎関節症(temporomandibular joint disorder；TMJ)とか，いろいろあると思います．

**野村** TMJではないと歯科や口腔外科で除外診断を受けているけれども，「歯が痛い」という患者さんが少なくありません．歯の治療を繰り返し歯科医にせがむけれども，歯科医のほうではこれ以上の治療はないからと心療内科や精神科へ紹介されてくるというケースが多いのですね．

**堀越** 多いと思いますし，私の元にもそういう患者さんが結構来ています．

**野村** まずは，その人の痛みを苦悩の部分と苦痛の部分とに分けるという作業をする．そこから先ですが，痛みそのものに関しては，一般的にはどのように介入しますか？

**堀越** そういう人たちは，ある医師にかかれば「歯科に行け」と言われ，別の医師には「X線を撮ってもらえ」，あるところでは「気のせいだよ」，あるところでは「考えすぎだ」などと言われ，家に帰ると「また言ってるのか！」と言われる．そうなると，ある意味，それを証明するのに命がけになってしまっていることがあります．行くところ，行くところで拒まれ，「お前がおかしい」と言われてきているので，最初にやるのは「痛い」

ということを認めてあげることだと思います．

**野村** 「本当に痛いですよね」と．

**堀越** それが主観的なものであるのなら，もしかするとわれわれにとって0.1の目盛しかなくても，その人にとっての10なのかもしれない．その逆もありうる．主観として感じていることについてとやかく言うことはできません．「痛いというのは，本当に苦しいよね」というところからスタートして，良い関係作りをして，「じゃあ，一緒にその痛みに立ち向かっていきましょう」というスタンスで，治療関係作りをします．

**野村** この場合も治療関係が大前提になる．

**堀越** そして，すごく重要なのは，その痛みがどんなときに現れ，どんなときに悪化したり，どのように良くなったりするか，良くならないのであれば，どんなときに感じ，どんなときに感じないのかのモニターです．たとえば，食後に痛むとか，朝起きたら痛む，テレビを見ているときは感じなかったといったことを書いた週間記録表，痛み記録みたいなものを付けてもらう．

**野村** やはりモニターが要になるわけですね．

**堀越** そこに何か感じるものはないですかとか，発見したことはないですかと聞いていきます．先ほどと同じように痛みを用紙の上に乗せて「いつも起こっているわけではなくて，こういう仕組みですか．これでしっくりきますか」「いや，違います」という具合です．普通は，そんなに簡単にわかりません．それが簡単にわかるようであれば，「痛くない」と思ったほうが良いです．だから，しばらくかかりますけれど，「いつもこうなると痛みますね」とか「こうすると悪化する」「こうなると良くなっている」というのをしばらく続けていって，何らかの形で「こうするとちょっと楽になりました」みたいなパターンが見えたらしめたものです．

そして，良くなることは増やしていって，悪化することは減らしていくように考えていきます．そこでいちばん行うべきことは，身体的なことなのか，それとも考え方なのか，気持ちを他のことに集中しているときは楽になっているかとか，その患者さんのパターンを見つけることです．その

パターンが見えてきたら,「これが良いかもしれないから実験してみましょう」と実験をします.

**野村** それを根気よくやっていく.

**堀越** それで「少し良くなりました」と言えば,万々歳です.「ぜんぜん変わりません」と言ったら,「じゃあ,これは違うということがわかって良かったですね.他のことかもしれません」と言って,またいろいろな実験を考案して,宿題を出して…とやっていきます.

**野村** 非常にわかりやすいですね.これは歯痛だけじゃなくて,慢性疼痛全般に言えますね.過敏性腸症候群などでも原理は同じですね.

**堀越** 同じです.

**野村** 辛いということを理解しようと努め,ラポートを作って,どういうときにその症状が変化するかをモニターして,良いことを増やして,悪いことを減らしていく.

**堀越** そういう感じです.

### ■ 治療関係が命―痛みのコーピング

**堀越** パニック障害に対しては「パニックが出ないようにしましょう」という治療法は難しいです.パニックが出ないとは保証できないからです.痛みもそうです.「明日から痛くなくなりますよ」とは言いません.「痛くなっても大丈夫にしましょう」または「パニックが起こっても大丈夫にしましょう」というスタンスでいきます.患者さんは,痛みや不安をなくしてしまいたいということを盛んに言ってきます.「何で痛いんですか？」「痛みを取ってください」と.それを,「痛くても何とか生きていけますね」「痛くても気にならないですね」「痛くない人生なんてないんですよね」というところに,だんだん自分で気付いてもらうようになるのが大切なことなんですね.

もちろん,痛くないほうが良いのですが,痛みがなくなるのを保証するとなるとかなり大変なことになってしまうので,それはしない.コーピング (coping) です.どうやってコープするか.どうやって楽にできるか,

その方法を探していきます．

**野村** そうなると最初のスタートラインも大事ですね．治療に入るときに，「痛みを取ってあげます」的な始め方をしてしまうと，早い時期に行き詰まってしまう．

**堀越** それは自分で落とし穴を作っているようなものです．

**野村** 治療目標の設定を慎重にやらなければいけませんね．

**堀越** そうです．ですので，主観的に痛いのであれば，主観的な目盛を作るために SUDs などをよく使います．たとえば，「今日の痛みはどれくらいでしたか？」と尋ねて，「今日は，10 のうちの 8 でした」という答えだったら，「それはメチャ大変じゃないですか．メチャ苦しかったですね．ところで，その 8 のときにできていることと，できていないことをちょっとリストアップしましょうか」と言って挙げていく．そして次回に，「今日は 5 でした」ということなら，「では 5 でできたこと，できないことは？ この間と比べてみましょうか．8 のときにできなかったことで，5 のときにできていることは何でしょうか？ これですね．じゃあ，5 のときにできていることを 8 のときにも実験的にやってみましょうか」となる．痛みは 8 なのだけれど，5 のときにできることをやってみて，できた場合は「あら，できますね．良いじゃないですか」という感じです．

**野村** そうやって，いろいろ実験的な作業をしていく．

**堀越** 重要なのは，「やってみましょう」「どういうふうになるか，一緒に見てみましょう」という実験的態度です．身体科のように向かい合って，「私があなたを治してあげましょう」となったら難しい．治ればこちらは神様になりますけど，治らなかったら悪魔になっちゃうわけですから，そういう方法は採りません．

**野村** そういう点では，CBT のスタンスですね．

**堀越** CBT のスタンスです．実験的アプローチです．

**野村** 治療同盟での介入ですね．

## 失感情症の基礎知識

**野村** ちょっと角度を変えた質問です．先ほども少し話に出ましたが，失感情症という概念については，どのように捉えていますか？

**堀越** 失感情症（alexithymia）については，私はおそらく，「昨日，急に失感情症になりました」ということはないと思います．感情というのは，もともとわれわれの中に備わっているアラームだと考えています．調整的な，つまり適応するために私たちに必要なものだと思います．

ところが感情というのは，ある意味「うるさい」ものです．「痛い」ので感じたくない．つまり，アラームがうるさいから切ってしまいたいというのは，当然，私たちの中にある誘惑です．なので酒も飲むし，ドラッグに頼ってしまう人もいるし，ある人は女に，あるいは男に…となっていきます．

もしも子どもの頃からアラームが鳴りっぱなしの場合，すなわち年中不安だったりした場合，アラームをスイッチごと切ってしまうという方法があります．鳴っているのがうるさいからと蓋をしたり，耳をふさいだりといった，他の方法で聞こえなくするのが普通の方法ですが，もっと根本的にアラームを切ってしまえば良いと，アラームが鳴らない状況にしてしまう．そうすれば楽になる．でも，アラームを切ってしまうと嬉しさも感じなくなるので，失感情症の場合，おそらく両方とも感じなくなってしまうと私は思います．

## 失感情症に対する精神療法

### ■ 行動療法的にアプローチする

**野村** 失感情症自体をターゲットとして介入することもやりますか？

**堀越** 難しいですが，やることもあります．アプローチの仕方は同じだと思います．もともとアラームは人間の適応的な部分としてついているはずなので，普通ならばアラームは鳴るはずだと思います．

その人がアラームを切ってしまったとすると，もう1回，その配線をつなぐ作業をしていかなければいけません．

**野村** それをどうやってやるかということから介入が始まる．

**堀越** ネガティブな感情から活性化させる，たとえば「じゃあ，泣いてみましょうよ」から始めるのは，おそらく無理だと思います．なぜかというと，それから逃げるために必死になってアラームを切ったのに，つなぎ直すということを普通の人はやらないからです．もしも何かするのであれば，行動活性化のような方法です．

たとえば，いつも飲んでいるコーヒーの銘柄を，1ランク高いのにしてみましょうとか，女の人ならいつもと違う口紅を買ってみましょうといって，それをやってどんな気分になったか「ちょっと書いてみましょう」として記録してもらう．ほんのちょっと行動面を動かすという作業をして，感情──アラームではない普通の──を動かすという作業をちょっとずつやっていくのです．

**野村** 洞察的なアプローチよりは，行動療法的なアプローチで，徐々に活性化して気付いてもらうやり方のほうが，現実的だということですか？

**堀越** 現実的かどうかわからないですが，こういうアプローチをしたときに，全くその人が乗ってこないこともあると思います．それは，治療者のせいである場合があります．たとえば，私が患者さんにとって「先生」という形で，「あなたとこれをやりましょう」という関係性になったときに，それでもう彼自身，または彼女自身が──失感情症は男性が多いと思いますが──もう，完全に権威ある人（としての私）の前で怯えているとしたら，やり方を変えると思います．

その場合，おそらく関係性の中でアラームが壊れてきた理由，たとえば「子どもの頃に権威のある人にいつもボコボコにやられていたり，怒られたり，拒まれたりしていて，それが怖いのでスイッチを切っちゃったんだね」というところを見つけ出す方法を取るしかないかもしれない．

**野村** その場合は，相手を見ながら精神力動療法的にやることになるのでしょうか？

**堀越** そうですね．その場合は完全にその患者さんと私との関係で何が起こっているかが問題になるので，焦点は2人の関係性に向いていくと思います．行動療法的アプローチを取るのであれば，自分は完全に横にどいて，「問題を一緒に見ましょう」という，マラソンでいえば伴走のようなスタンスになります．

**野村** 選択の順番としては，賦活してみて，その反応を見て，それで駄目なら精神力動療法的な立場の方法に移っていくのでしょうか．

**堀越** 順番はそうです．その理由は，たとえば発達的に考えてみると，小さい頃にできあがってしまった問題のほうが，最近の問題よりかなり深いし，時間がかかるからです．

ある人が，今日ここに来るまでに電車の中で足を踏まれて，それで1日中怒っているとしたら，足を踏まれたもっと前に問題がありそうだとわかります．普通は，足を踏まれたら「バカヤロー」とか思っても，10分ぐらいすると「まあ，しょうがないか」と収まる．

**野村** 大人になってから受けた傷と子どもの頃に受けた傷では意味が違うことがある．

**堀越** 私が通っていた幼稚園に何十年ぶりかに行ってみたら，ものすごく小さい幼稚園でした．でも，子どもの頃に私が考えていた幼稚園というのは巨大でした．それは自分が小さかったからです．心の傷にもそういうところがあって，小さい頃に受けたものは，本当は大きくないかもしれないものでも，大きく捉えていることがある．本人も「この怒りを外に出したら，世界はぶっ飛ぶんじゃないか」というぐらいに感じているので出さない．でも，出してみたらそれほどでもない…という感じだと思います．

**野村** 早い時期に受けた傷は，実際に深いこともあるし，出してみたら案外そうでもなかったということもある．

**堀越** そういうことです．先ほどの話に戻ると，その人がいちばん最近傷ついたようだというところからスタートします．もしそれに乗ってくるようなら，それほど深い傷ではないと考え，行動療法的に確実にやっていきます．逆に全く反応しないとなると，多分傷はもっと深い，または大きい，

深刻と考えられる．そうであれば方向をちょっと変えて，もう少し関係性の中で，実際にどういうことが起こったのかを話し合うことになる．こういう順番だと思います．

**野村**　やりとりしながらアセスメントしていく．
**堀越**　そうです．

## 心身医学と行動医学

**野村**　日本には心療内科というのがありますが，米国でそれに対応するのは行動医学ですか？
**堀越**　行動医学が近いと思います．
**野村**　心療内科自体は日本独特のものみたいですね．
**堀越**　かもしれません．日本には神経内科もありますし．でも，心療内科と言ってわざわざ別のものにしているのには，やはり日本ならではの特性が現れていると思います．米国には行動医学という枠もあれば，health psychology（健康心理学）というものもあります．
**野村**　psychosomatic medicine（心身医学）という言葉もあるし，その分厚い教科書もありますね．中身を見てみると，日本の心身医学の教科書と少し違う．むしろ総合病院精神医学というか，コンサルテーション・リエゾン精神医学と言われているものに近い印象があります．
**堀越**　そういうものをひっくるめて，病院の中ではリエゾン精神科みたいな形でやっています．私は以前マサチューセッツ総合病院で働いていましたが，そこはリエゾン精神科の発祥の地なので，他職種の人と一緒にいろいろなことをやる機会が多くありました．精神科がいろいろなところへ出ていってケアに当たることをやるのです．基本は身体的なものに対する行動的な介入という考え方ですね．心理士が行うことは健康心理学で，もうちょっと行動医学的なアプローチになると看護師さんなども入ってくる．内容的には，心身医学と行動医学はかなりオーバーラップしています．
**野村**　同じことをやっていて，ただ名前が違う．

**堀越** 大きく見ると，そんな感じかもしれません．医療は疾患——何か身体的な問題がある，身体のどこかの部分の具合が悪いということ——に対しては強いと思います．ですが，たとえばいま問題になっているメタボリックシンドロームとか，生活習慣病の原因は，病原菌とか腫瘍とかではなくて，その人の行動の問題です．そうなると行動医学の得意分野になります．「痩せましょう」「運動しましょう」「よく眠れるようにしましょう」といったことを指導するのが行動医学になります．

**野村** そういう面の指導というか，心理教育は，日本では看護師さん任せになっていたきらいがあります．医師の仕事ではない，という感じもあった．

**堀越** だから，行動の問題が背後にあるような疾患へは行動に対する介入をしましょうと考えていきます．そのためには心理的なことも必要だということです．

**野村** たとえば，2型糖尿病の患者さんが食べすぎと運動不足を続けていたら，いくらインスリンを打っても病気は良くならない．

**堀越** その通りです．

**野村** そのあたりをチームで取り組んでいくことが非常に重要になる．食行動や運動習慣という行動面に介入するのが行動医学ですね．

**堀越** そういうことです．もう1つ重要なものに，身体疾患の合併や，身体疾患で治療している人が精神症状を示した場合の治療があります．

**野村** リエゾンとかコンサルテーションに重なる．日本では総合病院の精神科医が担っている仕事になりますね．

**堀越** そうですね．行動医学の中では，当然，薬物療法も出てきます．アメリカの場合は，ナース・プラクティショナー（nurse practitioner；NP）とか，場所によってはクリニカル・サイコロジストも薬を処方することができるので，そういう点も含めて，全く精神科医療と別のところで行われているということはありません．behavioral medicine team（行動医学チーム）には精神科医が必ずいます．看護師がいて，精神科医の他にもNPが薬も処方し，社会福祉士が家族療法をやる，みたいに統合的にやってい

く，チーム医療の1つの形だといえるかもしれません．多職種チームに行動医学という名前がついた，という感じです．

**野村** 日本では，総合病院の中での精神科は重要性があるにもかかわらず，むしろ活力が低下している面があって，危機感を持っている医師が少なくない．日本でも行動医学という言葉が使われ始めていますが，いずれにせよ心身症や身体疾患の患者さんのケア，身体疾患と精神疾患を合併している患者さんの治療にもっと関心が寄せられる必要がありそうです．生活習慣病の治療に精神科医や心理士が関与する余地もありますね．これは当然チーム医療になる．

**堀越** その点では，日本はかなり立ち遅れているのかもしれませんね．

**野村** 熱心に取り組んでいる医師やコメディカルスタッフは少なくないのですが，制度や仕組みなど社会経済的な問題もあると思います．

● 文献

1) Barlow DH：Clinical Handbook of Psychological Disorders：A Step-by-Step Treatment Manual. 4th edition. Guilfold Press, 2007
2) Resick PA, Schnicke M：Cognitive Processing Therapy for Rape Victims：A Treatment Manual（Interpersonal Violence：The Practice Series）. Sage Publication, 1993

# 5. 日本の精神療法を向上させるために

## 日本の教育制度の問題点

### ■ 見よう見まねの精神療法

**野村** 先生がアメリカで受けた精神療法の訓練については，本章の冒頭でうかがいましたが（→ p76），それと比べて，日本の現在の精神療法全般に関する訓練のあり方に関して感じていることをお話しください．

**堀越** まず，日本の場合，欧米に比べると圧倒的に臨床体験が少ない状況で臨床家になっています．欧米では，心理士であれば，博士課程まで修了してライセンスを取ったセラピストをクリニカル・サイコロジスト（clinical psychologist）と呼びます．修士課程を修了した人たちにはソーシャルワーカーや家族カウンセラー（marriage and family therapist；MFT）がいるのですが，どのライセンスを取るにしても実習が必須です．子ども，外来，入院など幅広い患者層を相手に実習を行います．さらにインターンなどで，本物の患者を相手に臨床体験を積むこと，それに加えてスーパービジョンを受けていることが条件になっています．

　スーパービジョンでは上の誰かが訓練の初めから最後までずっとついて回っていて，確実に自分の生徒や後輩を見るので，その人が自分勝手にやるような"見よう見まねセラピー"はできないシステムになっています．それは，トラブルを避けるためや安全面を担保するためだけでなく，きちんと訓練するという面でも非常に大切なことだと思います．

**野村** 日本は，そういうシステムを取っているところはほとんどないでしょうね．医師の教育でも，精神療法に関しては同じ面がある．

**堀越** オーベン指導医制の仕組みの中で，上の人に相談するという感じではないのですか．

**野村** 入院患者さんの治療は，大学病院などではチームでやることが多いですね．指導医をオーベン，研修医をネーベンと呼び，研修医や専修医（医師になって3年目以降）がオーベンの指導を受けながら治療にあたります．しかし，外来になると密な指導はあまりないところが多いようです．精神療法については，見よう見まねでやっているというのが現状で，本格的な訓練をしているところは極めて少ないのではないかと思います．

**堀越** 私たちが知らないだけということかもしれませんけれどもね．

**野村** 確かにそうですね．ただ，少なくとも個人的な努力に任せられていることが多いのは間違いないように思います．もう少しシステム化しないと精神療法全体の質が上がってこないという問題があるでしょうね．私自身のことを考えてもそう思います．

**堀越** 確かに，システム化しないと個人に任されてしまいますね．

**野村** 臨床量に関しては，医師と心理士でだいぶ違いがあります．これは私自身が心理職として教育を受け，実際に働いた経験があるのでよくわかります．医師の場合はかなりの量の臨床経験を積むので，おのずと自分なりの面接の仕方を身につけていくことになります．ただ，精神療法をしようとするからには，やはりミニマムエッセンスというか，その土台をしっかり作っていく必要があると思います．

**堀越** その必要はあると思います．

**野村** 日本精神神経学会の専門医制度の確立に伴って，だいぶそういうものができつつありますが，まだまだ充分に実体化していないのが現状かと思います．臨床心理士に関しては，いま言われたように，圧倒的に臨床量が少ないですね．

**堀越** そう思います．欧米では，たとえば修士レベルでも患者さんに会う実習時間は6,000時間といった数字になります．クリニカル・サイコロジストも卒業前に1,500時間，卒業後に1,500時間が必要で，そのうち5時間に1回ぐらい（週に1度）スーパーバイザーがつくことになっています．

日本の状況に比べると訓練における実習時間にはかなりの開きがあると思います．

## ■ スーパービジョンの重みとその対価

**野村**　医師であれ，臨床心理士であれ，日本の医療の実態を考えたときに，系統立ったトレーニングを受けるシステムを作るには，どういうことがポイントになりそうですか．

**堀越**　私がアメリカにいたときは，大学院に必ず臨床訓練ディレクター（director of clinical training）という役職の専任教員がいました．つまり，学生たちがどこで実習をするか，ディレクターとして各病院と話をつけるということを専門とする先生です．彼らが何十，下手をすると何百というリストをもっていて，各施設に何人という形で送り込む．

　それともう1つ，教科を教えに来るついでではなくて，スーパービジョンのためだけに非常勤で雇われている先生がたくさんいます．スーパーバイザーになることも，メンタルヘルスの領域の大事な仕事の1つと見なされているのです．たとえば患者さんに会って1万円いただくのと同じように，1時間のスーパービジョンを受けたら1万円払うといった形で，同じセラピスト仲間の後進に何らかの知恵を与えることの対価としてお金が発生する仕組みになっています．

**野村**　スーパーバイザーになるということは仕事として位置づけられていて，仕事である以上，当然収入の裏づけもあるということですね．

**堀越**　そういうことです．ですから，自分が若く，未熟な頃は上の人にお金を払って教えてもらい，自分が上になると，今度は下に教えてお金をもらうというように，ずっとつながっていくようなシステムです．

**野村**　逆にいえば，そういうシステムにならない限り，スーパービジョンをするのは非常に負担ですよね．

**堀越**　そうですね．

**野村**　私も何人かのスーパービジョンをしたことがありますが，日本ではそのあたりがちゃんとしたシステムになっていないので，お金を払う人も

いれば，こちらがサービスでやっているようなケースもあって，明文化されてもいないし，システム化されてもいない．日本人の場合は，はっきりした額をやり取りするのが苦手な面もあるから，スーパービジョンを行う期間が長くなってくるとだんだん負担になるという部分があります．

そこをもっとはっきりさせて，スーパービジョンの体制がシステムとして確立することが必要だということですね．

**堀越** そう思います．例を挙げると，クリニカル・サイコロジストは博士号まで取るのですが，その過程の修士レベルのところに，サイコロジカル・アシスタント (psychological assistant) という仮免許みたいなものがあります．これはスーパーバイザーがいないと取れず，その責任はスーパーバイザーが負うことになります．ですが，逆にライセンスを取って正式にクリニカル・サイコロジストになれば，自分の下に5人，サイコロジカル・アシスタントを雇えます．そして，彼らの収入の半分は雇用者，すなわちクリニカル・サイコロジストのものになる仕組みになっています．ですから，自分が実際にセラピーをした分の収入と，5人の部下の収入の半分が，自分に入ってくることになります．

**野村** 単純に比較しても，日本の勤務医よりずっと給料は高いですよね．

**堀越** 高いと思います．たとえば，自分が週に30人に会ったとして，下にいる5人が30人ずつ会って合計150人になったとすると，30人分のお金が全部自分に来て，さらに150人分の半分が自分のところにきますね．ですから，米国の仕組みでは，クリニカル・サイコロジストになると収入面でもすごく豊かになります．

## ■ 部下の失敗は上司の責任─制度の厳しさが質の担保につながる

**野村** お金の問題と重なるのでしょうが，スーパーバイザーがスーパーバイジーのケースに責任を持つというのが，日本にないシステムです．責任を持つとは，具体的にどこまでの範囲になるのでしょうか．

**堀越** すごくわかりやすい例を挙げると，仮免許にあたるサイコロジカル・アシスタントの州発行のIDカードには，スーパーバイザーの名前が

入っていて,「この人(サイコロジカル・アシスタント)が行う診療については,スーパーバイザーのドクター○○に責任がある」というようになっています.

**野村** その責任の中身ですが,極端な話,医療訴訟になった場合には？

**堀越** スーパーバイザーの責任です.ちゃんと指導していなかったということになります.

**野村** すると,訴えられる場合には,両方が訴えられる？

**堀越** というよりも,スーパーバイザーが訴えられます.

**野村** そこまでいかないと本当のスーパービジョンにならないのですね.

**堀越** ですからものすごく真剣にやります.アメリカで,免許剥奪の理由の第1位が,秘密の漏洩です.2番目は,患者さん,クライアントさんとの不適切な関係です.そういうことが起こったとき,訴訟は日本とは比べものにならないほど起こりやすいので,スーパーバイジーがやることに対して,スーパーバイザーがかなりちゃんと目を配って,何をやっているかを知っていないと大変なことになってしまいます.

**野村** そうすると,逆にクリニカル・サイコロジストとしても,スーパーバイジーを採るときには信頼できる人でないと選べないのですね.

**堀越** はい.そこですごく重要になるのがAPA（American Psychologist Association）の認可を受けているかどうかです.認可を受けていない大学,またはプロフェッショナルスクール（専門職大学院）を出た人を雇っても,あまりその能力の保証がありません.なので,APAの認可を受けた大学やプログラムに入るということは,医師になるのに医学部に入らなければいけないのと全く同じことです.大学の名前よりも,認可を受けたプログラムかどうかが大きなポイントとなります.

**野村** スーパービジョンのいろいろな意味での厳しさというのが,精神療法の質を担保するうえで大事だということですね.

**堀越** そう思います.私もお金を貰ってインターンをする期間が1年間ありましたけれども,そのインターンのマニュアルに「スーパービジョンをするときのスーパーバイザー」という項目がありました.つまり,イン

ターンとして大学院生の実習生をスーパービジョンしているところをスーパーバイズしてもらうのです．

　インターンのときに，自分の下の人（大学院生）を1，2名，面倒をみなさいと任されて，1年間を通してその人をスーパーバイズして，訓練をしていくのです．下の人を訓練しながら自分も訓練を受けていて，ちゃんとスーパービジョンができているかどうかを，上の先生がスーパーバイズする．さらに，スーパービジョンのためのグループスーパービジョンもありました．他のインターンのスーパービジョンのやり方を見たりして勉強するということです．

**野村**　なるほど．そこまでスーパービジョン体制を構築することが大事なのですね．

### ■アメリカの訓練体制の日本への導入は現実的か？

**野村**　しかし，日本の現実を見ると，アメリカの訓練体制は相当に遠いような気がしますが，そのモデルは日本に入ってきますかね．

**堀越**　私は，必ず入ってくると思います．いまの（臨床）心理士では経済的に食べられないという現状があるので，下の人を育てる仕組みができて，下からお金が上がっていくことになれば，それは1つの良いことだと思います．そして，きちんとしたスーパーバイザーにスーパービジョンを受ければ，仕事がよくできるようになり，患者さんもよく来る．何をやってきたかわからない人に比べて，「あの人にスーパービジョンを受けました」ということがはっきりしている人のほうが信頼されます．

　たとえば，患者さんに会って自分がどういう経歴かを伝えるときは，有名なスーパーバイザーの名前を出して，「こういうスーパービジョンを受けました」と伝えることになります．その代わり，優れたスーパーバイザーは競争率も高くなかなか受けることができませんし，費用もすごくかかります．実際に私もスーパービジョンにはすごくお金をかけましたし，皆も，そこにお金をかけます．

**野村**　自己投資ということですね．繰り返しになりますが，日本もいずれ

はそのようになるのですかね.

**堀越** 私はそう思います．なぜかというと，実際に患者さんに会い始めれば座学ではどうしようもないことに気付くからです．

**野村** 逆に言うと，そうならない限り，日本で精神療法が本格的に発展していくことはないのではないかということですね.

**堀越** はい．ただアメリカのようなスーパービジョン体制を導入するには心理士の資格がきちんと国家資格化され，その資格を受ける審査基準の中にスーパービジョンを受けていることが入るとなれば話は別かもしれませんが，それがはっきりとしない現状では，スーパービジョンの質を保証することができませんので如何ともし難いというところでしょうか．

**野村** 日本の場合，本格的なスーパービジョンをできる人自体があまりいないかもしれませんね．スーパービジョンするにも訓練がいるでしょうから，そこからスタートしなければいけないという問題があります．これはCBTに限らずあらゆる学派について当てはまるような気がします．その道の権威とされている人がいたとして，理由が単に海外の動向に敏感で，人より早く翻訳書を出したことだったりする.

**堀越** 確かに，スーパーバイザーと言っている人が，きちんとしたスーパービジョンを受けてきたかどうかという懸念はありますね．名人的な人や天才はいますが，得てして天才は教えるのが下手ということもありますし，均一のスーパービジョンのやり方が浸透していくと良いと思います．

**野村** そうですね．学派によってかなり相違はあると思いますが，いま話題になったような指導システムは皆あまり持ち合わせていないでしょうね．特に心理学領域では第二次世界大戦後からカウンセリング理論が活発に導入されてきましたが，専門性を否定していた傾向もあって教育システムが立ち遅れている面がある．

　まとめると，ケースをたくさん経験して臨床経験を積める体制と，コスト負担や責任の持ち方を含めた厳しいスーパービジョンシステムを作らないと，質が上がってこないというのが先生の考え方ですね？

**堀越** そう思います．あとシステムの違いの他にもう1つ，日本で読まれ

ている精神療法の翻訳本ですが，その原著をアメリカで読んでいるのは，ライセンスを持った人たちなのだというのを忘れてはなりません．つまり，ライセンスを持った人たちというのは基礎ができていますから，テキストを読んだ段階で充分その内容を理解して使えるのですが，精神療法の土台がない人たちがそのテキストを読んでも，果たして何の上に乗せているのかという危惧があります．つまり，できあがったシステムの中で活動していくセラピスト自身の質の底上げも必要ということです．

**野村** 厳しい話が続きますね．確かにその通りだと思いますが，現状からするとそういう教育システムができるとしてもだいぶ先のことになると思います．

## 現状のなかでいかに精神療法を習得するか

### ■ 日本にはミステリーが多すぎる

**野村** 一方で日々臨床をしているわれわれが，現時点で精神療法の訓練を受けようとか，あるいは指導的な立場の人間が訓練をしようと考えた場合，何かお勧めの方法がありますか．

**堀越** まずセラピーをやっている人が，後進に自分がやっているところを見せることだと思います．

**野村** 陪席や録画，あるいはマジックミラーを使う方法ですね．

**堀越** たとえば外科医の場合は，手術の時に助手を横に立たせて，実際に手術をやっているのを皆に見せています．精神療法も同じで，指導者が「自分はできるのだ」と言うだけで，密室で何をやっているのかわからないようなことをやめないとダメだと思います．ビデオで撮るなりして，「こうやっています」と見せる必要があるのではないでしょうか．それには大変な手間もかかりますし，勇気もいりますね．守秘義務の問題もクリアしなくてはいけない．

　私は大学院生などを陪席させたり，録画したものを一緒に見たりします．恥ずかしいし緊張しますが，教えたことを実際にどうやってやるのか

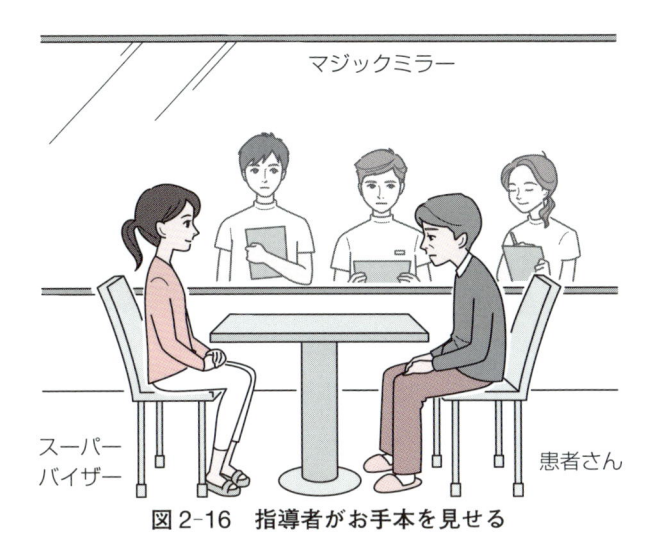

図2-16 指導者がお手本を見せる

は，読んだだけではわかりません．見てもらうしかない．そういうことを皆が始めて，何が起こっているのか皆が見られるようになったら，ミステリーは少なくなると思います（図2-16）．

**野村** ミステリーというのは，何か秘密めいた名人芸のようなニュアンスですね．

**堀越** まあそういう感じです．たとえば先日，私が講演会の場でちょっとデモンストレーションをしたら，「先生，案外いろいろなことをはっきり言うのですね」と言われました．それは，意識的にそうする場面で，かつそういうスキルだったのですけれども，見た人にとっては何かハードルが下がったのだと思います．そうやってミステリーをなくさないといけないのではないか，つまり日本の精神療法にはミステリーが多すぎると思いますね．

**野村** まずは，いま指導的な立場にある人たちが，自分がやっているところをオープンにして見せることが大事なのではないかということですね？

**堀越** 不特定多数の誰にでも見せることは必要ないと思いますが，少なくとも，自分が育てている人たちには見せられると良いですね．想像して何

とかしろと言うのでは，不親切だと思います．

**野村** 逆に，若手というか，これから学んでいこうという人にとっては，そういうことが経験できる場を選んで修練していくことが大事ですね．

**堀越** そうだと思います．

**野村** 非常に抽象的な形でしか指導が行われないところでは，結局，本を読むだけというのとたいして変わらない．

**堀越** ただの読書会になっているかもしれませんね．もちろん読書会がいけないわけではありませんが，気が付いたら畳の上の水泳練習みたいなことになっているのだったら，嫌でも1回，ドボンと水にはまったほうが良いのではないでしょうか．溺れそうになったほうが，泳ぎを覚えるには良いと思います．

　そうしたら，かなり真剣になりますし，良いコーチがついた人はガンガン泳いでいるのに，自分はいつまでもぜんぜん泳げないと危機感を感じるものです．「これっておかしいな，コーチを変えようか」という状況にならないと，一体誰が喜んでいるのか，選手なのかコーチなのか．そうやって，コーチ，つまりスーパーバイザーも成長させられないといけませんね．

### ■ 録画・録音を有効に利用するには

**野村** 私が全部を知っているわけではないけれども，日本ではいま話されたような意味でオープンなトレーニングが行われているところは少ないでしょうね．医師の訓練でも，研修医のうちは一緒について見たりするけれど，専修医になる頃から一緒に何かをするということは減っていきます．少なくともシステム的に指導医や先輩の面接に同席することはあまり行われなくなる．だから各人の，それこそ座学とか，セミナーに行くという努力に任されているのが現状でしょうね．

**堀越** ただ，精神療法はビデオで撮るにも，守秘義務を守り患者さんの了解が必要です．どんどん皆に配信することになると個人情報流出の問題も出てきます．アメリカでもそうですが，私にスーパーバイザーがいる場合は，患者さんに「私には，こういうスーパーバイザーがいます．彼は，私

のセッションを録音したものを聞いています」と，チームとしてセラピーをやっていることを知らせて了解を得ると良いと思います．同じように，先生がやっていることを知りたいというときは，患者さんの許可をもらって，先生も同席することができる雰囲気だとなお良いですね．

**野村** 教育機関であることを患者さんに理解してもらう必要がありますね．きちんと話せば，かなり理解は得られるような気がします．一方で，保険制度が違うので，アメリカに比べると，日本の場合患者さんにとって訓練の対象になるメリットが少ないという面はあるかもしれない．

**堀越** きちんと指導や教育をすることを納得してもらえば，日本でもできると思います．

**野村** 録画で思い出すのは，私が若い頃に，カール・ロジャーズ（Carl R. Rogers）のビデオを見たときのことです．日本人の書いたロジャーズの紹介を読んで，ロジャーズはほとんど患者さんにコメントしないで，話を聞いて頷いているかオウム返しをしているかのように思っていたのです．しかし，実際のビデオを見ると思いのほかいろいろと話していて，ちょっと驚いた記憶があります．

**堀越** そうです．

**野村** 日本で作られたロジャーズ像と実際のロジャーズの違いは，ああいうビデオを見ると良くわかる．実際にどういうことが行われているのかは，生の場面を通してでないと実感しにくいというのが確かにあるでしょうね．

**堀越** 読んだときにすごいミステリーに感じたりすることが，見てみると何でもなかったりすることもあります．

■ **文献的な知識は「地図」にすぎない**

**野村** 読書や文献的な勉強についてはどうですか？　これも当然必要だと思いますけれども，どういう勉強をすると良いでしょうか？

**堀越** 私は，精神療法の全てを欧米で訓練を受けてきたので，あまり日本の状況はわかりません．私が訓練を受けた所では，クラスと，それに合わ

せたラボ（labo）が用意されていて，2つがセットになっています．クラスでは，その療法に関する論文を徹底的に読んで，そこに書かれていることを理解します．そこでは相当量の論文を読み，さらにまとめたりしましたが，それが実際にはどのように行われるのかということはラボで確かめます．たとえばCBTなら1年間勉強し，精神分析のクラスは2年間学びます．何のために論文を読むかというと，知識よりは知恵—実践的な使える知識—を増やすことが目的でした．

　ラボでは実験というと変ですが，1人の患者さんを担当して「研修なので無料でやります，よろしいですか」と言って了解してもらい，実際の場面を録音したり，ビデオに撮ったりしたものを，シニアの教員は時間がないですから，ティーチング・アシスタント（teaching assistant；TA）が確認して，1週間に1度コメントをくれるという形で勉強しました．

**野村**　実際に，いまやっている技法に合わせた形で勉強していくのがいちばん良いということですね．医学の勉強でも同じで，新しい疾患を経験したときに集中的に勉強するのが，いちばん頭に入ってくる方法です．それは精神科に限らず，全ての科に共通しているし，逆に患者さんを持たないと，いくら勉強してもなかなか頭に入ってきません．

**堀越**　そうですね．

**野村**　日本の精神療法の勉強は，ちょっと座学に傾いているきらいがあって，ケースを持たないうちから難しい勉強をたくさんしすぎて，頭でっかちになってしまうところがあるのかもしれません．

**堀越**　たとえばコミュニケーションの勉強でもそうですね．傾聴というスキルだけを勉強して，頑張って質問の仕方を練習するけれども，それがいったいどの場面で，どのように使われていくのかを現場に合うように練習しなければ効果的な訓練ではないと思います．

**野村**　そこでまた臨床量というか，ケースの数に問題が返ってくるということですね．やはりケースをたくさん経験して，いろいろなタイプの患者さんを持って，その適応の技法を学びつつ，それに密着した文献を読んでいく．その繰り返しですね．

**堀越** そうです．文献から読み解くような理論というものは，地図みたいなものです．臨床をやっていくための道筋を示すための地図だと考えると，「地図ばかり集めても，実際に一歩踏み出さないと始まらない」「地図を持ったら，実際に出かけてみましょう」ということです．

それで実際に行ってみる（臨床現場に出る）と，地図と現実は違うということに気付くのです．「地図は現地ではない」という言葉があるように，地図を見てわかったつもりで現場に行くと，「なんだ，違うじゃないか」「本当はこうなんだ」ということを発見します．そういう意味で言うと，頭の中に地図があるというのは，ものすごく良いことなのです．右に行けば何があるか，左は何かというのがわかりますので．

**野村** 現場に出てみると何が起こるかわからないし，良いことも，悪いこともある．

### ■ スーパーバイザーは道先案内人

**堀越** さらに，精神療法を「現場で使える」ようにしていくには，絶対に道先案内人，ガイドが必要です．現場でのガイドはスーパーバイザーです．変なガイドに案内をお願いしてしまうと，どこへ連れて行かれるか，自分がいったいどこへ向かっているのかわからない．良いガイドは，「これからどこに行きますよ」と目的をはっきり示してくれて，さらに「そのためにはバスに乗りましょう」などと，手段も全部，きちんと説明してくれるはずです．もちろん実際に歩くのは本人ですが，励ましたり，導いたり，道の先にある落とし穴を示してくれたり，一緒に旅の道筋を歩んでくれると思います（**図2-17**）．

**野村** 地図と自分の足だけでなく，ガイドの良し悪しも重要ですね．

**堀越** だから，説明してくれないスーパーバイザーを持ったらおしまいですね．いつも「臨床はセンスだ」としか言わず突き放すなんていうのは，スーパーバイザーとして好ましい態度とは思えません．お金を取っているのであればなおさらのこと，きちんと導びかないのならお金を返すべきです．いずれにせよ，諸外国ではスーパービジョンが充実するように，歴史

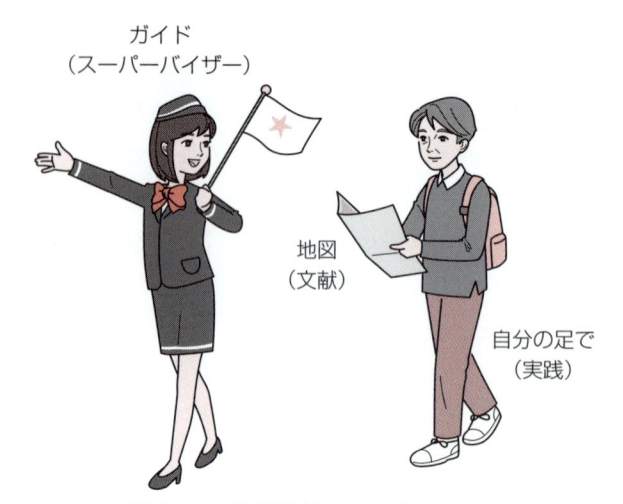

図2-17 地図を持ったら出かけてみる
文献から得た知識を実際に臨床で実践することが重要．それをサポートするのがスーパーバイザーの役目である．

を通してシステム作りがなされてきたのだと思います．

**野村** 精神療法を習得するうえでスーパービジョンの問題は避けて通れないことですが，いろいろな意味でわが国では条件を整える必要がありそうです．

**堀越** そう思います．

## 「やってはいけない」で学ぶ精神療法上達のコツ

### ■ 自殺させない・レスキューしない

**野村** いまの日本では多くの場合，専修医になると誰かから教わる機会が少なくなります．自分で精神療法に関心を持って取り組もうとする人に対し，「これだけはやってはいけない」ということが何かありますか．

**堀越** やってはいけない，ですか．

**野村** 「これだけは避けたほうが良い」と言い換えても構いません．医療

の場合は，それが非常に大事なことです．たとえば，患者さんに害を与えないためにしてはならないことがあると思うのですが．

**堀越** まず「殺してはいけない」ですね．患者さんが死ぬ可能性が高い，明らかに「この人は危ない」というときに放っておいたら，それは完全にネグレクトです．それは基本的に絶対にしてはいけないことです．

**野村** それは，具体的には自殺のリスクをきちんと量るということですね？

**堀越** そうです．そして確実に自殺のリスクがないのであれば，変に聞こえるかもしれませんけれども，レスキューをしないようにすることでしょうか．

**野村** レスキューはしない？

**堀越** レスキューとは，代わりに答えを出してあげたり，背負ってあげたり，全部やってあげたりすることなどを意味します．もちろん，「いま死にます」ということに信憑性がある場合や生まれつきその能力がない人などは背負ってあげるしかないと思いますが，歩ける人を背負ってあげてはまずいということです．初めにちょっとサポートして安定したら「じゃあ，自分で歩けるようにしましょう」と自立に向けて進みたいところです．逆に「何でも自分でできます」とか「自分でやるべきだ」と言いながら実際にはできなくて問題に突入する人には，「もう少し人にも頼りましょう」と，極端ではなくて，現実的になるように援助するのです．いずれにしてもできることは自分でやる，頼むところは頼む，現実的な自立を目指すことが重要だと思います．もちろん，発達障害などうまく答えを出す能力がないのであれば答えを用意する必要があるので，そこを見立てる力も必要だと思います．

**野村** 日本でよく使われる言葉でいえば，抱え込みすぎないということですかね？

**堀越** そうかもしれません．抱え込みすぎない．

**野村** 精神療法に関心を持つタイプの人は，抱え込んでしまう傾向があるのかもしれません．

**堀越** ですから，その面でいうと，きちんとしたスーパーバイザーを持っているというのは，すごく安心です．

**野村** そこでまた，スーパービジョンに戻ってくるのですね．

**堀越** お目付け役みたいな人としてだけではなく，相手を傷つけないため，自分を傷つけないためにもスーパーバイザーが必要です．

　別の例になりますが，たとえば家の中で皆に相手にされずに，1人寂しくしている患者さんが来院した場合，話を聞いてくれる先生たちは素晴らしい人に見えてしまうのです．その素晴らしい人という思いが，だんだん恋心に変わることは，よくあることです．そのときに，これ幸いと，「俺も，モテ男になった」と思ったとしたらプロフェッショナルではないですよね．その気持ちを1人ずっと抱えているのか，それともスーパーバイザーに話をして，「いま，こういうことが起こっています」と言うのかでは，ずいぶん違ってきます．なぜかというと，駆け落ちのようなことが起きないようにするため，つまり倫理的な配慮もありますし，「治療場面では，そういうことは当然起こるのだよ」とノーマライズしてもらって，個人的なこととして受け取らずに，治療的な枠組みの中で考えることができるように促してもらえるからです．

**野村** スーパーバイザーに適当な人が見つからなければ，同僚など誰かに話すということも非常に重要ですね．

**堀越** 絶対にそうです．

## ■ わかったふりをして治療を続けてはいけない

**野村** 日本の場合，スーパービジョンの体制を作るのに時間がかかりそうですから，同僚関係が非常に大切になりそうですね．複数の医師が勤務している病院では日常的に話しやすいですが，開業医や総合病院の一人医長として働いている場合は，自分で機会を作る努力が必要になりそうです．一人職場は辛いですよね．医師の場合は，いろいろな一人職場がある．そういう場合は，やはり外につながりを求めて，いろいろな話をする機会をもつことは大事なことですね．

**堀越** 大事だと思います．

**野村** 医師だけじゃなくて，心理士の先生も一人職場は多いので，特にそういうことに気をつけたほうが良いと言えそうですね．

**堀越** 大事だと思います．密室で何が起きているか外からわかりませんので，ある程度「こういうことが起こっている」というのが話せる人がいるのは，やはり心強いですね．それもできればプロフェッショナルなセッティングの中で話すのが良い．

**野村** そのセッティングとは雑談的にではなく，スーパービジョンとしてということですね．

**堀越** できればそれが良いですね．それと，抱え込みと同じことかもしれませんが，自分がわからないことは「わからない」と言わないといけません．正直にならないとまずい．たとえば，「統合失調症です」という患者さんが心理士のもとに来て，本当にその症状があったら，当然エビデンスから言って精神科医に相談するべきです．

　CBTにはエビデンスがあるから良いと言う人がいるけれども，薬にだって絶対にエビデンスがあるわけですから，薬物治療も良いということになります．私は統合失調症については間違いなくチームでやるべきだと思っています．良い精神科医は，心理士にとって患者さんの違う側面を見せてくれたり，危ないときに手を貸してくれたりするパートナーとしてすごく必要だと思います．

**野村** その問題と重なりますが，私はあまり出会わないケースの診察をするとき，専門家に紹介するべきなのかどうか葛藤する場合があります．全て紹介していたら，いつまでたっても自分はその領域の治療ができるようにならない．この問題もスーパービジョンにつながってきますね．

**堀越** そうです．それは，欧米の場合は規則になっています．自分がきちんと訓練を受けていないことをやる場合はやってはいけないのではなくて，きちんとスーパービジョンを取りましょうとされています．もちろん，それにも限度があります．外科医でもないのに，スーパービジョンを受けながら手術をすることはできません．しかし，パニック障害について

はある程度訓練を受けたが，強迫性障害については正式に訓練を受けていないので，専門の先生に紹介しようとしたが，遠すぎて患者さんがどうしてもここで治療を受けたいと言った場合などに，指導を受けながら治療をする旨を患者さんに話した上で実施するということがあります．

**野村** そういう条件の前提でやらなくてはいけない．

**堀越** 基本的には，やむを得ない場合であることが前提です．いつも治療法に精通していないのにやっていたら，全くの実験になってしまいますから．

**野村** その意味では，広い意味での指導体制としてのスーパービジョン体制をどう作るかはかなり根本的な問題になってきますね．日本の場合，大学や大規模な病院を離れるとどうしても教育や訓練を受ける機会が減ってしまう．最近は医師になってキャリアが浅いうちから開業する人も少なくないので，大規模施設以外も含めた教育システム構築は医療水準全般の問題に関わってくる．

### ■ なあなあにスーパービジョンを受けてはいけない

**堀越** それから，契約抜きのスーパービジョンはやめたほうが良いと思います．スーパービジョンを受けるのであれば，「あなたと私は，スーパービジョンを1年間，週に1回，金額は幾らでやります」と公式に契約をするようにします．なぜかというと，ハズレのスーパーバイザーがいて，「この人に会うのは，お金がもったいないだけだな」と思っているが止められないということがあるからです．そういうスーパーバイザーに限って止め難いという話はよくあることですが，1年で更新する決まりにしておけば，2年目は更新しなければ良い．「途中でやめる!?」「おまえ，やめるのか!?」みたいな話になるとまずいので，契約をきちんとしておくのです．そして「この人ともう1年やりたい」というときには契約を更新して，「この人は駄目だ」と思う人は外していく作業が大事です．

**野村** ピンポイントのスーパービジョンというのもあるのでしょうか？

**堀越** あります．それはコンサルテーションと呼びます．

**野村** スーパービジョンとコンサルテーションは区別するわけですね．

**堀越** 現場では，それらを区別せずに行っている人も，たくさんいると思います．「このケースに関してのみ，私はスーパーバイズします」という場合は，どちらかというとコンサルテーションの場合が多いです．たとえば，ゲイの患者さんが来院し治療に携わることになったとき，その分野に関してよくわかっている先生のコンサルテーションを受けるという形です．

**野村** 1回限りのスーパービジョンは，あまりないですか．

**堀越** あるかもしれませんね．

**野村** 私は個人的に頼まれて，1回だけの相談を受けることが時々ありますが，その場合の契約もよく考えないといけないのかもしれないですね．お金をもらうことも，もらわないこともあって，かける時間も場合によってかなり違います．こういうのは私に限らないことだと思いますけど．

**堀越** それは，いろいろ臨機応変な形があると思います．コンサルタントは限られた範囲の情報を提供しますが，スーパーバイザーは，もう少しケース全体を総合的に見ています．そして，見ていくところはだいたい4か所と決まっています．そういうことをちゃんとやってくれるスーパーバイザーは良いスーパーバイザーだと言えます．

### ■ スーパービジョンの4つのポイント

**野村** スーパーバイザーがチェックしていく4つのポイントというのは，具体的には？

**堀越** まず1つ目は，たとえばCBTをやる，または精神分析をやると言ったときに，その人がきちんと理論的にわかっているかどうかをチェックします．「認知再構成をやります」と言っているのに，そのことの説明が完全にずれているとしたら指摘しないといけません．

2番目は介入法についてです．理論的にはわかっていても，実際に患者さんを前にして介入することができるのか．認知再構成なら具体的にはどのような方法で実施するかを知っているのかという点です．知らなければ，スーパーバイザーが教えることになります．

野村　介入法に精通していないとスーパービジョンを請け負えないということですね.

堀越　3番目は，個人的なインパクト（反応）をチェックします．患者さんを扱っていく中で，治療者側にも逆転移みたいなことが起こります．たとえばすごくきれいな患者さんを診るときに，毎回，昔のガールフレンドを思い出して色々と考えてしまうという場合は，自分にインパクトがあるので要注意です．「このままだと，駆け落ちしそうだ」と言っているのをスーパーバイザーは絶対に放っておいてはいけません．患者さんの乱暴な言葉使いが耐えられないとか，どうも必要以上に助けたくなってしまうなども同様です.

　最後の1点は，リーガル（legal）な面です．倫理的な配慮などをきちんとしているかどうかのチェックをしておかなければいけません．守秘義務を怠って秘密をどこかで話しているとか，電車の中で大声でケースの話をしているなどはもっての外です．これには「危ない」かどうかのチェックも含まれます．たとえば，患者さんが誰かを殴っているとか虐待に当たる行為をしていると知ったときは報告する義務があります．もちろん，希死念慮や自殺企図について話しているかなどもチェックする必要があります.

野村　患者さんの安全面も含めた，リーガルな配慮のチェックですね.

堀越　普通はスーパービジョンというと，これらの4つのポイントを押さえるようになっています．私は，インターンのときにスーパービジョンのやり方を徹底的に仕込まれました．たとえば大学院生がケースを持ってきたら，この4つを念頭において相手の話を聞き，余裕があればいろいろ理論的なことを教えたりします．最低この4つをカバーしていないとスーパービジョンは充実しないと思います（表2-8）.

## ■ うつの人に「頑張れ」と言ってはいけない？？？

野村　同じような質問になりますが，「こんなことは言ってはいけない」ようなことはあるのですか？

堀越　もちろん，暴力的な言動はもっての外です．禁句がないわけではな

表2-8 スーパービジョンの4つのポイント
1. 理論面を理解しているか否か
2. 実際に患者さんに介入できるかどうか
3. 個人的なインパクト
4. 法的・倫理的な配慮

いでしょうが，それよりも重要なのは患者さんとの良い治療関係を作ることだと思います．関係の質によって言えることの範囲も定まってくるからです．たとえば「うつの人には頑張れと言ってはいけない」とよく言いますが，「じゃあ，他に何と言うの？」と不思議になることがあります．自分の経験では，うつ病の患者さんに「頑張れ」と言ったことは何度もありますし，それで救われたという人もいます．「あのときの先生の『頑張れ』が私を救ってくれました」とメールをもらったこともあります．

　つまり「頑張れ」がいけないのではなくて，「誰が言うか」が問題だと思います．どんな関係の上で言われているのかが大事なのです．たとえば，良い関係の人が一生懸命思ってくれて「頑張れ」と言ったときには，万が一傷ついたとしても，「傷ついた」と伝えれば良い．傷つけた側は「ごめんなさい」で済むのです．もちろん良い関係が築ければ悪戯に意味もない「頑張れ」を連発することはないのですが．関係ができあがっていないのに，「頑張れ，頑張れ」では当然相手も追い込まれてしまいます．

**野村**　誰がどう言うかが一番大事で，一般論的な「あれはダメ，これはダメ」というのはあまりないということですね．

**堀越**　良い関係，良い治療関係を作るほうが，「あれはダメ，これはダメ」と言うよりも先だと思います．良い関係を作ることができれば相手に配慮できますし，失敗しても許し合えます．

**野村**　「あれはダメ，これはダメ」となってしまうと，変な萎縮が起きるから，それよりは良い関係を作ることに関心を払ったほうが良いということですね．

**堀越**　そちらに関心を払って，良い関係ができていれば，万が一失敗して

も許してもらえるし，関係の修復はできます．良いセラピストは，言ってはいけないことを絶対に言わないかというと，そんなことはありません．失言もあるし，言っちゃいけないことを言うことだって幾らでもあるのです．ただ，良い関係性があれば—太い橋がかかっていれば—重いものを乗せても壊れはしませんが，ひ弱な関係，嫌な関係を作っていると「頑張れ」という言葉に対しても「おまえには言われたくないねぇ」という反応になるし，攻撃されたというか「押された」ように感じることになります．普段からギクシャクしている人物がやや声を荒げて「怒ってない」と言ったら，怒っているように聞こえますよね．

逆に言えば，面談の現場だけでも良いので，そこできちんとしたラポートができていれば，「頑張れ」というような，一般的に「言ってはダメだ」と言われているような言葉でも，患者さんにとってプラスになることもあると思います．

**野村** うつ病に関して言えば，日本には内因性うつ病の治療モデルというのがあって，休養と服薬で確実に回復していくと考えられていた時期がありました．日本人は勤勉で真面目で頑張りすぎちゃう人が多い．そういう人ほどうつ病になりやすいから，「頑張れと言わないことが大事」という考え方があるのですね．もっとも，これは主に日本とドイツの話で，アメリカなどでは堀越先生がアメリカで臨床をされていた頃から，多分違うのですよ．最近，日本でもうつ病の症状が多様化してきて，休養を指示して投薬して「励まさない」というやり方では治療効果が上がらない患者さんが増えているというのが共通認識になりつつあると思います．もしかしたら，かつての内因性うつ病に関するドイツと日本のモデルが特殊だったのかもしれないという議論もありますね．最近多い軽症うつ病の患者さんについては，「頑張れよ」とちょっと背中を押してあげないと，いつまで経っても出社しないとか，そういう人が結構います．

### ■ 良い関係を維持する努力を怠ってはいけない

**野村** ただ，やっぱり関係が悪い中で「頑張れ」と言われれば反発を感じ

るし，患者さんは来なくなってしまうから，良い関係を作るというのが大前提であるのは間違いないと思います．

もちろん，絶対に言っちゃいけない言葉というのはありますが，それは常識の範囲で考えればわかる．

**堀越** 常識的に言わないようなことを言うとしたら，それは人間的な資質の問題でしょうし，対人関係職への適性というような根本的な問題かもしれませんね．しかし，やはり「頑張れよ」がどのように聞こえるかは，できあがった関係によるところが大きいと思います．たとえば，私と野村先生に信頼関係があれば，「頑張れよ」は相手が必要としている常識的な場面で登場するでしょうし，言われても「ありがとう」だと思いますが，仲違いしているなら「頑張れよ」って言われるとチクッときませんか？

だから，ネガティブな反応を生むか，生まないかというところは，関係の質に大きく拠っているのですね．

**野村** たとえば，神経性無食欲症の人に「太りましたね」と言う．これは絶対にタブーですけれど，それは医学的な常識の範囲だということでしょうね．だから，精神療法を進めていくことを考えれば，いま言われたように，良い関係を作っていくことのほうに関心を払ったほうが，むしろ良い結果につながる．

**堀越** 同じ「頑張れよ」だって，いろいろな言い方がありますね．「一歩先に進めると良いね」という言い方だって「頑張れ」ですし，「頑張れよ！ と言いたい気分になりました」と言っても良いわけです．ほら，言い方で大きく印象を変えられます．頭の中に紋切り型なボキャブラリーしかなく，励ましの言葉が「頑張れよ」ともう1個ぐらいしか並んでいないとしたら，当然，語彙を増やす努力をしないといけない．それが精神療法家の仕事です．精神療法家はある意味で言葉の達人にならないといけない．ポイントは関係の作り方と言葉の選び方ですね．

**野村** 日本人は「頑張れ」という言葉が好きですからね．さよならの代わりに「頑張ってね」と，挨拶代わりみたいなところがある．わが身を振り返っても，その場面にふさわしい言葉を見つける能力を高める必要性を感

じています．診察を終わるときの言葉が，「では次の診察まで頑張ってください」では寂しい．

## チームアプローチ

### ■ どんなケースにチームで取り組むか

**野村** 医療全体にチーム医療ということが言われています．精神療法が今後の日本でだんだんと活発になることを考えた場合，医師が全てをやれるかというと，正直難しい．患者さんの数も増えているし，病気の種類も増えているし，精神科の裾野は非常に広がっていると思います．

虐待の問題とか，ドメスティック・バイオレンスの問題とか，性同一性障害とか，PTSDもそうですが，かつてはなかったようなことへの対応も求められてきています．守備範囲が広がって，しかも対応しなければいけないことも多様化する中で，医師が何もかもやる時代は，確実に終わりつつあると思います．精神療法的な関与も，時間的な制約や訓練上の制約もあって，然るべき専門家と協働作業をしていくことにならざるを得ないと思うのです．

**堀越** そうでしょうね．

**野村** その際に，医師の立場からすると，どういうケースは医師が主体でやっていき，どういうケースはチームでやっていくかを考える必要があります．入院になってしまえば，必然的にチーム医療になりますが，外来患者さんの診療を考えた場合，何もかもがチーム医療ではなくて，シンプルに1対1の外来でやれるならば，そのほうが良いだろうという考えもあるでしょう．いわゆる本格的な精神療法が必要である，あるいは他の領域の専門家の協力が必要である，つまり医師が「自分だけでは無理だ」と考える目安はどこか，というところから意見をいただければと思います．

**堀越** その患者さんがどれだけ機能しているかを考えれば良いと思います．病気で機能していない場合もありますし，子どもだから未熟で機能しないという場合もあるでしょう．機能しなければ，当然援助が必要だし，

周りを巻き込んだ複雑な問題がだんだん増えてきます．

**野村**　当然のことですが，診断名などで決まることではなくて，その人がどれだけ社会的に機能しているか，もうちょっと言えば，1人で生きていけているのかどうかということですね．

**堀越**　そういうことだと思います．たとえば強迫性障害（OCD）の場合，5歳ぐらいから診断されて，8～9歳までを子どものOCDと言いますが，1人で家に住んでいるという子はまずいません．ほとんど家族がいて，家族の巻き込まれ問題（アコマデーション：accommodation）が必ずあります．それが問題を悪化させているような場合，どう考えてもその子だけに介入しても埒が明かないので，家族メンバーを治療チームの中に加えることになってきます．OCDという障害の性格上，どうしても周りを巻き込むからです．

　同じように，重篤な問題になればなるほど患者さんは機能しなくなってきます．機能しなくなればなるほど家族が入ってきたり，会社が巻き込まれたり，いろいろなことが起きてきますから，そこに専門家が張りつくしかなくなります．医師が，相手の家族，会社，友人などと全て連絡を取っているなんてことになったら大変ですね．だんだんと，対家族の介入は社会福祉士，精神療法は心理士などという役割分担になってくると思います．

**野村**　少なくとも，治療をしていく上で周りの援助がどれだけ必要かとか，その人の症状形成に周りのことがどれだけ影響しているかとか，それらを合わせて考えていくことになるのですね．

### ■ 医師はチームの指揮者である

**野村**　たとえばCBTは比較的簡易だと言われますけれども，本格的にするとなると，それでも30分前後はかかると思います．そうすると，いまの日本の精神医療の外来を考えると，ほとんどの医療機関では，医師がするのは難しいと思います．そうすると，医師はコンパクトな面接をして，必要ならば投薬をして，CBTは心理士なり，コメディカルスタッフが担当するという形式になると思いますが，今後はそれが増えてくるだろうと

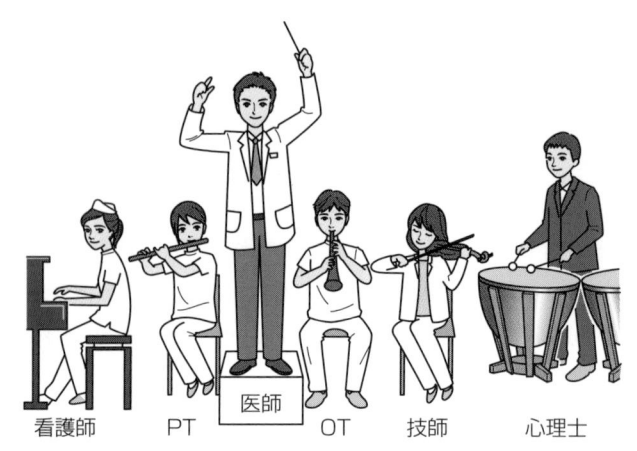

**図2-18 医師はオーケストラの指揮者**
診断は医師がつけて，介入などは他職種に任せる．それぞれの職種が良い関係で治療していけるように気を配るのも大切な役目である．


いうことですよね．
**堀越** 多分そうなるでしょうね．
**野村** そのときに，先生の行動医学の立場—医師ではない立場—から見て，医師が注意すべき点，配慮すべき点，あるいは医師の役割について，幾つかコメントをもらえると参考になります．
**堀越** それは，かなりその国の状況も関係があり，日本の医療システムの中でどれだけ自由になるかということもあると思います．

「治療」を幾つかのパーツに分けて「ここはあなたがやってください」と振り分けて，最終的にそれをまた1つにまとめるのは医師の役目としてすごく重要だと思います．オーケストラの指揮者ですね．指揮者はピアノも弾けるでしょうが，指揮者役の医師がピアノを弾いていたら，誰が指揮をするのかということです（図2-18）．一般の内科診療でも，「これ，もっと詳しく知りたいですね」となったとき，X線撮影や採血まで全部1人の医師がやるわけではなく，専門の医師や技師がやりますよね．それと同じで，精神療法でも，専門の査定ができるコメディカルスタッフなどに渡せ

ば良いという考えです．そして，体のリハビリテーションをPTがやるように，心のリハビリテーションはCBTを行う人（心理士など）に任せて，医師はきちんとモニターしていく．そういう形になるしかないと思います．

　医療が，まず「どうしましたか？」という問いかけから始まっていくとしたら，それについての最終的な決断を下す―診断名をつける―のは，日本の場合は医師です．見立てはいろいろな人がやるとしても，診断名をつけるのは医師で，あとの行動的な介入や，認知への介入といった時間のかかるところは別に医師でなくても良い，となると思います．多職種が関わりますから，それぞれの職種がうまくやらないといけませんね．ここでも関係が問われますね．

**野村**　差し当たって医師がやるのは診断ですよね．ただ，診断というのは病名をつけるだけではないと思います．症状の重さとか，社会的機能の評価とか，治療の見通しまで含んだ意味での診断が必要ですね．

**堀越**　そうなると思います．他にもモニターすること，全体の治療計画などいろいろありますね．

### ■ モニターの難しさ

**野村**　いま言われた「モニターしていく」ということですが，そこが案外難しい面があるというか…．私の経験ですと，心理士の先生に精神療法を担当してもらい，自分はコンパクトな診療をやる．そこで，協働作業がスムースにいっているなと思う場合もあれば，何かギクシャクしてしまうケースもあります．その場合，複雑な心境になることがある．「任せたからには心理士の先生の考えでやってもらわなければいけない」と思ったり，「ちょっと修正してもらわなければいけないんじゃないか」と思ったり，葛藤することがあるのですが，それはおそらく心理士の先生の側も同じですよね．医師の治療方針について疑問を持つこともあるでしょうし．

**堀越**　もちろんそれはあると思います．しかし，医療という1つの枠組み，家の中では大家さんは医師なので，医師が診断をつけるというルールで行くしかないですね．まあ，良い大家と嫌な大家がいますが．心理士の立場

はコメディカル(店子)ですから，決定権は医師(大家)にあると思います．店子は自分の店の中のことは決められますが，全体のことを決めるのは大家ですから．それが良い大家さんであればこちらの意見を聞いて，いろいろと判断をしてもらえるし，了見の狭い大家になると「自分は正しい」ばかりを主張されることになると思います．

**野村** 結局，そこはコミュニケーションになるわけですが，実際は，そのコミュニケーションの時間を作るのは結構大変ですよね．

**堀越** はい．言うのは簡単ですが，苦労します．

**野村** でも，そこに時間をかけなければいけないのですね．

**堀越** 私が働いていたところでは，入院患者を扱っていたので，ラウンズ(rounds)という名前で，多職種のカンファレンスが定期的に行われていました．20床余りで入院治療のみの特殊な場所でしたが，中でも問題がある人たちのことを皆で話し合います．皆でぐるぐる回し(rounds)ながら，「この人は大丈夫？」と検討するわけです．日本でもやりますね．

**野村** 病棟の場合は，日本でもミーティングがあります．先生の言われるラウンズほどちゃんとしていないかもしれませんけれど，何らかの形でありますし，教育機能を持った病院であれば教授や部長回診みたいなものもあります．

**堀越** 入院施設だったらそれができますが，クリニックなどで，心理士の先生と毎日は会わないことがありますね．自分はある患者さんに金曜日に会うけれども，心理士は水曜日に会っているという場合は，完全にすれ違いが起こり，患者さんの言っていることしかわからない．だから，たとえば本当はそんなことはないのに，「先生がこう言いました」と患者さんが言ったのを真に受けて医療チーム側が大ゲンカ，というスプリッティング(splitting)が起こってしまったりします．

　そこは本当に難しいところですが，最近は電子カルテもあるので，カルテを共有するとか，何が起こったかがわかる仕組みが作れないと難しいかもしれませんね．難しいことではありますが，コミュニケーションがないと，チーム医療は多分破綻すると思いますね．

### ■ 外来で効率良く情報共有するための工夫

**野村** 問題は外来ですよね．カルテの共有はだいぶ進んできてはいますが，共有したときに，あまり記録が長いと逆に読めないといったことがある．共有するにしても，いろいろな工夫が必要ですね．

**堀越** そうですね．私が訓練を受けていたときは，SOAPノート（subjective, objective, assessment, plan）を使いました．日本でも使っていますよね．

**野村** クリニカル・サイコロジストもSOAPで書くのですか？

**堀越** 書いていました．アメリカの訓練の中では結構やらされました．

**野村** 日本では心理士の先生は逐語的に書くことが多いので，記録のボリュームがすごく多いです．たとえば医師と心理士の先生がカルテを共有すると，医師はだいたい3～5行か，もうちょっと長いくらいです．それに対して心理士の先生の記録は何ページにもわたることがある．

**堀越** 書く時間があるからでしょうね．アメリカでは，60分あったら，50分が面談で，記録には10分しかありません．次の人が戸口で待っていますので，私の場合は書いている時間はないですね．患者数が少ないときはゆっくりと書けますが，たとえば週に30人も会っていたら書けませんね．

**野村** これは両論あるのですが，日本でもカルテを書きながら診療をする医師もいれば，診療のときには絶対にカルテを書かないという人もいます．また，電子カルテになっていろいろな変化が起きている．患者さんの顔を見ない医師が増えたという話もあります．先生は面接でいろいろなツールを使う一方で，記録は面接が終わってから書くわけですね．面接中に書くことはないですか？

**堀越** それはスタイルによるかもしれませんが，多くの人は面接中には書きません．面接中に何か書いている人もいますけれど，あとで見ると何を書いているのかわからないということが多いようです．そのときに気が付いたことを書いているみたいですね．

**野村** メモを書く程度で，記録を付けているわけではない．

**堀越** ちゃんとした記録ではないですね．

野村　そうすると，残りの10〜15分で，SOAPシステムで簡潔に書くというのが一般的ですか？

堀越　そうだと思います．他の職場では，チェックリストみたいなものでパッパッパッと見ていけて，気が付いたことは空欄にちょっと書けるというすごく簡潔な記入用紙もありましたね．保険が絡む場合はそのほうが良い場合もあります．私は手元に色々な用紙を集めていますが，比較的簡潔に書けるようになっていて，特に大事なことは「自殺企図のところはなしにチェックしましたか？」などとして漏れをなくしている用紙もあります．よく工夫されていますよ．

野村　そういうものを作って情報を共有しやすくする工夫が必要ですね．

堀越　それは絶対に必要でしょう．

## ■ DSMを共通言語に

堀越　欧米では間違いなくDSMまたはICDを，心理士でも，社会福祉士でも誰でも，第一に学びます．なぜなら，DSMは共通語だからです．共通語が話せるということが採用条件になるので，医療の現場では，DSMがわかっていない人が一緒に働こうとすると支障が出てきます．

野村　DSMに関しては，日本ではまだまだ賛否両論ありますが，そうは言っても，1980年にDSM-Ⅲが出て30年経って，どんどん浸透してきています．ただ，DSMがメディカル-コメディカルの共通言語としての意味を持っているということは，実はあまり言われていない．

堀越　DSMの前書を読めば，そう書いてあります．

野村　そこは，あまり日本では強調されていない面がありますね．

堀越　それは非常に不思議です．というのは，DSM-Ⅲから精神科だけに限らず使って良いということが書いてありますし，編集者にも疫学者，心理学者といろいろな職種が入ってきていて，精神科医だけがやっているものではなくなっています．それが良いか悪いかは別として，少なくとも皆の共通言語というか，共通理解としてDSMは使われていて，「うつ」という名前がついたら，多くの治療者の頭の中にはDSMの診断基準の5つぐ

らいが思い浮かんで，同じ現象について話していることになるのです．
　たとえば，家族療法士（family therapist）が家族の問題を探るときには，自分のフィールドで培った査定方法も，ロールシャッハなどの投映法を使った査定方法もあると思います．しかしそれはそれとして，一応皆が同じ土台の上に乗るためにDSMによる理解を使うということです．

**野村**　おそらく日本では，診断が医師の独占的な業務と考えられすぎてきたことと関係しているのでしょうね．いずれにせよ，他の診断や査定の枠組みがあっても良いけれども，チーム医療というものを考える場合には，DSMなりICDなりの共通言語というものが必要で，その教育はお互いに必要だということは間違いないですね．

**堀越**　そうです．そうしないと，医療従事者の間で「この人，何を言っているのかわからない」ということになってしまいます．たとえば，心理士に「エディプス問題ですね」と言われても，大半の医師が何を言っているのかわからないのであれば，コミュニケーションが既にそこで滞ってしまいます．しかし，一応DSM-Ⅳの診断基準ではパーソナリティ障害と精神遅滞以外の種々の障害や疾患の全てがⅠ軸にあたりますから，「うつですね」と言ったら「こういう話をしているのだな」と，皆が了解しているところからスタートできます．

## 薬物療法の効果

### ■ 心理士からみた医師の処方

**野村**　薬物療法との関係について伺います．日本でもアメリカでもそうですが，症状が中等度以上の患者さんには，薬物療法と精神療法が併用されるケースが多い．日本の場合は軽症例でも薬物療法が行われることがほとんどです．そこで精神療法を併用する場合，どちらが効いているのか，あるいは悪くなっている場合にはどちらがネガティブなのかという点は，医師が評価すべきことかもしれませんが，経験のあるクリニカル・サイコロジストであれば見えてくることもあるのではないかと思います．そういっ

たことで何かご意見を聞かせてもらえればと思います．あるいは，モニターするのは医師の仕事だけれども，医師の側はこういう点を配慮してほしいとか，配慮すべきじゃないかなどということがありますか？

**堀越** そういったテーマを私が考えるときにすごく難しい点の1つは，日本とアメリカとでは薬がかなり違うという点です．私たちが精神薬理学（psychopharmacology）のクラスを取ったときにメインになっていた薬と同じものが，全部，日本市場に存在するわけではありません．ですが経験上，たとえば私は強迫性障害研究所というところで，重度のOCDの人たちと会っていましたが，薬がなかったら，明らかにこの人たちはCBTなり，曝露療法なりをやることはないだろうなというケースを山のように見てきました．CBTにエビデンスがあるというのであれば，当然，薬にもエビデンスはあるので，それなら両方使えたほうが良いと，私は思っています．

**野村** 重症のOCDであれば薬があったほうが良い．一方でパニック発作に関しては薬を使わないほうが良い，特にベンゾジアゼピンは使わないほうが良いという話がありましたよね．そのことで，医師とコミュニケーションすることはされてきましたか？

**堀越** してきましたが，それで，心理士がたとえば「ベンゾジアゼピンは使わないほうが良いですよ」なんてことは医師には言えない．それはアメリカでも同じです．

　たとえばアメリカでは，オランザピンはOCDにはほとんど使いませんが，日本では使われているのをよく目にします．このあたりは文化の差などもあるのかもしれませんし，それにとやかく言うことは立場上難しい．強い信頼関係があれば言うこともあり得ますが，反発を受けてしまうこともあります．そこで重要なのはやはり論文（エビデンス）なのです．つまり，いろいろな知見（finding）があるので，実際にその薬物が効いているのかどうかを，ちゃんと調べる必要がある．「俺は効くと思っているのだ」と頑なに言い張る医師もいれば，「効くかどうか，調べてみよう」という人もいて，私は「調べてみよう」という人と一緒にやりたいですね．

逆に，効くというエビデンスがあるものを医師が一生懸命使っていて，量（dosage）もちゃんとやっているのにうまくいかない場合も当然あります．そういうときは「うまくいかない理由はこういう面かもしれませんね」という話をもちろんしますが，そこは自分の意見よりも RCT（無作為割付試験）などいろいろな臨床的な介入研究を参考にしたいところです．そうしないと，「私の意見です」「おまえ，一体誰だ？」という話になってしまう．

**野村** お互いにそうなってしまうということですね．

**堀越** はい．そうしたら，自分の仕事を守るための闘いになるので，あまり意味がないかなと思っています．

たとえば OCD で，グルタミン酸が神経細胞に過剰に作用するのを抑える薬剤をセロトニン再取り込み阻害薬（SSRI）に加えると良いという知見が最近幾つかあるとします．そういうものを読むと，「へぇ，そういうことがあるのか」と思いますが，「先生，それ使ってくださいよ」とは言えません．それは医師のほうで，時々そういう最新の情報と，日本で使える薬の情報を得ていてくれればうれしいですね．

**野村** 勉強している医師と組みたいと，そういう話ですよね．

**堀越** それはなぜかというと，そのほうが平和だからです．「おまえの意見なのか？」「いや，そうじゃないです」と言って，お互いに知見を見てやっていきましょうと合意できる．その意味で，エビデンス医療は良いと思っています．「俺のほうにエビデンスがあるのだ．おまえのほうにはないのだ」とか言うのは，いかがなものか．そのためのエビデンスだったら要りませんが，患者さんにとって良いことをするために，エビデンスを一緒に見ていきましょうというのであればすごく良い．

**野村** チーム医療を円滑にしていくためには，お互いに自分の経験に基づいてだけ話すのではなくて，もっと実際にあるデータとか，論文といったものに基づいて話し合いをしていくことが非常に大事だということですね．

**堀越** そうです．絶対に大事です．車を運転するとき，皆が「ここは止まるべきだ」というところで「いや，私の経験だと右だ」「左だ」とやるよりも，「信号や標識を見たほうが良いんじゃない？」というのと同じです．

こちらの信号が青になって動くとき，向こうは赤になるから止まるだろうという判断は，自分の判断というよりは，外の信号に従っているものです．ある程度そういう部分がないと，自分の経験知，または勘になってしまって喧嘩も多くなります．

### ■ 一般的な治療にかかる期間を共有しよう

**野村** 薬物療法との関連で，たとえばパニック発作をコントロールするのに，順調にいくとしても，何回かのセッションが必要だということがあると思います．精神療法を行っている側からすると，この期間は任せてほしい，処方をあまりいじらないでほしいということもありますよね．

**堀越** そうですね．そこでもやはり，「私の意見ですと…」と言ってしまうと円滑なチーム医療が難しくなることが多く起こると思います．お互いに「俺はこのやり方だ」と言い始めると，結局，人間対人間になってしまうので，そうではなくて問題焦点型に持っていければ，チーム医療はうまくいくと思います．

**野村** 医師が精神療法をオーダーする際に，たとえばパニック障害のCBTであればうまくいく場合はだいたい何セッションぐらいだから，その期間は薬物療法を控えめにしてCBTに任せようと，そういう見通しを立てておくことが望ましい．

**堀越** そういうお医者さん，大好きです（笑）．素晴らしいと思います．つまり，自分はちょっと後ろで見ているけど，何かあったら助けますよという姿勢，「一応この患者さんに10回ぐらいのチャンスをあげましょう」などという姿勢ですね．うまくいくときは，10回かからなくても，何らかの徴候が見えてきます．

**野村** 医師の側からすると，「一般的なパニック障害の治療であれば，だいたいこれぐらいのセッションでこうなっていくことが多いですよ」などの見通しを心理士から言ってくれると任せやすいです．もちろん100％正しい見通しなどありえないことは医師にもわかっていますから．

**堀越** それは確かにそうですね．

**野村** そこが，まだまだ日本の場合，医師のほうも不勉強ですね．

**堀越** 不勉強というか，そういうものがあることさえも知らされていないかもしれません．厚生労働省のガイドラインが1つの目安になるかなと思います．たとえばうつ病のCBTは，16回あるので3〜4か月になりますかね．医師がそれを見て，「3〜4か月，ちょっと退いてみてあげようか」という判断はすごく良いと思うのですが，それでずっと退いたままということになると当然心配になってくると思います．3〜4か月経って良くならなければ，もしかすると診断が違う，治療法も検討する必要がある，となる．

**野村** たとえばうつ病であれば，精神療法で治療効果が確認できれば，医師は自殺のリスクだけモニターしながら，精神療法を行っている人に任せていくという関係になってくる．そうなると精神療法をする側としては理想的だということですね．

**堀越** そうですね．

**野村** そこでうまくいかなければ，また違う戦略を考える．

**堀越** そうだと思います．

**野村** 医師の側も，心理士の側も，考えなくてはいけないことがあります．だから，この治療にはどれぐらいの期間が必要なのかというコンセンサスがお互いにないといけない．「パニック障害を治すのに2年かかります」と初めから言われたら，とてもじゃないですけど患者さんがもちません．そこの標準化というか，認識の共有はお互いに大事だなと思います．

**堀越** そこで，ガイドラインとか，マニュアルというものが役立つと思います．マニュアル化を非常に嫌い，「世の中マニュアル通りにはいかない」と言う人はいる．まったくその通りで，マニュアルを使う人たちも，別にマニュアル通りにいくとは思っていないでしょう．ただ，マニュアルを見てもらうと「だいたいこういうことが起こっていって，だいたいこれが起こったあとにこういう結果が出ますよ」というのがわかる．その意味では，マニュアルやガイドラインというのは役に立つ．

そして，ちょっとその間は手を出さず眺めていようと思っても，マニュ

アルを見て「ここでだいたいこうなるはず」ということが起こっていないとしたら，疑われるのは，「この心理士の能力は怪しいかもしれない」ということです．治療法にはエビデンスがあっても，治療者にきちんとした精神療法が確実にできるというエビデンスがあるとは限りません．そこも監督していくのが良いのではないでしょうか．

**野村** 医師の側は，自分ではたとえばパニック発作に対して30分かけてCBTができなくても，だいたいこういうイメージで，このくらいの期間で進んでいくものだということに関する基礎的な知識は絶対に必要だということですね．

**堀越** それがあったほうが，スムースです．

## ■典型的な過程を知ることの大事さ

**野村** これは精神療法にかかわらずそうですが，病気には典型的な経過があります．たとえ重症でも典型的な経過をたどっているときは，医師側はわりと落ち着いて見ていられる面があるのです．しかし，非定型な経過をたどる人は怖いんですよね．

**堀越** それは，もちろんそうです．

**野村** 何かハプニングが起こるんじゃないかとか，見立てを間違えているんじゃないかとか，自分の知らないファクターが働いているんじゃないかとか，いろいろなことが考えられるので怖い．それと同じことが，精神療法にもある．

**堀越** あると思います．

**野村** 精神療法過程が順調に進んでいる場合は，だいたい典型的な経過をたどるわけですから，そこをモニターしなければいけないのですね．

**堀越** そうですね．もしかしたら親切な臨床家なら，あらかじめその経過を患者さんに伝えることもあるかもしれません．たとえば悲嘆を扱う場合では，私はたくさんそういう人と仕事をしてきたので，だいたいのパターンが見えています．ほとんどの患者さんは「怒り」と「悲しみ」が交互に出きて，その振り幅がだんだん少なくなり，「これで結構です」「これで私は

OKです」という経過をたどります．パニックの場合も，「かなり症状が消えましたね」と言っても，セラピーが終わる少し前になると，またすごく不安が出てくるというパターンがあります．

　これは，臨床経験を積めばおのずと見えてくることです．それを医師とシェアして，「この期間で多分終わりますが，ちょっと不安が出てくるかもしれませんので，お守りに頓服の抗不安薬をくれと言われる可能性はあります」といった話ができれば，すごくスムースです．それが全く理解されないと，「なんだ，また悪くなったじゃないか」「やっぱり精神療法は効かないぞ」と思われたりしてしまう．うまく会話ができていれば，スムースにいきます．

### ■ CBTを知ってほしい

**野村**　お互いに共有しなければいけないことは何かというのが，だいぶ見えてきた感じがします．何か付け足すことがありますか．

**堀越**　まず1つ，CBTが保険適用になってから，厚生労働省の研修事業で医師にCBTを理解していただきましょうという取り組みを行っています．もちろんCBTを行ってくれる医師が増えれば良いということもありますが，CBTでは実際に何をやっているのかという理解を促すためにも，16回でこんなことをやっていて，中ではこんなことが起こっていますということを，とにかく知らせようというセミナーをしています．

　CBTができない医師もいれば，知っているけれどやらないという人もいると思います．「そんなものは…」という食わず嫌いの人もいるでしょう．しかし，とにかく知っておいてもらうことが，コラボレーションをするうえではものすごく有効だと思います．

**野村**　それがないと実際のところコラボレーションは無理ですよね．

**堀越**　多分無理だと思います．

**野村**　自分ができなくてもいいから，アウトラインに関して，典型的な経過を含めて理解していないと実際は難しい．

**堀越**　はい．それと，やはり心理士にも訓練をよく受けた人と，そうでな

い人がいる．看護師でもCBTをやる人がいます．いろいろな人がCBTなり，他の療法をやり始めたときに，きちんとアウトラインが頭に入っている医師が見ていれば，「何かおかしいぞ」とか，「これはCBTになっていないじゃないか」ということが見えると思います．もしそういう疑わしい点が見えるようだったら，その人とは組まないとか，注意をするとか，または「これはどのようになっているんだ？」と質問ができます．完全に任せっきりというのは，逆に怖いですね．

**野村** 日本で心理士の方から評判の良い医師の中には，任せっきりの先生が結構多いのです．それは心理士の側からすると自由にできるからなのでしょうが，その場合はむしろ心配というか，悪い意味で無関心な面があるのではないかと私は思っています．あるいは，そもそも精神療法は患者さんにさほど影響を与えないと思っている人もいるかもしれない．これは非常に大きな誤解で，精神療法の副作用というか，精神療法が与えるネガティブな影響には大変なものがある．

**堀越** あともう1つは，精神科医と精神療法を行う人とのあいだで，良くなるという定義が違っている場合があります．たとえばパニック発作で苦しく思っている人が病院に来たときに，いちばん初めに「楽にしてほしい」「このパニック発作がなくなってほしい」と思っているかもしれない．むしろ普通はそうです．そこで大多数の医師は症状を消していこうとする．しかし，精神療法を行う立場からするとパニック発作をすぐになくすというのはかなり難しい相談です．最初のアプローチの仕方は，むしろ「パニック発作が起こっても大丈夫だよ」になります．それで，医師の側が「ちっとも良くならないじゃないか」とか「パニック発作を取ることをやらなきゃ駄目なんだよ」と思うと，心理士のしていることが異様に見えるかもしれません．さらに，そのパニック発作が問題なのではなくて，無意識の世界が問題だということになるともっとずれてしまう．

**野村** 精神療法の過程についての理解を共有することが必要になることと重なりますね．

**堀越** そうですね．

## ■ 誰のための精神療法なのか

**野村** それ以外にも，これは私の偏見かもしれませんが，日本には精神療法という言葉にロマンチックな想いをこめる傾向がまだまだ残っているような気がします．精神療法というのは自己実現を援助するものだ，みたいな考え方があるのです．それを全面的に否定するつもりはありませんが，少なくとも医療の場では，患者さんは病気になって来るのだから，病気を治すことを第一義的に考えるべきです．初めから「自己実現」や「魂」という言葉を乱発する傾向が一部に残っている．これは精神療法が発展していくうえでは，マイナスだと思います．

**堀越** そこは，言葉を選ばないと怒られると思うので非常に難しいところなのですが，「主人公はいったい誰なのか？」ということだと思います．臨床家が，ある意味で自分の願望を患者さんを使って実現しているのではないか，あるいは患者さんはそれで本当に喜んでいるのか，そこがすごく重要な点だと思います．医療の中でやるのであれば，やはりどちらかというと症状に焦点を当てたほうが良いと思います．自己実現ということなら，医療から離れたところでやっても良い．

**野村** プライベートなオフィスでそういうことをやっていくというのは，充分あり得る話ですよね．

**堀越** でも，医療である限りはインフォームド・コンセントが重要になります．相手に対して，私は何を行っていくかということを伝えて，理解してもらい，お互いがそれについて合意をする─コンセントする─ところまでやらなければいけない．それをきちんと行わずに，臨床家のほうが「自己実現すれば良い」と思ってやっているのだとしたら，それは問題があると思います．ですので，もし医療の中で行うのであれば，当然のこととして，何で自己実現が必要か，さらにはどのようにするかということをある程度説明して，相手の承諾を得ないといけません．それを得ないで行うとしたら，医療のあるべき姿から離れてしまいますね．

**野村** 医療として行われる以上，精神療法に関するインフォームド・コンセントが重要なテーマになる．

**堀越** そうですね．CBTでは，それがいちばん初めから出てきます．「これはこういう療法です．これは仮説ですが，あなたの問題はこのようにできあがっているのだと思われます」ということを最初に説明します．

**野村** 一部の流派や技法では，そのあたりにちょっと曖昧な点があるような気がします．しかし，患者さんの知識が急速に増えている．中には怪しいものもありますが，精神療法に関しても膨大な情報が流布しています．CBTは初めから手の内をみせて，治療同盟でやりましょうというスタンスでわかりやすい．これも現在CBTが伸びてきている理由の1つなんでしょうね．

**堀越** そうですね．そう言うと「曖昧なところが大切なんだ」ということを言う人もいます．「そんなにクリアに物事はわからないんだよ」と言う人や，実際にアメリカの書物について「CBTのクリアな部分は良いんだけど，実際はもっと曖昧なんだよ」と書いている人がいます．それは，かなり文化的な部分が大きいと思います．英語というのはクリアです．私は海外が長かったので，「あまりクリアすぎませんか」と言われるとなるほどと思うところもありますが，日本語―日本人―は，初めから曖昧ですよね．もともと曖昧な人たちが，もっと物事を曖昧にするって，いったいどういうことでしょう？　逆に日本人の場合は，日本人の付き合いの中でもう少し物事をクリアにしていくのは，悪くないと思います．

**野村** 前にも出てきましたが，その点はCBTだけではなくて，あらゆる海外由来の学派を導入する時に考えなければいけない問題ですね．直輸入は難しい．しかも患者のメンタリティも違うわけだから．

**堀越** 治療者のメンタリティも違う．

**野村** 健康保険の制度も違うし，考えるべきことは多いですね．ただ，多くの精神療法理論は海外から来ているので，いずれにせよ文化差を咀嚼しながら導入していく努力がまだまだ必要になりそうですね．

**堀越** 同感ですね．

**野村** 精神科医は一昔前に比べるとずいぶん忙しくなっていると言われます．確かに外来は本当に慌ただしいことが多い．そうした中では，処方変

更だけで何とかしようとしてしまいがちですが，それはそもそも無理な話です．精神療法の知見を外来診療に取り入れながら，本格的な精神療法が必要な患者さんには専門家と協働しながら治療を進めていけるような体制が早く作れると良いと思います．　　　　　　　　　　　　　　　（終了）

第 3 章

精神科外来における精神療法

## 患者のニーズと医療上の必要性

　外来診療に携わっている医師は，多くの患者が慌ただしい外来の雰囲気や短い診察時間に不満を抱いていることを承知している．患者が自分の気持ちや悩みをもっと聞いてほしいと感じ，医師から病気や治療について時間をかけた丁寧な説明を聞きたいと思うのは当然のことである．また，どのようなことに気をつけて生活すれば良いのか，症状や困っている問題にどう対処すれば良いのかを教えてほしい，話し合いたいと感じていることも承知している．すなわち，患者は医師による広義・狭義の精神療法を求めている．

　医療上の必要はどうであろうか．現代の精神科治療の中心が薬物療法であることに異論は少ないであろうが，薬物療法が万能ではないことも周知の事実である．ところが実際には患者の生活には踏みいらず，具合が良くないと聞けば「では薬を変えておきましょう」という類の対応に終始し，ひたすら処方変更を繰り返すという診療も少なくないようである．しかし，そもそも何か心因になる出来事がある患者やパーソナリティないし認知の問題が症状形成に関係している場合，薬物療法の効果が限定的であるのは当然といえば当然である．治療効果を上げていくためにも薬物療法一辺倒の治療は再検討されなければならない．

　また，そもそも適切な投薬が行われるためには，患者の病状が適切に把握されることが必要であり，そのためには丁寧な行き届いた問診が必要不可欠である．症状のチェックリストを埋めていくような，横断面の症状を表面的になぞった問診だけで充分な情報が得られるとは思われない．生活史やパーソナリティについて，最低限の情報はどうしても必要とされるのではないだろうか．適切な投薬は，医師と患者の充分なコミュニケーションの上に初めて可能になるのだと思われる．

　こうして，精神療法が患者のニーズという面からも治療上の要請からも必要であるのは明らかである．とりわけ精神科においては患者のニーズが

満たされず症状の改善がもたらされることは少ないように思われるので，薬物療法の効果を向上させるためにも適切な精神療法的介入が必要とされると考えられる．

　また，これは患者の期待や治療効果とは違う事柄に属するが，症状に応じて投薬を行い，うまくいかなければ処方変更を繰り返すという治療からは，医師の側も満足感を得にくいのではないか．慌ただしい外来において患者の生活背景をきちんと把握できず，処方変更を繰り返していく診療に強い不全感を感じている精神科医は少なくないのではないか．全ての患者について，詳細な生活史の聞き取りが必要であるわけではなく，中にはあえて触れないほうが良い症例もあるだろう．だが，薬物療法一辺倒の治療では行き詰まりを感ずる患者の数は決して少なくない．そうした患者に対しては，改めて生活史や生活背景，パーソナリティ要因などを再検討してみることで腑に落ちる経験をすることがある．こうした検討を経た治療が新たな展開をみせるとき，精神科医は職業的満足感の如きものを感じることができるのではないだろうか．これには個人差があるのだろうが，精神科医としての仕事への意欲を高めるためにも，必要な場合は精神療法的な関与を試みていくことが望ましいと思われる．

## 外来診療の現実

　しかし，現実には日々の外来診療では患者の期待に応えられず，思うような精神療法的介入ができていないことを多くの医師は承知している．最大の要因は時間である．厚生労働省の統計によれば，精神科・心療内科を受診する患者数は増加の一途を辿っている．全国各地，とりわけ都市部には，精神科診療所が次々と増設されているが，その多くが「繁盛」しており，予約制をとる診療所では診察まで数か月待ちというところも少なくないという．入院患者の治療やリエゾン・コンサルテーション活動の合間を縫って行われる総合病院精神科の外来診療はさらに多忙を極めており，疲

弊した医師の退職率の高さが総合病院精神科の減少の1つの要因となっているとされている．今日，精神科医はかなり多忙になっており，精神科の外来診療はじっくり患者の話を聞き診察するという本来のあり方からかなりかけ離れた事態になっている．医師は患者を「いかにして効率よくさばくか」という意識になりがちである．

　時間の問題だけでなく，精神療法に関する医師の技術から来る制約もある．大多数の医師は精神療法の系統的な訓練を受けていない．医学生時代から研修医・専修医の時代にかけて，医師が精神療法を学ぶ機会は極めて少ない．医師の研修は，多くの場合，入院患者の治療を先輩医師の指導を受けながら学ぶことから始まる．このときは，研修医の行動は指導医の管理下にあり，同僚や看護師の目にも晒されている．しかし，外来診療になると指導が細かく行われることは少なくなりがちであり，密室的な状況で思わぬ無手勝流の精神療法が行われていないという保証はどこにもない．外来での精神療法は，各人の経験とセンスに任せられているのが実情である．このような医師の精神療法についての知識や経験，修練の機会の乏しさなどを考えるならば，時間に追われる外来診療において，患者が望むような精神療法的な対応をするのは極めて困難であるといえよう[1]．

　こうして，精神科外来では，時間と医師の技量の制約から，精神療法に対する要請は満たされていない．中長期的にみれば，医師不足の解消と診療報酬の改定，さらに医学部教育や研修医の教育における精神療法の重視などが課題である．しかし，現時点でこれらの問題がすぐに解決するとは考え難い．だとすれば，差し当たっては個々の医師が個人的な工夫を積み重ねていくことが残された選択肢になる．

## 新しい外来精神療法学を

　わが国はある意味で精神病理学あるいは心理学的な精神医学が盛んな国の1つであろう．特に精神病理学や精神療法関連の論文・書籍・翻訳の数

表3-1 精神療法の4つの分類

| | |
|---|---|
| 支持 | 元気づけること．治療者の忍耐強い自制的な態度により患者の不安を鎮め，静かに励ますこと．また，環境の操縦（いまの言葉でいえば環境調整やケースワークであろうか）により外的重圧を除くことや周囲の人の態度を矯正することも含まれる． |
| 表現 | 告白や除反応．カタルシス効果が期待される．表現は洞察を導く前提であるとされる． |
| 洞察 | 理解のつけ直し，すなわち再定位によって生活態度の歪みを理解すること．洞察を不動のものとするためには仕上げ（working through）を行って，洞察によって矯正した反応を補強する必要があるとされる． |
| 訓練 | 正しい反応の仕方を試みては誤り，誤っては試みることをいう．ここには，制止（禁止），無視，脱感作，即物的態度の醸成，自律性訓練などが含まれるとされている． |

〔井村恒郎：心理療法．井村恒郎著作集1―精神病理学研究．pp65-250，みすず書房，1983（初出1952）をもとに作成〕

はたいへんなものである．本書のテーマである精神療法についても多くの蓄積がある．ここでは，その中から特に重要と思われる2つの精神療法論を取り上げて，今後の課題を考えてみたい．

精神療法について論ずるとき，しばしば引用される優れた先駆的な業績として井村[2]がある．初出は1952年であり，既に半世紀以上前の論文であるが，現在読み直しても新鮮である．井村は精神療法（この論文では心理療法という語を用いている）を4つに分類している（表3-1）．

この4つは，それぞれが独立の技法であると同時に，一連のプロセスとしても記述されていると理解できる．確かに精神療法のプロセスは，患者を支え（支持し），静かに励まし，表現させ，洞察に導くことであろう．とはいえ，多くの場合，何かが洞察できたからといって症状や問題がたちまち雲散霧消するわけではないので，引き続いて訓練のプロセスが必要とされることが指摘されている．井村の論考は新フロイト派の精神分析とロジャーズ派のカウンセリング理論が下敷きになっていると思われるが，森田療法や行動療法の理論も取り入れられており，優れた総合的統合的な精神療法論となっている．

ただし，今日からみれば補足したくなる点もないではない．たとえば，

**表 3-2 外来で実施可能な簡易精神療法**

1. 病人が言語的非言語的に自分を表現できるよう配慮する.
2. 基本的には非指示的な態度を持し,病人の心境や苦悩を「そのまま」受容し了解する努力を惜しまない.
3. 病人と協力して繰り返し問題点を整理し,彼に内的世界の再構成を促す.しかし,治療者の人生観や価値観を押し付けない範囲で,必要に応じて日常生活上での指導,激励,医学的治療を行う.
4. 治療者と病人の間に起こりうる感情転移現象につねに留意する.
5. 深層への介入をできるだけ少なくする.
6. 病状の陽性面のうしろに隠されている陰性面(たとえば心的疲労)に留意し,その面での悪条件をできるだけ少なくする.
7. 必要とあらば神経症と思われる状態に対しても薬物使用を躊躇しない.
8. 短期の奏効を期待せず,変化に必要な時間を十分にかける.

(笠原嘉:精神科における予診・初診・初期治療.星和書店,2007 をもとに作成)

「訓練」の部分については,この半世紀の行動療法の展開により,多くの具体的な行動技法が提案されている.本書の第1章に述べられた,あるいはCBTにより提案されている技法を取り込むことにより,訓練の内容は一層豊かになるであろう.

井村の論文以降,実践的な精神療法のあり方について考察を深めてきたのは何と言っても笠原[3-6]であろう.笠原は外来で実施可能な簡易精神療法の方法を検討してきた.笠原[4]に述べられた項目を**表 3-2**に示す.

精神科医が通常の診療で行いうる精神療法の基本について論が尽くされていると感じる.あえて1つだけ付け加えるなら,治療期間については異論がありうるかもしれない.笠原[6]は,短期の奏効を期待しないという部分を,2~3年は見込むと具体的に記している.確かにそうした患者も少なくないが,昨今は早期の改善を望む患者が増えている印象がある.治療に2~3年を要する患者が多いと外来がたちまち溢れてしまうという現実もある.これが外来精神療法にCBTの技法を導入する必要を感じた理由の1つでもある.もっともこれは地域差もあるかもしれない.

ここから先は,疾病ごとに具体化された精神療法論を展開することが課題になるが,うつ病に関しては既に多くの精神科医から支持されている簡

## 表3-3 うつ病の小精神療法

1. 「病気である」ことを認める
2. できるだけ心理的休養の取れる態勢をとらせる
3. 薬の有効性を説く
4. 予想できる治癒の時点を明言する
5. 治療中自殺しないことを誓わせる
6. 治療中は人生上の大問題の決定を延期する
7. 治療に一進一退があることを教える

(笠原嘉：うつ病臨床のエッセンス．みすず書房，2009をもとに作成)

## 表3-4 場合によって必要になる対応

1. 「病気」の部分と「ものの見方・考え方」の部分が絡んでいる場合があることを示唆する
   (はじめに「病気」を強調しすぎると後で修正が効きにくい場合がある)
2. 休養の後，リハビリへの時期が来ることをあらかじめ伝える
   (生活リズムを整えるための指導や行動活性化技法の導入)
3. 薬は重要だが，薬の力だけで治ると考えているわけではないと伝える
   (服薬して休めば自然に治る人とそうでない人がいると伝える)
4. 治療に要するのは一般的には半年だが，いろいろな要因が絡んで決まるので明言しにくいと伝える
   (身体・心理・社会的要因が絡んでいることを理解してもらう)

易精神療法のモデルが記述されている(**表3-3**)[5]．

　いまも基本的には適切な対応であるが，このやり方ではうまく進まない患者が少なくないとも思う．それは笠原自身が早くから指摘していた，昨今増加しているといわれる逃避的回避的な傾向が強いうつ病患者の一群である．こうした患者にしばしば必要になると考えられる対応を**表3-4**に示す．

　このように，病気の症状や医療を巡る状況は変化していくものなので，精神療法のあり方はかなり原則的なところでも多少の修正や補強を求められるように思われる．また，井村や笠原の論考は，基本的にうつ病と神経症（不安障害）を対象としているが，近年それらの病気の輪郭自体が曖昧になっているという現実もある．

こうして現代の精神科の外来の実情に見合った新しい外来精神療法学とでも称すべきものが必要とされている．

## 精神療法の立場と技法

　外来精神療法について述べる前に，立場や技法をどのように考えるかについて考えておきたい．第1章でも触れられている通り，世界には数百もの精神療法があるとされるが，アメリカの研修制度評価委員会（Residency Review Committee；RRC）は，**表3-5**に挙げた5つの異なる技法を習得することを目標としている．

　わが国の平均的な精神科医には，この5種類の精神療法を相応の水準まで習得することは不可能に近いと感じられるのではないだろうか．アメリカの精神科医に要求されることが，わが国では難しいと感じられるとすれば，それは何故なのだろうか．わが国の平均的な精神科医の能力がアメリカの平均的な精神科医と比べて著しく劣っているとは考えにくいので，精神療法に関する要求度の違いが生ずる幾つかの要因があるだろう．

　たとえば，精神科医に限らず，そもそも医学教育においてコミュニケーション能力や医療面接技能などの育成が重視されていないという問題を指摘できるだろう．また，医師と患者のメンタリティや医師-患者関係がそもそも異なっており，欧米で開発された精神療法を行いにくい医療風土が醸成されている可能性がある．この点は第2章でも触れられている．本書で繰り返し指摘されているように，精神療法の訓練システムが未整備であるという問題もあるだろう．さらに，精神療法を習得するという場合の要求水準にも問題があるかもしれない．わが国では，精神療法というと高踏的で特別な技術というイメージが付きまとっているように思われる．精神療法の修練がどこか求道者的になっていたり，逆にディレッタント的（好事家的）になっていたりするのではないだろうか．その結果，平均的な精神科医を精神療法から遠ざける結果を招いてしまう，などなど．

**表 3-5　アメリカ RRC が定めた精神療法の 5 つの技法**

長期精神力動的精神療法（long-term psychodynamic psychotherapy）
支持的精神療法（supportive psychotherapy）
認知行動療法（cognitive behavioral psychotherapy）
短期精神療法（brief psychotherapy）
精神薬理学と結合した精神療法（psychotherapy combined with psychopharmacology）

　しかし，何といっても最大の要因は，1 人の患者にかけられる診療時間の違いを無視して欧米で行われている精神療法が語られてきたことによるのではないだろうか．国民皆保険下の医療で，精神科に限らずわが国の診療時間は欧米諸国に比べて長いとは言えない．そこに違う条件で開発された欧米の精神療法の技法をそのまま適用しようとするのはそもそも無理がある．わが国の平均的な精神科医には，RRC が定めた 5 つの精神療法を習得する場も実践する場も与えられていない．わが国の実情に合う精神療法を海外の知見を参照しつつ開発・定着させていく努力が必要なのだと思われる．

# 外来精神療法のために

　以上の議論と本書の第 1・2 章の内容を踏まえて，精神科医が外来で精神療法を行うために必要であると現時点で考えられることを述べて締めくくりたい．

## 1. 治療関係を作る

　医師と患者の間に良い関係を作ることは基本的には医師の役割である．この関係はあくまで非日常的な関係であり，良い関係を作れるかどうかは技術的な問題である．挨拶をする，初診時には名を名乗る，主訴をしっかり聴く，（適度に）眼をみてゆっくり話す，など基本的なことの積み重ね

である.

　治療関係を築く上で初診(初回面接)の重要性は言うまでもないが，ここでの目標は広い意味で患者の気持ちを鎮め(鎮静し)元気づけることである．井村はこれを「静かに励ますこと」と表現しているが，適切で巧みな表現であると思われる．これを目指すことが良い関係作りにつながる．そして，良い関係があれば，治療者側に多少の対応の失敗があっても致命的な破滅的な結果には陥らないことが期待できるのである．関係作りについては第1章で詳述されており(→p17)，第2章の対談でも繰り返し扱われている．

## 2. 支持的精神療法と認知再構成

　平均的なわが国の医師と患者にいちばんしっくりくるのは，おそらく支持的精神療法である．ただしわが国でいう支持的精神療法とアメリカにおける supportive psychotherapy は多少ともニュアンスが異なるようである[7]．アメリカにおける supportive psychotherapy は専ら重症例を対象としている．介入が可能な病態であれば，できる限り介入し，積極的な治療を行うという姿勢の違いが示されているのだろう．

　これに対し，わが国でいう支持的精神療法はあらゆる精神療法の基礎という意味合いがあり，軽症例から重症例までを対象としている．適宜(あるいは習慣的に)薬物療法を行いながら，強い介入的な動きを避け患者を精神的に支えて自己回復ないしは介入の機会を待つ診療を指している．できる限り患者が話しやすい雰囲気を作り，気分(感情)・思考・身体感覚などを明細化しつつ，第1・2章で述べられているように問題を外在化して治療者と患者が対話しながら少しずつ患者の内界の整理を試みながら経過をみていく．ここではCBTの認知再構成技法が患者の感情と思考を整理するのに役に立つ．あるいはそもそも熟練した精神科医であれば認知再構成に近いやりとりを行っていると思われる．CBTを定式通り施行するのは外来診療では難しいが，この方法を援用することは可能である．

## 3. 薬のこと以外の話題を1つ

　診療時間が充分にとれない診察では，話題が薬の効果や副作用のことに終始しがちである．症状レベルの話だけをして，「ではお薬を変えておきましょう」という診察が少なくないというのが多くの患者から聞かされる苦情である．「薬のことしか考えられない」「何かあるとすぐに薬に頼ろうとする」——これではあたかも精神医療が薬物依存状態に陥っているかのようである．依存から脱却するには診察と診察の間にあった生活上の出来事を多少とも話題にする習慣を作ることであろう．できれば生活史上のエピソードについても話題にして，診療録の家族歴や生活史の空欄を少しずつ埋めていきたい．直接介入に結び付かないにしても，患者への理解が深まることはいずれ治療的に活きてくる．

## 4. 精神分析学のある程度の知識は必須である

　精神分析の治療効果についてはいろいろな評価・議論がある．しかし，精神分析ないし力動精神医学が人間理解を大きく推し進めたことについては異論が少ないだろう．抑圧・否認・転換などの防衛機制，転移–逆転移を巡る治療者と患者の関係に関する考察，精神分析的発達論とりわけ対象関係論，家族関係の力動論など，すぐに具体的な介入にはつながらなくても治療仮説を豊かにすることは疑う余地がない．

　精神分析ないし力動精神医学の最大の寄与は，精神症状の背後に親子関係を土台とする生活史をみる視点を提供したことである．発病，症状の増悪，慢性化，再発などを患者の生活史・生活背景と結び付けて理解しようという態度である．これは土居[8]のいう「ストーリを読む」ことであり，今風にいえば患者のナラティブの理解とつながっている．「ストーリ」を医師と患者の間で共有し，症状の改善や生活の質の向上を図ること，それが難しい場合はせめて多少とも楽に生きられる工夫を医師と患者でしていくことが精神療法の本質であると思われる．

精神分析を本格的に実践するためには治療者が教育分析を受ける必要がある．これは一般的な精神科医には少なからず荷が重い．しかし，知識だけなら座学によってある程度の習得が可能であろう．頭の中での解釈だけなら自由であり，患者を侵襲するおそれは原則としてない．たとえば今後CBTがますます隆盛を極めたとしても，精神分析の知見の意義が全く失われるということはないだろう．

## 5. 心理教育を積極的に行う

疾病教育の必要性はあらゆる意味で高まっている．患者や家族は容易に医療情報を入手できる．その中にはいささかいかがわしいものや極端なものも含まれている．だからこそ，きちんとした心理教育が一層必要とされる．またインフォームド・コンセントはもはや医療の基本事項であるが，その過程では病気についての説明が当然行われる．ありうる治療の選択肢，期待される効果と副作用，治療しない場合の予想される転帰などが外来治療でも説明されることになる．こうしたプロセス自体が治療的意義に富むことは多くの論者が指摘している．

## 6. 行動技法のレパートリーを増やす

わが国で精神療法に関心を持つ医師や心理士の一部には，患者の洞察を重視し，ともすれば具体的な対応を軽視する傾向がある．しかし，たとえば「パニック発作が起きそうになったら呼吸を止める」「リストカットしたくなったら輪ゴムで代用してみる」といった具体的な技法を数多く知識として蓄え，患者に伝えることの有効性はもっと評価されて然るべきであろう．こうした症状への対処法以外にも，CBTでいう行動活性化技法の中には有用なものが少なくない．系統的脱感作は必ずしも厳密な手続きを踏まなくても治療上の発想として活用できる．レパートリーを増やしておくことは無駄にはならない．パニック発作のコントロールが悪い患者に対し

抗不安薬や抗うつ薬の処方を毎回のように変えるだけという診察だけは避けたい．

ただし，「すぐに何とかしてほしい」という患者の要求に how to 的に応えようとすると泥沼に陥ることになる．この点は，パニック発作の治療の着地点を巡る対談（→ p161）でも取り上げられているので参照していただきたい．

## 7. 精神療法の訓練—名人芸はいらない

精神科医が日々の臨床に携わりながら，どのように訓練を重ねていくかについては難題が山積している．アメリカのクリニカル・サイコロジストと同等の訓練をわが国の精神科医が積むことは不可能に近いし，一般的には意義に乏しいだろう．しかし，時間数を含めたスーパービジョンの仕組みやスーパーバイザーの責任の取り方など，そのまま適応することは難しいにしても参考にすべきことは多い．わが国の実情に即した教育システムの構築が望まれるが，差し当たり精神療法の訓練を受けようとする医師は適切な指導者を得て，継続的な実地指導を受けることが1つの考え方ではあろう．ただし，平均的な精神科医が修練していく上では，これまで精神療法という言葉につきまとっていた名人芸的なニュアンスは不要であるし，むしろ妨げですらある．ヤスパース（Karl Jaspers）[9]は次のように述べているがその通りであると思う．

> 精神病理学者としては，個々の人間は無限で汲みつくせない存在であることを知っていればよい．…学問が可能な場合には名人芸よりも学問のほうをよしとしよう．個人的な，本能的な名人芸はその性質上間違うことがあるので，同じことが学問として知ることができるならば名人芸を採用するのは止めておこう．

# 精神療法を身につけるために

「精神療法の副作用」は，薬物療法の副作用と同様に，ある場合はそれ以上に深く持続的でありうる．時に名人芸的な症例報告に出会うことがあるが，その背後には多数の失敗例が隠されているのではないかと思うのはあながち穿った見方とは言えないのではないか．名人芸を身につけようとするのではなく，幅広く対応できる安定した精神療法の技法を習得することを目指すべきであろう．

日本精神神経学会やその他の学会が，特定の流派にこだわらない，いわば非特異的な精神療法の研修を設定していくことも期待される．また，わが国の臨床心理学は伝統的に学生相談や教育相談を主なフィールドとしており，心理検査を除くと医療に役立つ知見に乏しいきらいがあったが，近年は医療の分野で活躍する心理士も増えつつある．医療の中での心理士の専門性がより確立されることを支援し，相互に影響を与えあっていくことも1つの方法であると思う．本書自体がその試みの1つである．われわれが目指すのは，目の前にいる患者の役に立つことであり，医療水準全体を高めていくことである．そのためには活かせる資源を全て活かし，学び合っていくという姿勢が望ましいと考えるからである．

● 文献

1) 野村俊明，下山晴彦（編著）：精神医療の最前線と心理職への期待．誠信書房，2011
2) 井村恒郎：心理療法．井村恒郎著作集1—精神病理学研究．pp65-250，みすず書房，1983（初出1952）
3) 笠原嘉，阪本健二，宇佐晋一：心理療法．村上仁（編）：精神医学第3版，pp506-528，医学書院，1976
4) 笠原嘉：精神科における予診・初診・初期治療．星和書店，2007
5) 笠原嘉：うつ病臨床のエッセンス．みすず書房，2009
6) 笠原嘉：精神科と私．中山書店，2012
7) Winston A, Rosenthal RN, Pinsker H：Introduction to Supportive

Psychotherapy. American Psychiatric Publishing, 2004
8）土居健郎：新訂 方法としての面接．医学書院，1992
9）Jaspers K：Allgemeine Psychopathologie. Verlag von Julius Springer, 1913〔西丸四方（訳）：精神病理学原論．みすず書房，1971〕

# あとがき

　私事で恐縮だが，筆者は若い時代に臨床心理学を志し，ロジャーズ派の非指示的カウンセリング理論に基づいた精神療法の訓練を受けた．主たる個人スーパーバイザーもロジャーズ派の心理療法家であった．大学院博士課程まで進み，短期間だが総合病院で心理士として働いてから医学部に転じた．大学付属病院での研修を経て精神科病院の常勤医となった後，縁があって法務省の矯正施設（医療少年院や医療刑務所など）に勤務した．その後，2008年4月からは母校で診療と教育に携わっている．

　この数年，主な臨床の場が矯正施設から一般医療施設に移り，慌ただしい外来の実際を経験するうちに，強い不全感を感じるようになった．患者のストーリーを把握できないままでその場しのぎの診療を繰り返しているだけでは，患者の役に立てず，かつ自分自身が磨り減っていくという危機感のようなものを感じるようになった．かといって予約制という名目で診療を求める患者数を制限することや一部の患者に特別枠を設けるやり方は筆者には馴染みにくかった．だとすれば，何らかの工夫を積み重ねていくしかない．「精神科診療を精神療法化する」という言葉が文中にあるが，限られた時間の中でどのようにしたらそれを実現できるのか，まさしくこれこそが本書が目指したテーマに他ならない．

　クリニカル・サイコロジストであり，行動医学を専門とする堀越勝氏の言う簡易精神療法が短期精神療法であるのに対して，精神科医である筆者はもう少し，あるいはかなり長いスパンで患者を診察しているという違いはある．本書は堀越氏の議論に依拠しながら「精神科診療を精神療法化する」目的に近づこうとした試みだが，精神科医の立場からはまた違う試みや議論の組み立てがありうることは言うまでもない．筆者自身は先にも述べた通りロジャーズ派の洗礼を受け，精神分析の影響も受けたが，精神科

医としてもっとも親しんできたのはヤスパースやシュナイダーの記述的精神病理学であった．堀越氏のアメリカ行動医学は新鮮であると同時に，自分には馴染みにくいと感じられる部分もある．しかし，堀越氏とのつき合いが深まるにつれ，それが今日の外来診療には相当に役立つのではないかと感じるようになった．そこで，その理論を広く紹介し，さらにこれを取り込んで外来精神療法について幾ばくか論じたいというのが本書のねらいであった．前者の目的はおおむね実現できたと思われるが，後者のねらいが果たせたかどうか，いささか心許ないと感じている．いずれ機会があれば精神科医の立場からの記述を試みてみたいが，筆者の手に余る作業かもしれない．

精神療法に関する著作をまとめるのはかねてからの希望ではあったが，同時に強いためらいもあった．まず，自分が現在担当している，あるいはかつて治療に携わった患者の目に触れる可能性を考えただけで身がすくむ思いがする．これまで繰り返してきた数々の失敗が頭に浮かぶ．言っていることとやっていることが違うではないかという批判があちこちから飛んできそうである．また，自分が学んできた先人の業績を結局は一歩も出ていないのではないかという不安もある．にもかかわらず本書を上梓しようとしたのは，精神医療の現状に少なからず危機感を抱かざるをえず，こうした試みが何がしかの意義を持ちうると感じたからである．自分が医科大学の教官という立場にいることも多分に関係しているとは思う．

共著者の堀越氏とは，氏がアメリカから帰国した直後に共通の友人の紹介で知り合い，以降親しい交友を続けて頂いている．何年も前から二人で何かまとめたいと話しながら長い時がたってしまったが，この度医学書院の御理解をえてようやく1つのまとめができた．執筆・編集の過程でずいぶんと紆余曲折したが，何とか上梓できたことを嬉しく思う．

本書の編集・執筆にあたっては，医学書院の担当者の方々にお世話になった．また，蟹江絢子氏（国立精神・神経医療研究センター）には，本書をまとめるにあたり若手の立場から貴重なご意見を頂いた．これらの

方々のお力なくして本書は陽の目をみることはなかった．記してお礼を申し上げる．

2012年10月

野村俊明

# 索引

## 欧文

### A・B

alexithymia　49, 203

behavioral modification　137
between session　113
bio-psycho-social model　40, 102

### C

case formulation　92, 123
clinical psychologist　76
cognitive behavioral therapy
　（CBT）　8, 60, 63, 81, 113, 245
　――，うつ病の　121
　――，強迫性障害に対する　163
　――，パニック障害に対する　153
cognitive processing therapy
　（CPT）　181
competency-based medical
　education　98
conversion disorder　191
counselor　76

### D

defense mechanism　101

depression　113
DSM　238

### E・F

externalization　61
eye movement desensitization and
　reprocessing（EMDR）　180

fight-flight response　43

### G

generalized anxiety disorder
　（GAD）　176
guided discovery　55, 106

### I

internalization　61
inter-subjectivism　90

### L・M・N

learned helplessness　46

mindfulness　198

normalizing　104

## O・P

obsessive compulsive disorder
　（OCD）　162, 233

phobia　172
posttraumatic stress disorder
　（PTSD）　178
　――の診断　186
prolorged exposure（PE）　178
psycho therapist　76

## R

rapport　21, 91
rapport marker　25, 96

## S

separation-individuation　140
somatoform disorder　189
stress response　43, 152
stuck point　181
subjective units of discomfort scale
　（SUDs）　58, 116, 165, 189
supportive psychotherapy　260

## T

talking therapy　20
Thought-Action Fusion（TAF）
　　　　　　　　　　　172
trichotillomania　174

## 和文

### あ

アメリカにおけるトレーニング　76
挨拶　24

### い

インフォームド・コンセント　92
井村の精神療法分類　255
医師の役割，チームにおける　233
痛みのコーピング　201
一次感情　47

### う・お

うつのカラム法　132
うつ病　112
　――，高齢者の　148
　――，子どもの　135
　――，思春期の　137
　――のCBT　121
　――の小精神療法　257

オープン・クエッション　53

### か

カウンセラー　76
カラム法　103
　――，うつの　132
ガイデッド・ディスカバリー
　　　　　　　　　　55, 106
我慢行動　48

介入　92
介入計画　7
介入作業　56
介入法　8, 108
快感情　47
外在化（外面化）　61
外来診療の現実　253
学習性無力感　46
笠原の簡易精神療法　256
患者のニーズ，外来における　252
間主観性　90
感情　84, 100
　――の種類　31
　――の問題　45
関係心理学　63
関係作り　6, 17, 36, 61
　――，患者さんとの　91
関係の問題　50
簡易精神療法　5, 256
　――の介入ステップ　12

## き

気分障害　112
共依存　11
共感　31, 86
恐怖症に対する精神療法　172
強迫性障害（OCD）　162, 233
教育制度の問題点　209
禁忌，精神療法の　222
禁句，精神療法の　228

## く

クリニカル・サイコロジスト　76
クローズド・クエッション　53

## け

ケース・フォーミュレーション
　　　　　　　　92, 123
ゲシュタルト療法　8, 60
系統的脱感作　167, 173

## こ

コミュニケーション
　――の原則　23
　――の立ち位置　35
　――のレベル　32, 97
コンサルテーション　226
コンサルテーション・リエゾン
　　　　　　　　206
こころの仕組み図　39, 99
　――，うつ病の　129
　――，強迫性障害の　163
　――，パニック障害の　154
子どものうつ病　135
行動医学　206
行動活性化　124
行動調整　137
行動の問題　47
行動療法　49
行動を変える　67
抗不安薬　157
高齢者のうつ病　148

告知　7

## さ

サイコ・セラピスト　76
サポーティブな援助　65
査定　6
再発予防　10
　——と終結　71

## し

支持的介入と指示的介入　65
支持的精神療法　260
思考-行為混乱　172
思春期のうつ病　137
自殺のリスク　223
持続エクスポージャー療法（PE）
　　　　　　　　　　　　178
失感情症　49, 203
質問法　53, 106
主感情　85
主観的不快指数（SUDs）
　　　　　　58, 116, 165, 189
処方，心理士からみた　239
条理問題　56
心身医学　206
心身症　189
　——，舌や歯の痛みの　198
　——に対する精神療法　190
心的外傷後ストレス障害（PTSD）
　　　　　　　　　　　　178
　——の診断　186
心理教育　51, 104, 105, 121, 262

身体化　190
身体の問題　43
身体表現性障害　189
新型うつ　112

## す

スーパーバイザーの役割　221
スーパービジョン
　——，アメリカの　211
　——のポイント　227
スキーマ療法　62
スタック・ポイント　181
ストレス反応　43, 152

## せ

生物-精神-社会モデル　40, 100
性格障害への介入法　62
精神分析　59, 261
精神力動療法　8, 63
精神療法
　——，PTSDに対する　178
　——，うつ病に対する　113
　——，強迫性障害に対する　163
　——，恐怖症に対する　172
　——，失感情症に対する　203
　——，心身症に対する　190
　——，双極性障害に対する　149
　——，日本における　2
　——，パニック障害に対する　153
　——における自己主張　88
　——の5つの技法，RRCが定めた　259

## 索引

―― のウィークポイント，日本の 93
―― の禁忌 222
―― の禁句 228
―― の訓練 76, 216, 263
―― の治療的要素 14
―― の分類 255
責任問題 56
全般性不安障害 176

### そ

ソクラテス式質問 8, 54, 106
双極性障害に対する精神療法 149

### た・ち

対象関係論 140
対話療法 20

チームアプローチ 232
治療関係 259

### て

ディフェンス・メカニズム 101
ディレクティブな援助 65
転換性障害 191

### と

逃避，問題からの 58
逃避行動 48
統制行動 48
闘争・逃走反応 43

### な

内因性うつ病 112
―― の治療モデル 230
内在化（内面化） 61

### に・の

二次感情 47, 85
人間中心療法 7, 60
認知
―― の問題 43, 183
―― への介入 129
―― を変える 66
認知行動療法（CBT） 8, 60, 63, 81, 113, 245
――，うつ病の 121
――，強迫性障害に対する 163
――，パニック障害に対する 153
認知再構成 31, 63, 260
――，CBTの 103
認知処理療法（CPT） 181

ノーマライジング 104

### は

パーソナリティ障害の分類，DSMの 17
パニック障害 43, 151
―― に対する精神療法 153
曝露療法（曝露反応抑制法） 156, 164, 180, 188
発達過程 139

抜毛癖　174

## ひ

ヒント・アクセント法　107
1人心理学　63
広場恐怖　43

## ふ・へ

プレイセラピー　137
不安障害　43
不快感情　45
不条理問題　56
2人心理学　63
分離と個別化　140

弁証法的行動療法　62

## ま

マーラーの個体化のプロセス　18
マインドフルネス　198
慢性疼痛へのアプローチ　193

## も

モニター　70

――，簡易精神療法の　9
モニタリング，CBTの　123
問題チャート　57
問題に気付かせる　104
問題の捉え方　80

## や行

薬物療法，パニック障害と　157
薬物療法の効果　239

遊戯療法　137

## ら行

ラポート　21, 91
　――形成　21, 32
　――作り　94
ラポートマーカー　25, 96
ランバートの治療的要素（ビッグ4）
　　　　　　　　　　　　14

録画・録音の有効性　218